U0343729

中国中药协会内分泌疾病药物研究专业委员会
中国中医药研究促进会内分泌学分会 组织编写

内分泌疾病临床用药指南

庞国明　张智民　倪　青　武洪民　姜卫中　周丽霞　主　编

科学出版社

北　京

内 容 简 介

本书针对临床常见内分泌疾病，以病为纲、以药为目进行编写，每个病种按【中成药】【中西药合制药】【西药】三个部分进行编排，分别对糖尿病等 11 种常见内分泌疾病权威文献发布的相关治疗药物进行编写和临床用药分析，同时在每病下增加概述部分，以高度概括、简洁明快的语言说明本类疾病中成药、中西药合制药、西药的相关情况，其中中成药、中西药合制药主要从【药物来源】【处方组成】【功能主治】【用法用量】【注意事项】【用药参考】等方面进行系统阐述；而西药部分主要从【适应病症】【药理作用】【不良反应】【药物相互作用】【注意事项】【禁忌证】【给药说明】【用法与用量】【制剂与规格】等方面进行介绍。

本书是中医、西医、中西医结合及药学专业人员从事内分泌临床、教学、科研等工作的必备参考用书。

图书在版编目（CIP）数据

内分泌疾病临床用药指南 / 庞国明等主编；中国中药协会内分泌疾病药物研究专业委员会，中国中医药研究促进会内分泌学分会组织编写. —北京：科学出版社，2020.8

ISBN 978-7-03-065731-2

Ⅰ.①内… Ⅱ.①庞… ②中… ③中… Ⅲ.①内分泌病–临床药学–指南 Ⅳ.①R580.5-62

中国版本图书馆 CIP 数据核字（2020）第 133015 号

责任编辑：鲍 燕 / 责任校对：杨 赛

责任印制：李 彤 / 封面设计：北京图阅盛世文化传媒有限公司

科 学 出 版 社 出版

北京东黄城根北街 16 号
邮政编码：100717
http://www.sciencep.com

北京建宏印刷有限公司 印刷

科学出版社发行 各地新华书店经销

＊

2020 年 8 月第 一 版 开本：787×1092 1/16
2022 年 3 月第二次印刷 印张：20 1/4
字数：480 000

定价：108.00 元

（如有印装质量问题，我社负责调换）

《内分泌疾病临床用药指南》
编委会名单

《内分泌疾病临床用药指南》
编撰单位名单

主编单位　中国中药协会内分泌疾病药物研究专业委员会
中国中医药研究促进会内分泌学分会
国家区域（华中）中医内分泌诊疗中心专科联盟
开封市中医院（河南大学中医院）
中国中医科学院广安门医院
河南省中医糖尿病医院
河南大学中医药研究院

参编单位　（按首字笔画排序）
上海市宝山区中西医结合医院
山东中医药大学附属医院
山东省聊城市中医院
山东省菏泽市中医院
山西省中西医结合医院
广州中医药大学第一附属医院
广东省中医药工程技术研究院
天津中医药大学第一附属医院
云南省中医医院
中国中医科学院广安门医院
中国人民解放军陆军第 83 集团军医院
内蒙古自治区中医院
长春中医药大学附属医院
甘肃省天水市中医医院
甘肃省兰州市中医医院
北京中医药大学深圳医院
四川省第二中医医院
辽宁中医药大学附属医院
成都中医药大学附属医院

江苏省扬州市中医院
江苏省盐城市中医院
江苏省镇江市中医院
安徽九方制药有限公司
安徽中医药大学第一附属医院
河北省中医院
河北省馆陶县中医医院
河南中医药大学
河南省中医院
河南省中医药研究院
河南省中西医结合糖尿病诊疗中心
河南省开封市中医糖尿病医院
河南省中医区域内分泌诊疗中心
河南省开封市内分泌诊疗中心
河南省人民医院
河南省中医糖尿病医院
河南省濮阳市中医院
河南省南阳市中医院
河南省长垣市中西医结合医院
河南省南阳理工学院张仲景国医国药学院
陕西中医药大学附属医院
南京中医药大学药学院
哈尔滨显著医生集团
浙江省义乌市中医医院
浙江省中医药研究院临床基础试验研究所
海南省中医院
海南省三亚市中医院
黑龙江中医药大学第一附属医院
湖北省中医院
湖北省武穴市中医院
湖北省英山县人民医院
湖北省襄阳市中医院
湖南省直中医医院
湖南省岳阳市中医院
福建省人民医院
贵州省福泉市中医院

前　言

　　晋代葛洪《抱朴子·道意》"屡值疫疠，当得药物之力"。药物是防治疾病的重要物质基础，临床用药是医师从事医疗工作的重要手段。随着医药科学技术的迅速发展，当今临床药物品种繁多，医务人员用药需遵循安全、有效、合理、经济等原则。因此，合理选择药物是一件十分慎重的工作。

　　随着科学技术的不断发展，药物的研究与应用范围也在不断扩大，"专科用药、专病专药、专病专方"也在临床医师的不断探索中达到了新的阶段。特别是进入 21 世纪以来，专科专病建设呼声越发强大，而伴随其发展，专病专药的呼声也越发高涨。内分泌作为内科领域十分重要的学科、专科之一，近年来得到了快速发展。以庞国明教授为学科带头人的国家区域（华中）中医内分泌诊疗中心，医、护、药、技共同参与内分泌疾病诊治过程，专病专药与中药制剂配合使用，在糖尿病及其并发症研究方面独树一帜。本书在中国中药协会内分泌疾病药物研究专业委员会、中国中医药研究促进会内分泌学分会两个专业学会主任委员庞国明教授带领下，在各位专家的支持下，以常见内分泌疾病——"糖尿病""瘿病""痛风""多囊卵巢综合征""围绝经期综合征""骨质疏松症"等专病为纲，以我国药物相关标准和临床研究等为编写参考，从中成药、中西药合制药、西药三个方面对上述疾病进行专药汇总和临床用药分析，各论部分又根据其各自特点，对相关内容进行了系统介绍。本书在疾病诊治方面既挖掘了中医药有关内分泌疾病的认知，又汇集了现代医学研究的新成果、新方法、新药物，中西古今熔于一炉，体现了当今内分泌疾病临床用药的新亮点。

　　现代医学理论和诊疗方法的不断更新，传统中医与西医相结合，为各级内分泌医疗人员提供新颖实用的临床指导，是现阶段内分泌疾病诊治的新动向。为了适应我国专科医疗中心建设，促进广大医务工作者临床用药日趋规范，我们组织编写了这本《内分泌疾病临床用药指南》。本书吸取了国内外内分泌临床用药的最新知识，中西合参，突出药物作用机理、临床用法、注意事项等临床医生需要掌握的关键事项与重点要求，条理清晰，内容简明，参考性强，希望能给读者临床规范用药与临床疗效提升带来帮助。

　　严复《原强续篇》："盖察病而知致病之原，则其病将愈，唯病原真而后药物得，药物得而后其病乃有瘳，此不易之理也。"《内分泌疾病临床用药指南》编写的目的正是为了规范医疗用药行为、提高诊疗服务质量，辅助医师更好地进行临床决策。内分泌疾病分类众多，中国中药协会内分泌疾病药物研究专业委员会将携手中国中医药研究促进会内分泌学分会持续致力于内分泌疾病治疗药物的整理研究，不断为临床实践提供参考标准和指导性意见。

　　由于本书内容诸多、涉及面广，限于编者的水平和经验不足，书中难免有疏漏和不妥之处，恳请同道们不吝赐教，提出宝贵意见，以便书籍不断修订和完善。

编　者

2020 年 5 月 6 日

编 写 说 明

本书根据疾病类型分为 11 章，分别为糖尿病、甲状腺疾病、痛风、多囊卵巢综合征、围绝经期综合征、乳腺增生症、肥胖症、骨质疏松症、血脂异常症、尿崩症、肾上腺皮质病。每章中根据药物组成和类型又分为【中成药】【中西药合制药】【西药】三部分。

中成药和中西药合制药两部分中收录的药物来源于五部国家相关药品标准指南：《中华人民共和国药典》（2015 年版）《中华人民共和国药典临床用药须知·中药成方制剂卷》《国家中成药标准汇编》《中华人民共和国卫生部药品标准·中药成方制剂》《国家食品药品监督管理局国家药品标准新药转正标准》。每一品种项下按【药物来源】【处方组成】【功能主治】【用法用量】【注意事项】【用药参考】进行介绍，其中前五项为参考书籍所载内容进行整理，最后一项【用药参考】则以中国知网数据库收录的相关临床研究为参考进行分析；如果某一药物出现在多个标准里，则不重复收录。

西药部分中收录的药物均是临床近几年常用的药物，根据其作用机制或药理作用进行分类汇总，每一品种项下按【适应病症】【药理作用】【不良反应】【药物相互作用】【注意事项】【禁忌证】【给药说明】【用法与用量】【制剂与规格】进行介绍。

目　　录

第一章 糖 尿 病

概 述

　　糖尿病是一组由多种病因引起的以慢性高血糖为特征的代谢性疾病，是由于胰岛素分泌和（或）作用缺陷所引起。其典型症状为"三多一少"，即多尿、多饮、多食和体重减轻，可伴有皮肤瘙痒。长期碳水化合物以及脂肪、蛋白质代谢紊乱还可引起多种慢性并发症的产生，如眼、肾、神经、心脏、血管等组织器官慢性进行性病变、功能减退及衰竭；病情严重或应激时可发生急性严重代谢紊乱，如糖尿病酮症酸中毒（DKA）、高血糖高渗状态。

　　中医对糖尿病的认识已有几千年，最早可追溯到《黄帝内经》时期。20 世纪 90 年代之前，中医对糖尿病的治疗多遵从"三消"理论，辨证以三消辨证为主，治疗多以滋阴益气为法。20 世纪 90 年代后期，由于百姓生活水平的极大改善，肥胖人群显著增加，同时由于医疗水平的提高，使诊断和治疗前移，大多数糖尿病患者并没有典型的"三多一少"症状，反而以肥胖为特征，疾病处于早中期，此阶段表现为以"实"为主的病机特点。早在《黄帝内经》时即有相关认识："脾瘅……此肥美之所发也，此人必数食甘美而多肥也，肥者令人内热，甘者令人中满，故其气上溢，转为消渴。"即脾瘅是消渴的前一阶段。因此，从临床特征方面糖尿病首先分胖瘦，二者或从脾瘅起病，或从消瘅起病，最终发展至消渴及消渴并病。

　　对于此病的治疗，西医主要为降低血糖、纠正代谢紊乱，对症治疗各种急性或慢性并发症，降低病残率和病死率。西医降糖药包括各类胰岛素和口服药，胰岛素有短效胰岛素、中效胰岛素、长效胰岛素、预混胰岛素等，根据血糖及胰岛素的功能选择适合的胰岛素；口服药主要有以下几大类：第一类是二甲双胍类，是现在治疗糖尿病的一线用药；第二类是噻唑烷二酮类的药物，是一种胰岛素增敏剂，可以改善机体对胰岛素的敏感性；第三类是胰岛素促泌剂，包括磺脲类及非磺脲类；第四类是糖苷酶抑制剂，常用的药物有阿卡波糖等。中医则从辨证论治、标本兼治、攻补兼施和综合治疗四个方面入手，针对不同患者个性化施治，采取滋阴清热法、益气养阴法、补肾法、补脾法、从肝论治法、化痰祛瘀法、阴阳双补法等治法。

第一节 中 成 药

001　地骨降糖胶囊

【药物来源】《国家中成药标准汇编·内科·气血津液分册》

【处方组成】地骨皮、郁金、水蛭、冬虫夏草、紫苏子、龟甲（制）、地龙。

【功能主治】滋阴润燥，化瘀通络。用于阴虚血瘀所引起的消渴，2 型糖尿病见上述证候者。

【用法用量】口服，每次 4 粒，每日 4 次。

【注意事项】糖尿病患者在服药期间要定期检查血糖。

002　甘露消渴胶囊

【药物来源】《中华人民共和国卫生部药品标准·中药成方制剂》

【处方组成】熟地黄、地黄、枸杞子、地骨皮、山茱萸、玄参、人参、党参、黄芪、菟丝子、天花粉、当归、黄连、白术、桑螵蛸、天冬、麦冬、泽泻、茯苓。

【功能主治】滋阴补肾，健脾生津。用于 2 型糖尿病。

【用法用量】口服，每次 4~5 粒，每日 3 次，或遵医嘱。

【用药参考】应用本品治疗非胰岛素依赖型糖尿病患者，经治疗，患者临床症状消失，体重恢复正常，以症状、体重、空腹血糖、尿糖定量为检查指标，总有效率可达 85.3%，可作为中、轻型非胰岛素依赖型糖尿病患者的治疗药和重症患者的辅助药物[1]。

003　甘芍消渴片

【药物来源】《国家中成药标准汇编·内科·气血津液分册》

【处方组成】甘草、白芍。

【功能主治】益阴养血。用于成年人阴血虚证的轻型糖尿病。

【用法用量】口服，每次 3~4 片，每日 3 次；饭后服用。

【注意事项】①孕妇及过敏体质者慎用。②有急性感染或酮症酸中毒者不宜单独使用本品。③注意定期复查血糖。

004　葛芪胶囊

【药物来源】《国家中成药标准汇编·内科·气血津液分册》

【处方组成】葛根、黄芪、夜关门、金荞麦、杜仲、淫羊藿、地黄、玄参、天花粉、人参。

【功能主治】益气养阴，生津止渴。用于气阴两虚所致消渴病，症见倦怠乏力、气短懒言、烦热多汗、口渴喜饮、小便清长、耳鸣腰酸，以及 2 型糖尿病见以上症状者。

【用法用量】 口服，每次 2～3 粒，每日 3 次。

005 枸杞消渴胶囊

【药物来源】 《国家中成药标准汇编·内科·气血津液分册》

【处方组成】 鲜枸杞子、鲜沙棘、地骨皮、山药、山楂、麦芽、黄芪。

【功能主治】 益气养阴，生津止渴。用于气阴两虚所致消渴，以及 2 型糖尿病见上述证候者。

【用法用量】 口服，每次 3 粒，每日 3 次。

006 桂附地黄丸

【药物来源】 《中华人民共和国药典》（2015 年版）

【处方组成】 肉桂、附子（制）、熟地黄、酒萸肉、牡丹皮、山药、茯苓、泽泻。

【功能主治】 温补肾阳。用于肾阳不足、腰膝酸冷、肢体浮肿、小便不利或反多、痰饮喘咳、消渴。

【用法用量】 口服，水蜜丸每次 6g，小蜜丸每次 9g，大蜜丸每次 1 丸，每日 2 次。

【用药参考】 本品具有显著的利尿消肿效果，治疗糖尿病肾病疗效显著；应用本品联合甲钴胺治疗糖尿病周围神经病变患者，以运动神经和感觉神经传导速度为主要考查指标，可以显著提高疗效；联合人参归脾丸治疗 2 型糖尿病偏于肥胖的患者有很好的降糖作用，尤其适用于无明显口渴、多食症状，伴疲乏、气短、纳呆、心悸、失眠、健忘、尿多或不多者[2-4]。

007 桂附地黄胶囊

【药物来源】 《中华人民共和国药典》（2015 年版）

【处方组成】 肉桂、附子（制）、熟地黄、酒萸肉、牡丹皮、山药、茯苓、泽泻。

【功能主治】 温补肾阳。用于肾阳不足、腰膝酸冷、肢体浮肿、小便不利或反多、痰饮喘咳、消渴。

【用法用量】 每次 7 粒，每日 2 次。

【用药参考】 同"006 桂附地黄丸"。

008 降糖甲片

【药物来源】 《中华人民共和国药典》（2015 年版）

【处方组成】 黄芪、酒黄精、地黄、太子参、天花粉。

【功能主治】 补中益气，养阴生津。用于气阴两虚型消渴症（2 型糖尿病）。

【用法用量】 口服，每次 6 片，每日 3 次。

【用药参考】

1. 临床疗效　以临床症状、空腹血糖、餐后 2h 血糖作为观察指标，其总有效率显著提高，而且能够明显提升患者的血浆胰岛素水平。

2. 应用要点　本品既能益气养阴，又可生津止渴。有研究表明，其对气阴两虚型糖尿病患者的治疗效果显著优于其他证型（如阴虚热盛型、阴阳两虚型等）。

3. 配伍用药　在二甲双胍的基础上应用本品，虽然对患者血糖无明显改变，但是可以显著减少糖尿病肾病的发生率，延缓糖尿病肾病的发生。

4. 不良反应　有研究表明，部分患者口服本品后有轻度的腹胀，但不影响食欲；且本品对患者的肝肾心血管病变均无明显的影响[5-6]。

009　降糖宁胶囊

【药物来源】　《国家中成药标准汇编·内科·气血津液分册》

【处方组成】　黄芪、地黄、天花粉、五味子、太子参、南瓜粉、甘草。

【功能主治】　益气养阴，生津止渴。用于糖尿病症见多饮、多尿、多食、体倦无力、脉细数无力等。

【用法用量】　口服，每次 4～6 粒，每日 3 次。

【用药参考】

1. 临床疗效　应用本品治疗糖尿病患者，以空腹血糖、餐后 2h 血糖、24h 尿糖定量为考查指标，总有效率可达 80.1%～91.4%。

2. 应用要点　研究表明本品具有益气养阴、生津降糖的功效，对于中医肾阴虚（肝肾气阴俱虚）型的糖尿病肾病患者具有显著的改善效果且补益而不助湿，可有效治疗糖尿病慢性病程中气阴两虚之证候。

3. 配伍用药　有研究表明，对 2 型糖尿病患者在艾塞那肽的基础上加用本品，可更加有效地控制患者血糖水平，降低机体炎症反应，改善机体氧化应激状态以及胰岛素抵抗[7-10]。

010　降糖舒胶囊

【药物来源】　《中华人民共和国药典临床用药须知·中药成方制剂卷》

【处方组成】　人参、枸杞子、黄芪、葛根、山药、黄精、五味子、熟地黄、地黄、玄参、麦冬、知母、生石膏、天花粉、刺五加、益智仁、牡蛎、芡实、枳壳、丹参、荔枝核、乌药。

【功能主治】　益气养阴，生津止渴。用于气阴两虚所致的消渴病，症见口渴、多饮、多食、多尿、消瘦、乏力，以及 2 型糖尿病见上述证候者。

【用法用量】　口服，每次 4～6 粒，每日 3 次。

【注意事项】　①属阴阳两虚消渴者慎服。②服药期间忌食肥甘、辛辣食物，控制饮食，注意合理的饮食结构;忌烟酒。③应结合糖尿病饮食和体育运动进行综合治疗。④在治疗过程中，尤其是与西药降糖药联合用药时，要及时监测血糖，避免低血糖反应发生。⑤注意早期防治各种并发症，如糖尿病脑病、糖尿病心脏病、糖尿病肾病，以防病情恶化。

【用药参考】

1. 临床疗效　应用降糖舒胶囊治疗 2 型糖尿病患者，以临床症状、空腹血糖、餐后 2h 血糖为考查指标，其治疗有效率达 90.6%～95.8%；此外，降糖舒胶囊还可改善脂质代谢，升高高密度脂蛋白和降低低密度脂蛋白。

2. 应用要点　降糖舒胶囊三焦同调、清润兼备、气津同生、标本并治、动静结合、补而能固、收不敛邪、用药和缓，具有益气养阴、补脾益肾、清热活血、生津止渴之功，是治疗阴虚燥热、气阴两虚消渴的良方[11-12]。

011　降糖通脉胶囊

【药物来源】　《国家中成药标准汇编·内科·气血津液分册》

【处方组成】　太子参、黄芪、黄精、天冬、麦冬、玄参、天花粉、苍术、知母、葛根、黄连、丹参、益母草、赤芍、水蛭、川牛膝、鸡血藤、威灵仙、荔枝核、地龙、川芎。

【功能主治】　益气养阴，活血化瘀、通经活络。用于气阴不足、瘀血阻络所致消渴，多饮、多食、多尿、消瘦、乏力，以及 2 型糖尿病见上述证候者。

【用法用量】　口服，每次 3～4 粒，每日 3 次；饭后服用或遵医嘱。

【用药参考】

1. 临床疗效　应用本品治疗 2 型糖尿病患者，以临床症状、空腹血糖、餐后 2h 血糖、胰高血糖素等为考查指标，总有效率可达 83.3%～96.7%；对于合并周围神经病变、脑梗死等并发症的患者，在对症治疗的基础上加用本品，可显著改善临床症状与体征。

2. 应用要点　本品具有滋阴益气、活血化瘀、通经活络的功效，研究表明，本品可以更好地降低患者血糖、改善神经损害、减少大血管病变的发生和发生程度，更有利于患者身心康复。

3. 配伍用药　在西药的基础上应用本品能够更加显著改善患者的糖脂代谢，以及对合并糖尿病周围神经病变、慢性血管并发症、下肢血管病变的患者疗效显著；对大血管病变患者在常规治疗的基础上加用本品，具有改善微循环和降低发病率的效果；总之，本品联合其他药物治疗糖尿病患者，在血糖控制、调节胰岛功能、改善血液流变学指标、消除各种中医症候等方面具有更加显著的效果。

4. 不良反应　在本品联合用药的过程中，患者可出现轻度胃部不适、低血糖、皮疹等不良反应，但对患者均无明显的影响[13-16]。

012　金芪降糖片

【药物来源】　《中华人民共和国药典》（2015 年版）

【处方组成】　黄连、黄芪、金银花。

【功能主治】　清热益气。用于消渴病气虚内热证，症见口渴喜饮、易饥多食、气短乏力，以及轻、中型 2 型糖尿病见上述证候者。

【用法用量】　饭前半小时服用。每次 2～3 片，每日 3 次，疗程 3 个月或遵医嘱。

【用药参考】

1. 临床疗效　应用本品治疗 2 型糖尿病患者，以空腹血糖、餐后 2h 血糖等作为观察项目，治疗总有效率可达 63.5%～97.06%，还可明显改善 2 型糖尿病的血脂、胰岛功能、相关因子水平。

2. 应用要点　本品是依据古方并结合现代药理学研究研发的一种治疗糖尿病的中成药，具有清热益气、生津止渴的功效，主要应用于气阴两虚火旺型、气阴两虚型的轻、中度糖尿病患者。

3. 配伍用药　在常规降糖药物（如二甲双胍、吡格列酮、罗格列酮、格列齐特、格列吡嗪、阿卡波糖、沙格列汀、瑞格列奈）的基础上应用本品，统计空腹血糖、餐后 2h 血糖、糖化血红蛋白这一结局指标，联合用药的疗效显著优于对照组。

4. 不良反应　多数研究表明在本品的应用过程中无明显的不良反应发生，而部分相关报道说明了不良反应的发生情况，包括轻度水肿、轻度低血糖、胃肠不适感、大便次数增多等，均未进行特殊处理，且以后好转[17-20]。

013　金芪降糖胶囊

【药物来源】　《国家食品药品监督管理局国家药品标准新药转正标准》

【处方组成】　黄连、黄芪、金银花。

【功能主治】　清热益气。用于消渴病气虚内热证，症见口渴喜饮、易饥多食、气短乏力，以及轻、中型 2 型糖尿病见上述证候者。

【用法用量】　饭前半小时服用。每次 6～8 片，每日 3 次，疗程 2 个月或遵医嘱。

【用药参考】　同"012 金芪降糖片"。

014　金鳝消渴颗粒

【药物来源】　《国家中成药标准汇编·内科·气血津液分册》

【处方组成】　鳝鱼、丹参、熟地黄、麦冬、地黄、郁金、麦芽、泽泻、甘草、山药。

【功能主治】　滋阴清热，生津止渴。用于阴虚燥热所致的消渴，以及 2 型糖尿病见上述证候者。

【用法用量】　开水冲服，每次 4g，每日 3 次；或遵医嘱。

015　津力达颗粒

【药物来源】　《中华人民共和国药典》（2015 年版）

【处方组成】　人参、黄精、麸炒苍术、苦参、麦冬、地黄、制何首乌、山茱萸、茯苓、佩兰、黄连、知母、炙淫羊藿、丹参、粉葛、荔枝核、地骨皮。

【功能主治】　益气养阴，健脾运津。用于 2 型糖尿病气阴两虚证，症见口渴多饮、消谷易饥、尿多、形体渐瘦、倦怠乏力、自汗盗汗、五心烦热、便秘等。

【用法用量】　开水冲服。每次 1 袋，每日 3 次。8 周为一疗程，或遵医嘱。对已经使用西药患者，可合并使用本品，并根据血糖情况，酌情调整西药用量。

【注意事项】　忌食肥甘厚味、油腻食物。孕妇慎用。

【用药参考】

1. 临床疗效　在临床观察中，运用本品的主要考查指标是空腹血糖、餐后 2h 血糖、胰岛素抵抗、胰岛 B 细胞功能等，均具有显著的疗效，疗效可达 80.0%～93.8%；特别是对于气阴两虚型糖尿病患者，具有较高的疗效；此外，本品还具有提高糖尿病患者的生活质量、改善血管内皮功能、防治微血管病变、改善相关炎性因子水平的作用；对于糖尿病周围神经病变患者，在常规的用药基础上应用本品，其疗效明显更佳。

2. 应用要点　本品是在中医络病理论指导下，以滋脾运津、益气养阴为主要治则而开发生产的中成药，具有动脾津、通脾络的特点，具有降低血糖、保护胰岛 B 细胞、调节血清因子水平的作用；针对妊娠期糖尿病患者，可有效控制血糖、血脂水平，降低不良母婴结局的发生率。

3. 配伍用药　在常规降糖用药（胰岛素、二甲双胍、格列齐特、金水宝片、格列美脲、利拉鲁肽、诺和龙、维格列汀、亚莫利、依帕司他）的基础上应用本品，其治疗效果显著优于单用降糖药物，可以更加显著地改善患者的血糖、胰岛素抵抗、胰岛 B 细胞功能、肾脏功能，还能更好地提高老年患者的生活质量；在其他糖尿病并发症对症用药（如甲钴胺、硫辛酸、胰激肽原酶肠溶片）的基础上应用本品，可以显著提高治疗效果。

4. 不良反应　在临床研究中，与本品相关的不良反应主要见腹泻、胃胀、恶心、乏力、腹部不适、头痛、心悸等，但无严重的不良反应发生[21-24]。

016　渴乐宁胶囊

【药物来源】　《中华人民共和国药典》（2015 年版）

【处方组成】　黄芪、黄精（酒炙）、地黄、太子参、天花粉。

【功能主治】　益气养阴，生津止渴。用于气阴两虚所致的消渴病，症见口渴多饮、五心烦热、乏力多汗、心慌气短，以及 2 型糖尿病见上述证候者。

【用法用量】　口服，每次 4 粒，每日 3 次，3 个月为一个疗程。

【用药参考】

1. 临床疗效　研究表明，本品治疗 2 型糖尿病患者，以血糖为考查指标，总有效率可达 92.7%～97.8%。

2. 应用要点　本品是根据糖尿病病理机制分肾阴虚和肺胃燥热等分型特点，以益气、养阴、生津为主的专治 2 型糖尿病的纯中药制剂，具有改善细胞膜功能，降低胰岛素抵抗、血糖、血脂以及改善血液流变学指征等作用。

3. 配伍用药　临床研究在常规用药（甘舒霖 30R、格列齐特、格列本脲、二甲双胍）的基础上加用本品治疗 2 型糖尿病患者，可以显著提高疗效。

4. 不良反应　对本品的安全性考查发现，在对 2 型糖尿病治疗过程中，患者可发生恶心呕吐、头晕、低血糖、腹胀等不良反应，但未做特殊处理[25-27]。

017   六味地黄软胶囊

【药物来源】 《中华人民共和国药典》（2015 年版）

【处方组成】 熟地黄、酒萸肉、牡丹皮、山药、茯苓、泽泻。

【功能主治】 滋阴补肾。用于肾阴亏损、头晕耳鸣、腰膝酸软、骨蒸潮热、盗汗遗精、消渴。

【用法用量】 口服，软胶囊每次 3 粒，每日 2 次。

【用药参考】

1. 临床疗效   临床研究应用本品（单用或配伍）治疗 2 型糖尿病患者，以空腹血糖、餐后血糖、糖化血红蛋白等相关指标作为主要考查项目，其疗效为 88.0%～97.2%；在常规对症治疗的基础上加用本品治疗糖尿病相关并发症（如高血压、非酒精性脂肪性肝病、肝损伤、失眠、眼病、冠心病等），不仅能够有效调节患者血糖水平，而且能够改善患者相关症状和因子水平，进而提高疗效。

2. 应用要点   本品滋阴补肾、健脾益肾，肝脾肾三脏同补，具有降血糖、降血脂、调节免疫、改善患者肾血流、促进肾代谢的作用，能够治疗慢性疾病过程中所出现的肾阴亏损或者肝肾不足等疾病。临床可应用于消渴（素体阴虚，或热病伤阴，或劳欲过度，阴虚燥热所致）、肾阴虚证（因久病伤肾，或禀赋不足，或房事过度，或过服温燥劫阴食物而致肾阴亏损）、眩晕（因先天肾阴不充，或年老肾亏，或久病伤肾，或房劳精耗，以致脑髓空虚）、耳鸣（因年老肾中精气不足，房事不节，以致肾阴亏耗，耳窍失养）、潮热（因素体阴虚，或病久伤阴，或误用、过用温燥药物等导致阴精亏虚，阴衰则阳盛，水不制火）、盗汗（因烦劳过度，邪热伤阴，虚火内生，阴津被扰，不能内藏而外泄）、遗精（因恣情纵欲，房事劳伤，或禀赋不足或手淫过度，肾精不藏所致）等。

3. 配伍用药   ①在补肾益气汤、雷公藤多苷片、硫辛酸、缬沙坦、氯沙坦钾、羟苯磺酸钙的基础上加用本品治疗糖尿病肾病患者，可以有效控制血糖、降低患者尿白蛋白排泄率，改善血肌酐和尿素氮水平；②在二甲双胍、消渴丸、胰岛素、阿卡波糖、格列美脲、利拉鲁肽、罗格列酮、西格列汀等常规降糖西药的基础上应用本品，除有效调节血糖水平，还能够显著减轻患者胰岛素抵抗、逆转脂肪变性进程、调节血脂水平等作用；③在阿普唑仑用药基础上应用本品治疗糖尿病伴失眠患者，能够显著改善患者的血糖和睡眠情况；④在丹参明目丸或银杏叶片基础上应用本品，对防治早期糖尿病视网膜病变具有一定的作用；⑤在甲钴胺的基础上应用本品治疗糖尿病周围神经病变，可以进一步改善患者的临床症状。

4. 不良反应   在应用过程中，其主要不良反应为低血糖、胃肠道反应、肝肾功能异常、皮肤瘙痒等[28-31]。

018   六味地黄丸

【药物来源】 《中华人民共和国药典》（2015 年版）

【处方组成】 熟地黄、酒萸肉、牡丹皮、山药、茯苓、泽泻。

【功能主治】 滋阴补肾。用于肾阴亏损、头晕耳鸣、腰膝酸软、骨蒸潮热、盗汗遗精、消渴。

【用法用量】 口服，水丸每次 5g，水蜜丸每次 6g，小蜜丸每次 9g，大蜜丸每次 1 丸，每日 2 次。

【用药参考】 同"017 六味地黄软胶囊"。

019 鹿精培元胶囊

【药物来源】 《国家中成药标准汇编·内科·气血津液分册》

【处方组成】 手掌参、烈香杜鹃、黄精、迷果芹、天冬、蒺藜、喜马拉雅紫茉莉、枸杞子、冬虫夏草、鹿茸。

【功能主治】 滋补肝肾，益精培元。用于精血亏虚所致的疲劳综合征、腰膝酸痛、畏寒肢冷、心悸烦热、头痛失眠、消渴、夜尿频。

【用法用量】 口服，每次 1~2 粒，每日 2 次。

020 露水草胶囊

【药物来源】 《国家中成药标准汇编·内科·气血津液分册》

【处方组成】 露水草。

【功能主治】 滋阴清热，生津止渴。用于阴虚内热所致的消渴，以及 2 型糖尿病见上述证候者。

【用法用量】 口服，每次 2 粒，每日 3 次；14 天为一疗程，间隔 2 天，再进行第 2 疗程。

【注意事项】 孕妇慎用。

【用药参考】 有研究表明本品可降低糖尿病患者血清 C 肽水平，对胰岛 B 细胞功能有改善作用，同时可以下调糖化血红蛋白水平，降血糖作用明显[32]。

021 麦芪降糖丸

【药物来源】 《国家中成药标准汇编·内科·气血津液分册》

【处方组成】 党参、白茅根、地黄、麦冬、天花粉、牡丹皮、五味子、女贞子、黄芪。

【功能主治】 益气养阴，生津除烦，用于糖尿病气阴两虚证。

【用法用量】 口服，每次 6g，每日 4 次。

【用药参考】

1. 临床疗效 本品可以显著降低妊娠糖尿病患者的空腹血糖、餐后 2h 血糖，有效控制患者血糖水平。

2. 应用要点 本品具有生津止渴、滋阴凉血、清热化瘀之效，可以增加胰岛素的敏感性，促使胰岛 B 细胞释放大量胰岛素，抑制拮抗激素分泌，清除氧自由基，提高糖利用率，进而改善患者高血糖状态。

3. 配伍用药　临床研究中多应用本品配伍其他药物（门冬胰岛素、二甲双胍、甘草黄酮、胰岛素）治疗妊娠糖尿病患者，具有显著的降糖效果，可以明显改善妊娠结局[33-36]。

022　麦味地黄丸

【药物来源】　《中华人民共和国药典》（2015 年版）

【处方组成】　麦冬、五味子、熟地黄、酒萸肉、牡丹皮、山药、茯苓、泽泻。

【功能主治】　滋肾养肺。用于肺肾阴亏、潮热盗汗、咽干咳血、眩晕耳鸣、腰膝酸软、消渴。

【用法用量】　口服，水蜜丸每次 6g，小蜜丸每次 9g，大蜜丸每次 1 丸，每日 2 次。

【用药参考】　有研究考察了本品对老年糖尿病患者的临床效果，其在常规糖尿病饮食控制、适当运动以及二甲双胍的基础上加用本品，不仅能够更加显著地改善患者的临床症状和疗效，减轻胰岛素抵抗，而且具有减轻氧化应激水平和调节免疫功能的作用，且以中医证候评分作为评价，有效率可达 96.6%[37]。

023　七味糖脉舒胶囊

【药物来源】　《国家中成药标准汇编·内科·气血津液分册》

【处方组成】　黄芪、芹菜籽、芫荽、五味子、地黄、红参、蜂胶。

【功能主治】　补气滋阴，生津止渴。用于气阴不足所致的消渴，症见口渴消瘦、疲乏无力，以及 2 型糖尿病见上述证候者。

【用法用量】　口服，每次 2～3 粒，每日 3 次。

【注意事项】　在医生的指导下配合化学降糖药使用。

024　七味消渴胶囊

【药物来源】　《国家食品药品监督管理局国家药品标准新药转正标准》

【处方组成】　黄芪、蚕蛾、黄精（酒制）、枸杞子、葛根、天花粉、大黄（酒制）。

【功能主治】　滋阴壮阳，益气活血。用于消渴病（2 型糖尿病）阴阳两虚兼气虚血瘀证。

【用法用量】　口服，每次 4 粒，每日 3 次。疗程 2 个月。

【注意事项】　①使用本品期间，请注意定期复查血糖。②根据病情需要，本品可与西药口服降糖药合并使用。③肾功能不全、血小板低下及孕妇慎用。

【用药参考】　本品具有滋阴壮阳、益气活血的功能，主要用于治疗 2 型糖尿病及其慢性并发症，尤其对于糖尿病并发勃起功能障碍有独特疗效，其临床改善症状的有效率可达 88.7%，而控制血糖的有效率为 75.3%～78.7%。而且在长期应用过程中未出现肝、肾、心等功能异常变化，安全性高[38]。

025 芪蛭降糖胶囊

【药物来源】 《中华人民共和国药典》（2015年版）

【处方组成】 黄芪、地黄、黄精、水蛭。

【功能主治】 益气养阴，活血化瘀。用于气阴两虚兼血瘀所致的消渴病，症见口渴多饮、多尿易饥、倦怠乏力、自汗盗汗、面色晦暗、肢体麻木；2型糖尿病见上述证候者。

【用法用量】 口服，每次5粒，每日3次。3个月为一疗程。

【注意事项】 孕妇禁服；有凝血机制障碍、出血倾向者慎服。

【用药参考】

1. 临床疗效　研究表明，本品治疗2型糖尿病患者以空腹血糖、餐后2h血糖、糖化血红蛋白为考察指标，其治疗有效率为86.0%～93.7%。

2. 应用要点　本品具有益气固表、养阴生津、化瘀通络的功效，主要用于气阴两虚兼瘀型糖尿病患者，在降低患者的血糖水平的同时，还能够显著改善患者的心、肾等脏器功能，提高疗效。

3. 配伍用药　在常规西药（西格列汀、缬沙坦等）的基础上应用本品，能够更加有效地减轻患者症状，平稳地控制血糖，调节血脂，改善胰岛功能，降低胰岛素抵抗，改善肾功能。

4. 不良反应　在临床应用过程中，与本品相关的不良反应可见头晕、上腹不适、恶心等[39-42]。

026 清胃消渴胶囊

【药物来源】 《国家中成药标准汇编·内科·气血津液分册》

【处方组成】 石膏、玄参、麦冬、地黄、知母、石斛、天花粉、枸杞子、山药、玉竹、乌梅、黄连。

【功能主治】 清胃泻火，养阴润燥。用于多食善饥、形体逐渐消瘦、兼有口渴多尿、大便干燥、脉滑数有力。

【用法用量】 口服，治疗期每次7～8粒，巩固期每次3～4粒，每日3次；或遵医嘱。

【注意事项】 孕妇禁服。

027 桑 枝 颗 粒

【药物来源】 《国家食品药品监督管理局国家药品标准新药转正标准》

【处方组成】 桑枝。

【功能主治】 养阴生津，活血通络。用于阴虚内热、瘀血阻络所致的消渴病，症见口渴喜饮、五心烦热、肢体麻木或刺痛等，以及2型轻、中型糖尿病见上述证候者。

【用法用量】 开水冲服，每次1袋，每日3次，进餐时服用；或遵医嘱。

【注意事项】 定期复查血糖。

【用药参考】

1. 临床疗效　应用本品或配伍他药治疗 2 型糖尿病患者，以空腹血糖、餐后血糖、24h 尿糖为考查指标，其治疗有效率为 95.0%～97.8%。

2. 应用要点　本品具有养津液、疗口干、滋肾水之功效，认为其具备散寒而不偏温、祛湿而不偏燥之优点，且能生津止渴，缓解症状，治疗糖尿病性关节病变疗效较好且有降糖作用；对于脾虚兼瘀或合并关节病变、周围神经病变之 2 型糖尿病疗效较好。

3. 配伍用药　本品联合达格列净或格列齐特治疗 2 型糖尿病患者，不仅可以有效控制患者血糖水平，还能够改善患者的血脂、胰岛素抵抗及提高胰岛素敏感性[43-44]。

028　沙梅消渴胶囊

【药物来源】　《国家中成药标准汇编·内科·气血津液分册》

【处方组成】　牛蒡子、肾茶、沙参、知母、白芍、乌梅、僵蚕。

【功能主治】　养阴润燥，生津止渴。用于阴虚内热所致的消渴，以及 2 型糖尿病见上述证候者。

【用法用量】　口服，每次 2 粒，每日 3 次；饭后服用。

【注意事项】　定期复查血糖。

029　生津消渴胶囊

【药物来源】　《国家中成药标准汇编·内科·气血津液分册》

【处方组成】　天花粉、黄芩、地黄、知母、石膏、麦冬、五味子、北沙参。

【功能主治】　清热润肺，生津止渴。用于消渴病引起的口渴多饮、口干舌燥等。

【用法用量】　口服，每次 3～4 粒，每日 3 次。

【用药参考】

1. 临床疗效　应用本品治疗 2 型糖尿病患者，其对血糖的控制有效率为 53.3%～76.0%，并且对临床症状具有显著的改善效果。

2. 应用要点　本品具有益气养阴、生津止渴的功效，其特点为补而不腻，主要用于治疗气阴两虚型糖尿病患者。

3. 不良反应　未发现本品对血液、心、肝、肾等脏器的不良反应或其他毒副作用[45-47]。

030　参精止渴丸

【药物来源】　《中华人民共和国药典》（2015 年版）

【处方组成】　红参、黄芪、黄精、茯苓、白术、葛根、五味子、黄连、大黄、甘草。

【功能主治】　益气养阴，生津止渴。用于气阴两亏、内热津伤所致的消渴，症见少气乏力、口干多饮、易饥、形体消瘦，以及 2 型糖尿病见上述证候者。

【用法用量】　口服，每次 10g，每日 2～3 次。

031　参芪蛤蚧补浆

【药物来源】 《中华人民共和国卫生部药品标准·中药成方制剂》

【处方组成】 党参、黄芪、蛤蚧。

【功能主治】 补肺益肾，益精助阳，益气定喘。用于体弱气虚、精神倦怠、阴虚喘咳、虚痨消渴、阳痿等症。

【用法用量】 口服，每次 20ml，每日 2 次。

032　参芪降糖胶囊

【药物来源】 《中华人民共和国药典临床用药须知·中药成方制剂卷》

【处方组成】 天花粉、乌梅肉、枇杷叶、麦冬、五味子、瓜蒌、人参、黄芪、粉葛、檀香。

【功能主治】 益气养阴，生津止渴。用于消渴病气阴两虚证，症见口渴喜饮、自汗盗汗、倦怠乏力、五心烦热，以及 2 型糖尿病见上述证候者。

【用法用量】 口服，每次 6 粒，每日 3 次。

【用药参考】

1. 临床疗效　应用本品治疗 2 型糖尿病患者，以空腹血糖、餐后血糖、糖化血红蛋白等指标作为评价，其治疗有效率达 76.7%～97.9%；此外，本品对糖尿病合并脂代谢异常患者的糖、脂代谢均有一定的调节作用，还能改善胰岛素抵抗、神经功能和血液流变学、调节相关因子水平和血脂水平，改善糖尿病并发症如肾病、周围神经病变、大血管病变、关节病变等患者的相关指标，预防糖耐量减低人群进展为 2 型糖尿病。

2. 应用要点　本品具有滋肾补肺、益气养阴之功，正投消渴气阴两虚之病机，治疗多因禀赋虚弱，或过食肥甘厚味，或过用温补食物，或情志过极，阴虚燥热，气阴两虚所致。症见口渴多饮、咽干口燥、多食多尿、形体消瘦、倦怠乏力，以及 2 型糖尿病见上述证候者。

3. 配伍用药　在其他药物（阿卡波糖、人胰岛素、二甲双胍、格列本脲、格列美脲、银杏叶胶囊、门冬胰岛素、阿托伐他汀、贝前列素钠、吡格列酮、格列吡嗪、格列喹酮、西格列汀等）的基础上应用本品，能够显著提高治疗效果，显著改善患者的临床症状与体征。

4. 不良反应　本品在应用过程中对心肝肾功能无明显影响，偶见胃肠道不适、低血糖等不良反应，但无严重不良反应发生[48-52]。

033　参芪降糖颗粒

【药物来源】 《中华人民共和国药典临床用药须知·中药成方制剂卷》

【处方组成】 天花粉、乌梅肉、枇杷叶、麦冬、五味子、瓜蒌、人参、黄芪、粉葛、檀香。

【功能主治】 益气养阴，生津止渴。用于消渴病气阴两虚证，症见口渴喜饮、自汗盗汗、倦怠乏力、五心烦热，以及 2 型糖尿病见上述证候者。

【用法用量】 口服，每次 1 包，每日 3 次。

【用药参考】　同"032 参芪降糖胶囊"。

034　参芪降糖片

【药物来源】　《中华人民共和国药典临床用药须知·中药成方制剂卷》
【处方组成】　天花粉、乌梅肉、枇杷叶、麦冬、五味子、瓜蒌、人参、黄芪、粉葛、檀香。
【功能主治】　益气养阴，生津止渴。用于消渴病气阴两虚证，症见口渴喜饮、自汗盗汗、倦怠乏力、五心烦热，以及 2 型糖尿病见上述证候者。
【用法用量】　口服，每次 6 粒，每日 3 次。
【用药参考】　同"032 参芪降糖胶囊"。

035　参芪山药膏

【药物来源】　《国家中成药标准汇编·内科·气血津液分册》
【处方组成】　广山药、人参、天花粉、黄柏、珍珠层粉、黄芪、芒果叶、番石榴叶、阿魏、乳香、没药、人工麝香、红花、肉桂、海龙、海马、冰片、麻油、红丹。
【功能主治】　益气养阴、生津止渴。用于消渴病气阴两虚证。
【用法用量】　外用，加温软化，贴于气海穴（脐下）；三日 1 张；并内服山药参芪丸。
【注意事项】　孕妇禁用。

036　参芪消渴胶囊

【药物来源】　《中华人民共和国药典》（2015 年版）
【处方组成】　天花粉、乌梅肉、枇杷叶、麦冬、五味子、瓜蒌、人参、黄芪、粉葛、檀香。
【功能主治】　益气养阴，生津止渴。用于消渴病气阴两虚证，症见口渴喜饮、自汗盗汗、倦怠乏力、五心烦热，以及 2 型糖尿病见上述证候者。
【用法用量】　口服，每次 6 粒，每日 3 次。

037　参芪消渴颗粒

【药物来源】　《中华人民共和国卫生部药品标准·中药成方制剂》
【处方组成】　人参、黄芪、山药、白术、五味子、麦冬、玉竹、熟地黄、牛膝、茯苓、泽泻、牛蒡子、僵蚕。
【功能主治】　益气养阴。用于消渴症的口渴、多饮、多尿、精神不振、头昏（2 型糖尿病）。
【用法用量】　开水冲服，每次 1~2 袋，每日 3 次。

038　十味玉泉胶囊

【药物来源】　《中华人民共和国药典临床用药须知·中药成方制剂卷》

【处方组成】 天花粉、葛根、地黄、麦冬、五味子、人参、黄芪、茯苓、乌梅、甘草。

【功能主治】 益气养阴，生津止渴。用于气阴两虚所致的消渴病，症见气短乏力、口渴喜饮、易饥烦热，以及2型糖尿病见上述证候者。

【用法用量】 口服，每次4粒，每日4次。

【注意事项】 ①属阴阳两虚消渴者慎用。②服药期间忌食肥甘、辛辣食物，控制饮食，注意合理的饮食结构，忌烟酒。③避免长期精神紧张，适当进行体育活动。④对重症病例，应合用其他降糖药物治疗，以防病情加重。⑤在治疗过程中，尤其是与西药降糖药联合用药时，要及时监测血糖，避免低血糖反应发生。⑥注意早期防治各种并发症，如糖尿病脑病、糖尿病心脏病、糖尿病肾病，以防病情恶化。

【用药参考】

1. 临床疗效 应用本品治疗2型糖尿病，可以显著改善患者血糖水平、胰岛素抵抗，改善其临床症状与体征。

2. 应用要点 本品具有养阴益气、生津止渴、清热除烦的功效，治疗多因素体燥热，或过食辛辣，或过用温燥食物，或情志过极，燥热内盛，肺胃阴伤，阴伤及气，气阴两虚所致。症见气短乏力、神疲体倦、口渴喜饮、口干舌燥、多食易饥。

3. 配伍用药 本品联合阿卡波糖能够有效控制患者餐后血糖，促进糖化血红蛋白达标而获益，同时对胰岛素功能恢复亦有促进作用[53-55]。

039 糖乐胶囊

【药物来源】 《国家中成药标准汇编·内科·气血津液分册》

【处方组成】 天花粉、山药、地黄、红参须、黄芪、枸杞、茯苓、知母、泽泻、牡丹皮、山茱萸、麦芽。

【功能主治】 滋阴补肾，益气润肺，生津消渴。用于糖尿病引起的多食、多饮、多尿、神疲乏力、四肢酸软等症。

【用法用量】 口服，每次4粒，每日3次。

【注意事项】 孕妇忌服。

【用药参考】

1. 临床疗效 应用本品治疗2型糖尿病患者，可以明显改善患者的血糖水平，有效率为97.2%；其对机体发挥综合调理作用，具有促进B细胞再生功能，激活胰岛休眠细胞的作用。

2. 应用要点 本品具有滋阴补肾、益气润肺、生津消渴的作用，可改善糖尿病患者的症状，延缓糖尿病及其并发症的病程，帮助患者改善生活质量。

3. 配伍用药 在二甲双胍、阿卡波糖、胰岛素等常规控制血糖药物的基础上应用本品，可以明显改善早期肾病患者的临床症状，效果优于常规治疗[56-57]。

040 糖脉康颗粒

【药物来源】 《中华人民共和国药典》（2015年版）

【处方组成】　黄芪、地黄、赤芍、丹参、牛膝、麦冬、葛根、桑叶、黄连、黄精、淫羊藿。

【功能主治】　养阴清热，活血化瘀，益气固肾。用于糖尿病气阴两虚兼血瘀所致的倦怠乏力、气短懒言、自汗、盗汗、五心烦热、口渴喜饮、胸中闷痛、肢体麻木或刺痛、便秘、舌质红少津、舌体胖大、苔薄或花剥、或舌黯有瘀斑、脉弦细或细数、或沉涩等症，以及 2 型糖尿病并发症见上述证候者。

【用法用量】　口服，每次 1 袋，每日 3 次。

【注意事项】　孕妇慎服或遵医嘱。

【用药参考】

1. 临床疗效　对 2 型糖尿病患者在常规对症治疗的基础上应用本品，以空腹血糖、餐后 2h 血糖、糖化血红蛋白为考查指标，其治疗有效率可达 81.8%～96.8%，可有效减少氧化应激对机体的损害，改善肾脏组织病变以及周围神经组织病变。

2. 应用要点　本品是由中药组成的纯中药制剂，具有养阴清热、活血化瘀、益气固肾的作用，能够缓解胰岛功能、降低血脂血糖，改善血管血液微循环和炎性因子、抑制糖尿病肾病发展、降低尿中尿微量白蛋白，还能改善神经组织的供血供氧、纠正神经细胞内的代谢紊乱。

3. 配伍用药　临床应用过程中，对 2 型糖尿病或合并并发症的 2 型糖尿病患者，在常规药物（门冬胰岛素 30、二甲双胍、阿卡波糖、罗格列酮、甲钴胺、硫辛酸、氯沙坦、卡托普利、羟苯磺酸钙、辛伐他汀、依帕司他）治疗的基础上应用本品，可以明显提高治疗效果，改善相关指标水平。

4. 不良反应　未见明确不良反应报道[58-62]。

041　糖脉康胶囊

【药物来源】　《中华人民共和国药典》（2015 年版）

【处方组成】　黄芪、地黄、赤芍、丹参、牛膝、麦冬、葛根、桑叶、黄连、黄精、淫羊藿。

【功能主治】　养阴清热，活血化瘀，益气固肾。用于糖尿病气阴两虚兼血瘀所致的倦怠乏力、气短懒言、自汗、盗汗、五心烦热、口渴喜饮、胸中闷痛、肢体麻木或刺痛、便秘、舌质红少津、舌体胖大、苔薄或花剥、或舌黯有瘀斑、脉弦细或细数、或沉涩等症，以及 2 型糖尿病并发症见上述证候者。

【用法用量】　口服，每次 6 粒，每日 3 次。

【注意事项】　孕妇慎服或遵医嘱。

【用药参考】　同"040 糖脉康颗粒"。

042　糖脉康片

【药物来源】　《中华人民共和国药典》（2015 年版）

【处方组成】　黄芪、地黄、赤芍、丹参、牛膝、麦冬、葛根、桑叶、黄连、黄精、淫羊藿。

【功能主治】　养阴清热，活血化瘀，益气固肾。用于糖尿病气阴两虚兼血瘀所致的倦怠乏力、气短懒言、自汗、盗汗、五心烦热、口渴喜饮、胸中闷痛、肢体麻木或刺痛、便秘、舌质红少津、舌体胖大、苔薄或花剥、或舌黯有瘀斑、脉弦细或细数、或沉涩等症，以及 2 型糖尿病并发症见上述证候者。

【用法用量】 口服，每次 5 片，每日 3 次。

【注意事项】 孕妇慎服或遵医嘱。

【用药参考】 同"040 糖脉康颗粒"。

043 糖尿乐胶囊

【药物来源】 《中华人民共和国药典》（2015 年版）

【处方组成】 天花粉、山药、黄芪、红参、地黄、枸杞子、知母、天冬、茯苓、山茱萸、五味子、葛根、炒鸡内金。

【功能主治】 益气养阴，生津止渴。用于气阴两虚所致的消渴病，症见多食、多饮、多尿、消瘦、四肢无力。

【用法用量】 口服，每次 3～4 粒，每日 3 次。

【注意事项】 忌含糖食物和烟酒。

【用药参考】

1. 临床疗效 有研究对 2 型糖尿病患者应用本品进行治疗，以临床症状改善情况、空腹血糖、餐后 2h 血糖为考查指标，总体有效率达 85%。

2. 应用要点 本品治疗多因素体阴虚有热，或过食辛辣油腻，或过用温燥食物，或情志郁结化火，燥热内盛、气阴两伤所致。症见口渴多饮、饮不解渴、消谷善饥、肌肉消瘦、小便频数有甜味、四肢乏力等消渴病症[63]。

044 糖尿灵片

【药物来源】 《中华人民共和国药典临床用药须知·中药成方制剂卷》

【处方组成】 天花粉、葛根、生地黄、麦冬、五味子、甘草、糯米（炒黄）、南瓜粉。

【功能主治】 滋阴清热，生津止渴。用于阴虚燥热所致的消渴病，症见口渴、多饮、多食、多尿、消瘦、五心烦热，以及 2 型糖尿病见上述证候者。

【用法用量】 口服，每次 4～6 片，每日 3 次。

【注意事项】 孕妇禁用。

【用药参考】

1. 临床疗效 应用本品治疗 2 型糖尿病患者，可以明显改善临床症状与体征，治疗有效率达 83.3%。

2. 应用要点 本品有补中益气、健脾暖胃的作用，强调了消渴病的预防及治疗需重视健脾运气[64]。

045 天芪降糖胶囊

【药物来源】 《国家食品药品监督管理局国家药品标准新药转正标准》

【处方组成】 黄芪、天花粉、女贞子、石斛、人参、地骨皮、黄连（酒蒸）、山茱萸、墨旱莲、五倍子。

【功能主治】 益气养阴、清热生津。用于 2 型糖尿病气阴两虚证，症见倦怠乏力、口渴喜饮、五心烦热、自汗、盗汗、气短懒言、心悸失眠。

【用法用量】 口服，每次 5 粒，每日 3 次，8 周为一个疗程；或遵医嘱。

【注意事项】 ①偶见胃脘不适。②孕妇禁服。③定期复查血糖。

【用药参考】

1. 临床疗效　应用本品治疗 2 型糖尿病患者，以空腹血糖、餐后血糖、糖化血红蛋白作为评价指标，治疗有效率为 86.6%～91.4%，能够有效改善患者的早期肾脏损伤，提高治疗效果，延缓疾病的进展。

2. 应用要点　本品具有补肾涩精、清热生津、益气养阴的功效，在临床上主要用于糖耐量异常或糖尿病前期的治疗，但有研究表明本品具有降糖调脂、改善胰岛素抵抗和下调炎症因子水平的作用，对改善肾脏微循环、减少蛋白尿排泄也有作用。

3. 配伍用药　应用本品联合常规药物（二甲双胍、氯沙坦、羟苯磺酸钙、沙格列汀）治疗 2 型糖尿病、糖尿病肾病患者，除了具有明显的降血糖效果，还能够降低炎症因子水平、调节血脂，改善早期糖尿病肾病的疾病状态。

4. 不良反应　治疗过程未见明显的不良反应[65-69]。

046　通脉降糖胶囊

【药物来源】 《国家中成药标准汇编·内科·气血津液分册》

【处方组成】 太子参、丹参、黄连、黄芪、绞股蓝、山药、苍术、玄参、水蛭、冬葵果、葛根。

【功能主治】 养阴清热，清热活血。用于气阴两虚、脉络瘀阻所致的消渴病（糖尿病），症见神疲乏力、肢麻疼痛、头晕耳鸣、自汗等。

【用法用量】 口服，每次 3 粒，每日 3 次。

【用药参考】

1. 临床疗效　以本品治疗糖尿病患者，以血糖、临床症状等为评价指标，有效率为 83.0%～96.6%；能够有效降低血糖水平，改善临床症状。

2. 应用要点　本品具有温经通脉、活血化瘀等功效，在因脉络瘀阻与气阴两虚等所引发的糖尿病治疗中，可有效缓解疲惫乏力、耳鸣头疼及肢体麻木疼痛等症状；还具有降低血黏度、改善微循环的作用。临床治疗多用于治疗糖尿病周围神经病变、糖尿病肾病等。

3. 配伍用药　本品与维生素 B_1 和 B_{12} 联用，能够促进神经组织物质的新陈代谢，修复损伤的病变神经；而在硫辛酸、甲钴胺的基础上应用本品，可以更加明显地改善患者的症状和体征，增加神经病变组织的传导速度。在常规降糖药物（二甲双胍）的基础上应用本品，具有提高治疗效果的作用[70-74]。

047 维甜美降糖茶

【药物来源】 《中华人民共和国卫生部药品标准·中药成方制剂》
【处方组成】 麦冬、北沙参、玉竹、天花粉、山药、银线莲、葛根、金丝苦楝、茯苓、青果肉、山楂、甜叶菊、泽泻、茶叶。
【功能主治】 滋阴清火，生津止渴，降糖降脂。用于糖尿病患者消除口渴、多饮等症。
【用法用量】 开水冲泡服，每次 3g，每日 3 次。
【注意事项】 本品饭前服。

048 五黄养阴颗粒

【药物来源】 《中华人民共和国药典临床用药须知·中药成方制剂卷》
【处方组成】 红芪、地黄、黄连、黄芩、姜黄。
【功能主治】 燥湿化痰，益气养阴。用于消渴病属痰湿内滞、气阴两虚证，症见口渴喜饮、多食善饥、尿频、尿多、头身困重、呕恶痰涎、倦怠乏力、气短、懒言、自汗盗汗、心悸失眠、形体肥胖、咽燥口干、心烦畏热、溲赤、便秘。
【用法用量】 开水冲服，每次 1 袋，每日 3 次。
【注意事项】 ①服药期间定期检测血糖，肝、肾功能。②合理膳食和适度锻炼身体。③对本品过敏或过敏体质慎用。④有心血管病史及其疾病者服药期间定期检测相关指标。
【用药参考】
1. 临床疗效 应用本品治疗 2 型糖尿病合并脂代谢异常患者，能够明显改善患者的血糖、糖化血红蛋白、血脂及中医证候，疗效明确。
2. 应用要点 本品化痰燥湿而不助热，清凉泄热而不恋湿，行散中兼顾正气，治降中佐以升浮，具有清热燥湿、益气养阴、化瘀通脉之功效，治疗由气阴两虚、痰湿停滞所致消渴，症见口渴喜饮、多食善饥、尿频尿多、头身困重、呕恶痰涎、倦怠乏力、气短懒言、自汗盗汗、心悸失眠、形体肥胖、咽燥口干、心烦畏热、溲赤便秘以及 2 型糖尿病见上述证候者[75]。

049 西洋参胶囊

【药物来源】 《国家中成药标准汇编·内科·气血津液分册》
【处方组成】 西洋参。
【功能主治】 补气养阴，清热生津。用于气虚阴亏、内热、咳喘痰血、虚热烦倦、消渴、口燥咽干。
【用法用量】 口服，每次 3 粒，每日 2 次。
【注意事项】 不宜与藜芦同用。

050　西洋参颗粒

【药物来源】 《国家中成药标准汇编·内科·气血津液分册》
【处方组成】 西洋参。
【功能主治】 补气养阴，清热生津。用于气虚阴亏、内热、咳喘痰血、虚热烦倦、消渴、口燥咽干。
【用法用量】 口服，每次 3 粒，每日 2 次。
【注意事项】 不宜与藜芦同用。

051　消渴安胶囊

【药物来源】 《国家食品药品监督管理局国家药品标准新药转正标准》
【处方组成】 地黄、知母、黄连、地骨皮、枸杞子、玉竹、人参、丹参。
【功能主治】 清热生津，益气养阴，活血化瘀。用于消渴病阴虚燥热兼气虚血瘀证，症见口渴多饮、多食易饥、五心烦热、大便秘结、倦怠乏力、自汗等，有一定的降血糖作用。
【用法用量】 口服，每次 3 粒，每日 3 次，或遵医嘱。
【注意事项】 孕妇慎用。注意定期复查血糖。
【用药参考】

1. 临床疗效　应用本品治疗 2 型糖尿病患者，可以明显改善患者的血糖水平以及临床症状，显著提高患者的胰岛素敏感性，改善糖、脂代谢，有效率为 76.8～90.0%；此外，本品治疗糖尿病性冠心病患者，能够明显提高 SOD 活力，改善心肌缺血、纠正微循环障碍，防止病情进展。

2. 应用要点　本品具有益气养阴、化瘀通络之功效，全方消补结合，益气养阴而不碍邪留寇，活血化瘀而不伤阴耗气 [76-79]。

052　消渴降糖胶囊

【药物来源】 《国家食品药品监督管理局国家药品标准新药转正标准》
【处方组成】 蔗鸡、黄精（制）、甜叶菊、桑椹、山药、天花粉、红参。
【功能主治】 清热生津，益气养阴。用于糖尿病。
【用法用量】 口服，每次 6 粒，每日 3 次。
【用药参考】

1. 临床疗效　应用本品治疗 2 型糖尿病患者，以空腹血糖、餐后血糖等为评价指标，有效率为 69.5%～90.0%；此外本品还有调节血脂的效果。

2. 应用要点　本品是在辨证治疗 2 型糖尿病的基础上，强调气阴两虚为本，全方具有益气养阴、清热降火、活血化瘀的功效[80-82]。

053   消渴降糖片

【药物来源】 《国家食品药品监督管理局国家药品标准新药转正标准》
【处方组成】 蔗鸡、黄精（制）、甜叶菊、桑椹、山药、天花粉、红参。
【功能主治】 清热生津，益气养阴。用于糖尿病。
【用法用量】 口服，每次 3 片，每日 3 次。
【用药参考】 同"052 消渴降糖胶囊"。

054   消渴康颗粒

【药物来源】 《国家食品药品监督管理局国家药品标准新药转正标准》
【处方组成】 石膏、知母、生地黄、麦冬、天花粉、玉竹、玄参、牛膝、丹参、泽泻、党参、山茱萸、枇杷叶、南五味子。
【功能主治】 清热养阴，生津止渴。用于 2 型糖尿病阴虚热盛型，症见口渴喜饮、消谷易饥、小便频数、急躁易怒、怕热心烦、大便干结等。
【用法用量】 餐前温开水冲服，每次 1 袋，每日 3 次，30 天为一疗程。
【注意事项】 孕妇忌用。定期复查血糖。
【用药参考】

1. 临床疗效　应用本品治疗 2 型糖尿病患者，可以明显改善患者的临床症状，还可以改善胰岛细胞功能，消除靶细胞对胰岛素的抵抗，总体有效率为 87.5%～97.3%。

2. 应用要点　本品具有清热、活血、养阴的功效，应用于阴虚热盛型 2 型糖尿病患者，可使患者机体内精气得以补充，阴阳得以协调，有助于恢复脏腑功能。此外，本品还有调压降脂、提高免疫力、抗菌消炎的效果。

3. 配伍用药　在其他降糖药物的基础上应用本品，可以显著提高治疗效果，改善患者血糖、血脂水平以及代谢紊乱状态，保护 B 细胞功能，延缓患者病情进展。

4. 不良反应　应用本品无明显不良反应发生，安全性较高[83-86]。

055   消渴灵胶囊

【药物来源】 《国家食品药品监督管理局国家药品标准新药转正标准》
【处方组成】 地黄、五味子、麦冬、牡丹皮、黄芪、黄连、茯苓、红参、天花粉、石膏、枸杞子。
【功能主治】 益气养阴，清热泻火，生津止渴。用于气阴两虚所致的消渴病，症见多饮、多食、多尿、消瘦、气短乏力，以及轻、中度 2 型糖尿病见上述证候者。
【用法用量】 口服，每次 8 粒，每日 3 次。
【注意事项】 孕妇忌服。忌食辛辣。

【用药参考】

1. 临床疗效　对 2 型糖尿病患者在常规西药的基础上应用本品，以空腹血糖、空腹胰岛素、餐后 2h 血糖、糖化血红蛋白等指标进行考查，其治疗总有效率为 95%。

2. 应用要点　本品治疗多因素体阴虚火旺，或过食辛辣油腻，或过用温燥食物，或情志郁结化火，燥热伤阴，阴伤气耗，气阴两伤所致的消渴病症。

3. 配伍用药　临床应用格列齐特联合本品治疗 2 型糖尿病患者，可以显著提高疗效，促进患者胰岛 B 细胞的功能恢复以及减弱胰岛素抵抗[87-88]。

056　消渴灵片

【药物来源】《中华人民共和国药典》（2015 年版）

【处方组成】地黄、五味子、麦冬、牡丹皮、黄芪、黄连、茯苓、红参、天花粉、石膏、枸杞子。

【功能主治】益气养阴，清热泻火，生津止渴。用于气阴两虚所致的消渴病，症见多饮、多食、多尿、消瘦、气短乏力，以及轻、中度 2 型糖尿病见上述证候者。

【用法用量】口服，每次 8 片，每日 3 次。

【注意事项】孕妇忌服。忌食辛辣。

【用药参考】同"055 消渴灵胶囊"。

057　消渴平片

【药物来源】《中华人民共和国药典》（2015 年版）

【处方组成】人参、黄连、天花粉、天冬、黄芪、丹参、枸杞子、沙苑子、葛根、知母、五倍子、五味子。

【功能主治】益气养阴，清热泻火。用于阴虚燥热、气阴两虚所致的消渴病，症见口渴喜饮、多食、多尿、消瘦、气短、乏力、手足心热，以及 2 型糖尿病见上述证候者。

【用法用量】口服，每次 6~8 片，每日 3 次；或遵医嘱。

【注意事项】孕妇慎用。

【用药参考】

1. 临床疗效　临床应用本品治疗 2 型糖尿病患者，以临床症状、空腹血糖、尿糖为判断指标，总有效率为 81.1%~92.0%。除降糖、降脂作用外，还可以显著改善患者的肝肾功能。

2. 应用要点　本品具有益气养阴、生津止渴、清热泻火、益肾缩尿的功效，用于多因素体虚弱，或过食肥甘厚味，或过用温燥食物，或情志郁结化火，燥热伤津，津伤及气，气阴两虚所致的消渴病症[89-90]。

058　消渴通脉口服液

【药物来源】《国家食品药品监督管理局国家药品标准新药转正标准》

【处方组成】　黄芪、地黄、白芍、麦冬、葛根、丹参、水蛭、黄芩、黄连、玄参、川芎、川牛膝。

【功能主治】　益气养阴清热，活血化瘀通络。主治消渴病气阴两虚兼血瘀证，症见倦怠、乏力、口干、肢体麻木、疼痛、甚则青紫溃破等，亦适用于 2 型糖尿病周围神经病变。

【用法用量】　口服，每次 20ml，每日 3 次。

059　养阴降糖片

【药物来源】　《中华人民共和国药典》（2015 年版）

【处方组成】　黄芪、党参、葛根、枸杞子、玄参、玉竹、地黄、知母、牡丹皮、川芎、虎杖、五味子。

【功能主治】　养阴益气，清热活血。用于气阴不足、内热消渴，症见烦热口渴、多食多饮、倦怠乏力，以及 2 型糖尿病见上述证候者。

【用法用量】　口服，每次 8 片，每日 3 次。

【用药参考】

1. 临床疗效　以本品单用或联合其他降糖药物治疗 2 型糖尿病患者，以空腹血糖、餐后 2h 血糖等为考查指标，其治疗总有效率为 65.0%～95.8%。另外，本品还有助于提高患者的胰岛素敏感性。

2. 应用要点　本品多用于治疗气阴两虚型糖尿病患者，多因素体亏虚，或过食肥甘厚味，或过用温燥食物，或情志郁结化火，三焦燥热蕴结日久，耗气伤阴、血行不畅所致。症见口渴喜饮，多食易饥，小便频数，形体消瘦，体倦乏力，五心烦热。

3. 配伍用药　在其他药物（黄连素片、银杏叶片、二甲双胍）的基础上应用养阴降糖片治疗 2 型糖尿病患者，能够明显提高疗效，降低 2 型糖尿病患者的氧化应激损伤[89-92]。

060　益津降糖口服液

【药物来源】　《中华人民共和国药典临床用药须知·中药成方制剂卷》

【处方组成】　人参、白术、茯苓、仙人掌、甘草。

【功能主治】　健脾益气，生津止渴。用于气阴两虚型消渴病，症见乏力自汗、口渴喜饮、多尿、多食善饥、舌苔花剥、少津、脉细少力及 2 型糖尿病见上述证候者。

【用法用量】　口服，每次 5 粒，每日 4 次，饭前和晚上睡前服用；或遵医嘱。

【用药参考】

1. 临床疗效　应用本品治疗 2 型糖尿病患者，以临床症状、血糖、糖化血红蛋白为评价指标，其治疗有效率可达 94.6%。

2. 应用要点　本品益气养阴、清热生津，可调理糖尿病患者的气阴虚和燥热，促进物质转化利用，降低血糖。治疗因气阴两虚所致消渴，症见乏力、气短、自汗、动则加重、口干、口渴喜饮，多尿、多食易饥，五心烦热、大便秘结，腰膝酸软，舌苔花剥，少津，脉细少力[93]。

061   益气生津降糖胶囊

【药物来源】 《国家中成药标准汇编·内科·气血津液分册》

【处方组成】 黄芪、地黄、北沙参、玄参、山药、茯苓、覆盆子、人参须、天冬、五味子、天花粉、红花、覆盆子、枸杞子、山药、香附、黄芪、柏子仁、天花粉、土茯苓。

【功能主治】 润肺清胃，滋肾，益气生津。用于气阴两虚糖尿病的辅助治疗。

【用法用量】 口服，每次 6～8 粒，每日 3～4 次；或遵医嘱。

062   益肾消渴胶囊

【药物来源】 《国家中成药标准汇编·内科·气血津液分册》

【处方组成】 地黄、熟地黄、山药、枸杞子、麦冬、天冬、肉桂、山茱萸、牡丹皮、天花粉、北沙参、黄芪、牡蛎。

【功能主治】滋阴固肾。用于肾虚引起的尿频量多，兼有口渴心烦、腰酸乏力、舌红易干、脉沉细数。

【用法用量】 口服，每次 4 粒，每日 3 次。

【注意事项】 孕妇忌服。

【用药参考】 本品具有益气养阴、活血通络之功，治疗 2 型糖尿病患者，以血糖、糖化血红蛋白为评价指标，治疗有效率为 89.1%，可以明显改善患者的临床症状和体征，还可以改善患者的血脂和血流动力学指标[94]。

063   益阴降糖颗粒

【药物来源】 《国家食品药品监督管理局国家药品标准新药转正标准》

【处方组成】 人参、白术（炒）、茯苓、仙人掌、甘草。

【功能主治】 健脾益气，生津止渴。用于气阴两虚型消渴病，症见乏力自汗、口渴喜饮、多尿、多食善饥、舌苔花剥、少津、脉细弱，以及 2 型糖尿病见上述证候者。

【用法用量】 口服，每次 5g，每日 3 次；饭前服用，或遵医嘱。12 周为一个疗程。

【注意事项】 本品有轻微胃肠道刺激，偶见恶心等胃部不适，有肠胃疾患者慎用；孕妇慎用。

064   益阴消渴胶囊

【药物来源】 《国家中成药标准汇编·内科·气血津液分册》

【处方组成】 地黄、熟地黄、山药、枸杞子、麦冬、天冬、肉桂、山茱萸、牡丹皮、天花粉、北沙参、黄芪、牡蛎。

【功能主治】 滋阴固肾。用于肾虚引起的尿频量多，兼有口渴心烦、腰酸乏力、舌红易干、脉沉细数。

【用法用量】 口服，每次 4 粒，每日 3 次。

【注意事项】 孕妇忌服。

065 玉兰降糖胶囊

【药物来源】 《国家中成药标准汇编·内科·气血津液分册》

【处方组成】 蓝花参、玉竹、牛蒡子、桑叶、半枝莲、青葙子、黄芩。

【功能主治】 清热养阴，生津止渴。用于阴虚内热所致的消渴病，以及 2 型糖尿病及其并发症的改善。

【用法用量】 口服，每次 3～5 粒，每日 3 次，饭前服用。

【注意事项】 忌食辛辣、酒类；定期复查血糖。

【用药参考】 本品具有清热养阴，生津止渴的功效，用于阴虚内热所致的消渴病，能够明显改善患者的临床症状、空腹血糖、餐后 2h 血糖以及血脂等指标，对 2 型糖尿病视网膜病变患者也有明显的改善作用，治疗总有效率为 86.3%～87.3%[95-96]。

066 玉苓消渴茶

【药物来源】 《国家中成药标准汇编·内科·气血津液分册》

【处方组成】 南瓜、甜叶菜、茯苓、绞股蓝、玉竹、女贞子。

【功能主治】 益气养阴、生津止渴。用于气阴不足所致 2 型糖尿病引起的口渴多饮、消瘦乏力、尿频量多等症。

【用法用量】 开水泡服，每次 3g，每日 3 次。

【注意事项】 应配合其他降糖药进行治疗，本品仅作为改善临时症状用药。

067 玉盘消渴片

【药物来源】 《国家食品药品监督管理局国家药品标准新药转正标准》

【处方组成】 玉米须、葵花盘。

【功能主治】 养阴益气，生津止渴。用于气阴两虚所致的消渴，症见倦怠乏力、自汗盗汗、气短懒言、口渴喜饮、五心烦热、尿赤便秘，以及 2 型糖尿病见上述证候者。

【用法用量】 口服，每次 4 片，每日 3 次，饭前 30 分钟服用，4 周为一疗程；或遵医嘱。

068 玉 泉 胶 囊

【药物来源】 《中华人民共和国药典》（2015 年版）

【处方组成】 天花粉、葛根、麦冬、人参、茯苓、乌梅、黄芪、甘草、地黄、五味子。

【功能主治】 养阴益气，生津止渴，清热除烦。主治气阴不足、口渴多饮、消食善饥，以及糖尿病属上述证候者。

【用法用量】 每次 5 粒，每日 4 次。

【注意事项】 孕妇忌服。定期复查血糖。

【用药参考】

1. 临床疗效　应用本品治疗 2 型糖尿病患者，以临床症状、空腹血糖以及餐后 2h 血糖作为考察标准，其治疗有效率为 86.7%～92.3%，可以显著地改善患者的临床症状，提高生活质量。

2. 应用要点　本品具有养阴益气、生津止渴、清热除烦、活血化瘀的功效，对单纯饮食控制或加用二甲双胍药物治疗后血糖控制不满意的 2 型糖尿病患者均有明显降低空腹血糖和餐后 2h 血糖的效果，可以显著地改善症状，调节机体功能，安全有效。

3. 配伍用药　在常规降糖药物（胰岛素、二甲双胍、沙格列汀）的基础上应用本品，可以显著改善患者的临床症状，提高胰岛素敏感性，调节血脂水平，减少不良反应的发生。

4. 不良反应　有研究表明，对应用胰岛素进行治疗的糖尿病患者加用本品，可以减少低血糖等不良反应的发生率[97-100]。

069　玉 泉 颗 粒

【药物来源】《中华人民共和国药典》（2015 年版）

【处方组成】 天花粉、葛根、麦冬、人参、茯苓、乌梅、黄芪、甘草、地黄、五味子。

【功能主治】 养阴益气，生津止渴，清热除烦。主治气阴不足、口渴多饮、消食善饥，以及糖尿病属上述证候者。

【用法用量】 开水冲服，每次 1 袋，每日 4 次。

【注意事项】 孕妇忌服。定期复查血糖。

【用药参考】 同"068 玉泉胶囊"。

070　玉 泉 片

【药物来源】《中华人民共和国卫生部药品标准·中药成方制剂》

【处方组成】 天花粉、葛根、人参、地黄、五味子、麦冬、茯苓、乌梅、黄芪、甘草。

【功能主治】 生津止渴，清热除烦，养阴益气。主治气阴不足、口渴多饮、消食善饥，以及糖尿病属上述证候者。

【用法用量】 口服，每次 8 片，每日 4 次。

071　玉 泉 丸

【药物来源】《中华人民共和国药典临床用药须知·中药成方制剂卷》

【处方组成】 葛根、天花粉、地黄、麦冬、五味子、甘草。

【功能主治】 养阴益气，生津止渴，清热除烦。主治气阴不足、口渴多饮、消食善饥，以及糖尿病属上述证候者。

【用法用量】　口服，每次 6g，每日 4 次；七岁以上儿童每次 3g，三至七岁小儿每次 2g。

【用药参考】

1. 临床疗效　应用本品治疗 2 型糖尿病患者，以临床症状、血糖、糖化血红蛋白等为评价指标，总体有效率可达 73.3%～92.4%；本品还能够改善糖尿病肾病患者的相关指标，提高患者的胰岛素敏感性，改善患者的胰岛素抵抗状态以及炎症因子水平，还具有保护内皮功能的作用。

2. 应用要点　本品具有益气养阴、生津止渴、清热除烦的功效，治疗多因素体阴虚，或过食油腻，或过用燥热食物，或情志过极，或房室损伤所致病症，症见口渴喜冷饮、多食易饥、多尿而赤、咽干口燥、心烦、便秘、舌红苔黄、脉细滑数，以及 2 型糖尿病见上述证候者。

3. 配伍用药　在常规降糖药物（二甲双胍、黄连素、雷公藤多苷、贝那普利、阿卡波糖等）的基础上应用，可以显著提高治疗效果，改善患者的临床症状和体征[101-105]。

072　玉叶消渴冲剂

【药物来源】　《中华人民共和国卫生部药品标准·中药成方制剂》

【处方组成】　黄芪、葛根、山药、知母、天花粉、鸡内金、五味子、太子参。

【功能主治】　益气滋阴。用于糖尿病消渴乏力、口渴多饮、多尿等症。

【用法用量】　口服，每次 1 袋，每日 3 次。

073　愈三消胶囊

【药物来源】　《中华人民共和国药典临床用药须知·中药成方制剂卷》

【处方组成】　黄芪、红参、生地黄、熟地黄、玄参、麦冬、天冬、党参、五味子、丹参、红花、当归、淫羊藿（制）、黄连、知母、天花粉、鹿茸。

【功能主治】　养阴生津，益气活血。用于轻、中度 2 型糖尿病属气阴两虚挟瘀证，症见口渴喜饮、易饥多食、疲倦乏力、自汗盗汗、舌质黯、有瘀斑、脉细数。

【用法用量】　饭前口服，每次 8 粒，每日 3 次。疗程 3 个月或遵医嘱。

【注意事项】　阴虚火旺者慎用。

074　珍芪降糖胶囊

【药物来源】　《国家食品药品监督管理局药品标准新药转正标准》

【处方组成】　珍珠、黄芪、黄精、黄芩、地黄、天花粉、麦冬、石斛、蝉蜕、鸡内金、山药、沙苑子、青皮、葛根。

【功能主治】　益气养阴，清热生津。用于气阴两虚、肺胃有热之消渴症。

【用法用量】　口服，每次 4 粒，每日 3 次，饭后服用。

【注意事项】　①有严重心、肝、肾等并发症，或合并有其他严重疾病者慎用。②近一个月内有糖尿病酮症、酮症酸中毒以及感染者慎用。

【用药参考】

1. 临床疗效 应用本品治疗 2 型糖尿病患者，以临床症状、血糖、糖化血红蛋白为评价指标，治疗有效率为 68.0%～91.2%；可以明显改善 2 型糖尿病患者的临床症状，降低空腹血糖和餐后 2h 血糖。

2. 应用要点 本品具有益气养阴，清热生津的功效，主要用于消渴病属于气阴两虚兼虚热之证。

3. 配伍用药 应用本品联合西格列汀或瑞格列奈治疗 2 型糖尿病患者，可以明显改善患者的血糖、血脂水平，提高胰岛 B 细胞的功能，促进餐后胰岛素分泌，改善胰岛素抵抗[106-107]。

第二节　中西药合制药

075　糖维胶囊

【药物来源】　《国家食品药品监督管理局国家药品标准新药转正标准》

【处方组成】　黄芪、西洋参、黄精、天花粉、葛根、黄连、丹参、格列本脲。

【功能主治】　益气养阴，化瘀清热。用于气阴两虚夹瘀所致消渴，症见倦怠乏力、自汗、口渴喜饮、心烦、溲赤、舌暗或有瘀斑、舌干少津、苔薄或花剥、脉细数，以及2型糖尿病见上述证候者。

【用法用量】　餐前30分钟口服，每次3～5粒，每日3次；或遵医嘱。

【注意事项】　①严重肾功能不全、糖尿病伴酮症酸中毒、昏迷、1型糖尿病患者禁用。②孕妇禁用。③偶有轻微胃肠道反应。

076　活力源口服液

【药物来源】　《中华人民共和国卫生部药品标准·中药成方制剂》

【处方组成】　人参茎叶总皂苷、黄芪、五味子、麦冬、附片。

【功能主治】　益气养阴，强心益肾。适用于气阴两虚、心肾两亏的健忘失眠、记忆力减退、冠心病、慢性肝炎、糖尿病及更年期综合征见上述证候者。

【用法用量】　口服，每次20ml，每日2～3次。

077　活力源片

【药物来源】　《中华人民共和国卫生部药品标准·中药成方制剂》

【处方组成】　人参茎叶总皂苷、黄芪、五味子、麦冬、附片。

【功能主治】　益气养阴，强心益肾。适用于气阴两虚、心肾两亏的健忘失眠、记忆力减退、冠心病、慢性肝炎、糖尿病及更年期综合征见上述证候者。

【用法用量】　口服，每次1片，每日2～3次。

078　降糖胶囊

【药物来源】　《中华人民共和国卫生部药品标准·中药成方制剂》

【处方组成】　人参、知母、三颗针、干姜、五味子、人参茎叶皂苷。

【功能主治】　清热生津，滋阴润燥。用于消渴症，症见多饮、多尿、多食、消瘦、体倦无力及全身综合症状。

【用法用量】　口服，每次4～6粒，每日3次。

【用药参考】

1. 临床疗效　在临床疗效观察中，以临床症状、空腹血糖以及餐后 2h 血糖作为标准，以有效率为量化指标，单用本品或在基础用药治疗的基础上加用本品，其治疗有效率可达 83.3%～94.2%。

2. 应用要点　本品益气生津、养阴润燥，对 2 型糖尿病证属气阴不足、阴虚燥热证型疗效可靠；除了能够降低血糖，较多的研究都证明本品具有改善患者脂代谢紊乱、防治慢性并发症的作用。

3. 配伍用药　在临床应用中，在饮食治疗、西药（格列本脲）或胰岛素、运动疗法等治疗的基础上加用本品，具有显著提高疗效、改善患者临床症状的作用；有研究在格列喹酮的基础上加用本品治疗 2 型糖尿病，不仅能够显著提高疗效，而且具有改善胰岛素抵抗、恢复胰岛功能、改善血脂代谢的作用[108-111]。

079　强力蜂乳浆胶丸

【药物来源】　《中华人民共和国卫生部药品标准·中药成方制剂》

【处方组成】　人参、鲜王浆、维生素 B_1、维生素 B_2、鱼肝油。

【功能主治】　益气养阴，扶正固本。用于五脏虚损所致的头晕耳鸣、失眠健忘、心悸气短、阴虚咳嗽、食欲不振、倦怠无力、腰脊疼痛、阳痿宫冷等症，也可用于糖尿病、慢性肝炎、消化性溃疡、冠心病、神经衰弱、贫血、各种癌病等慢性疾病的辅助治疗。

【用法用量】　口服，每日 1 次，每次 1 粒；或遵医嘱。

080　山药参芪丸

【药物来源】　《国家中成药标准汇编·内科·气血津液分册》

【处方组成】　广山药、西洋参、黄芪、天花粉、玉竹、地黄、北沙参、知母、山茱萸、麦冬、芒果叶、红花、丹参、荔枝核、番石榴叶、鸡内金、薄荷脑。

【功能主治】　益气养阴、生津止渴。用于消渴病属气阴两虚者，症见口干、多饮、精神不振、乏力。

【用法用量】　口服，每次 30 丸，每日 3 次；并外贴参芪山药膏。

【用药参考】　应用山药参芪丸治疗 2 型糖尿病，以空腹血糖和餐后 2h 血糖作为评价指标，其有效率可达 87.8%～92.4%，疗效确切，未发现明显的不良反应[112]。

081　十味降糖颗粒

【药物来源】　《国家中成药标准汇编·内科·气血津液分册》

【处方组成】　人参、黄芪、地骨皮、葛根、知母、山药、天花粉、五味子、鸡内金、格列本脲。

【功能主治】　益气养阴，生津止渴。用于 2 型糖尿病中气阴两虚证者，表现为倦怠乏力、自汗盗汗、气短懒言、口渴喜饮、五心烦热、心悸失眠、溲赤便秘、舌红少津、舌体胖大、苔薄或花剥、脉弦细或细数。

【用法用量】 温开水冲服，每次 6g，每日 3 次。

【注意事项】 ①本品含西药成分格列本脲，如合并使用其他化学药物应在医生指导下使用。②定期复查血糖。③肝肾功能不全者慎用。

082 消 渴 丸

【药物来源】 《中华人民共和国药典》（2015 年版）

【处方组成】 葛根、地黄、黄芪、天花粉、玉米须、南五味子、山药、格列本脲。

【功能主治】 滋肾养阴，益气生津。用于气阴两虚所致的消渴病，症见多饮、多尿、多食、消瘦、体倦乏力、眠差、腰痛，以及 2 型糖尿病见上述证候者。

【用法用量】 口服，每次 5～10 丸，每次 2～3 次，饭前用温开水送服；或遵医嘱。

【注意事项】 本品含格列本脲，严格按处方药使用，并注意监测血糖。

【用药参考】

1. 临床疗效 在临床疗效观察中，以有效率为考察指标，在其他降糖药物的基础上加用本品，有效率可达 91.3%～97.9%；而以治疗前后的空腹血糖、餐后 2h 血糖、糖化血红蛋白等为考察指标，也可以达到显著改善相关指标的效果。

2. 应用要点 本品是在中药组方的基础上联合格列本脲而研制成的中西药复方制剂，具有益气养阴生津的效果，对于控制 2 型糖尿病患者（尤以气阴两虚型为优）的血糖，改善气短、乏力等不适症状具有一定的优势，是中西医结合治疗的一种体现。

3. 配伍用药 在临床应用中，联合应用其他中药类（如六味地黄丸、麦味地黄丸、血脂康等）或西药类（如阿卡波糖、二甲双胍、艾塞那肽、胰岛素等）治疗糖尿病（或合并其他病症）患者，可显著提高治疗效果。

4. 不良反应 在安全性报道方面，临床工作中虽然有本品导致低血糖、脱发、便秘、盗汗等不良反应的报道，但发生率较低且症状轻微，通过监测血糖、合理用药等措施均可有效避免[113-118]。

083 消糖灵胶囊

【药物来源】 《中华人民共和国药典临床用药须知·中药成方制剂卷》

【处方组成】 黄芪、天花粉、人参、白芍、黄连、知母、枸杞子、五味子、杜仲、沙苑子、丹参、格列本脲。

【功能主治】 益气养阴，清热泻火。用于阴虚燥热、气阴两虚所致的消渴病，症见口渴喜饮、体倦乏力、多食、多尿、消瘦。

【用法用量】 口服，每次 3 粒，每日 2 次；或遵医嘱。

【注意事项】 ①属阴阳两虚消渴者慎用。②服药期间忌食肥甘、辛辣食物，注意合理的饮食结构，忌烟酒。③本品含格列本脲（优降糖），下列情况应禁用：1 型糖尿病患者；2 型糖尿病患者伴有酮症酸中毒、昏迷、严重烧伤、感染、严重外伤和重大手术者；孕妇、乳母；肝、肾功能不全者；白细胞减少、粒细胞缺乏、血小板减少等患者；磺胺类药物过敏者。④体质虚弱、高热、老年患者、有肾上腺皮质功能减退或垂体前叶功能减退者慎用。⑤用药期间应定期测定血糖、尿糖、尿酮体、尿蛋白、肝肾功能和血象，并进行眼科检查。⑥注意早期防治各种并发症，如糖尿病脑病、糖尿病心脏病、糖尿病肾病，以防病情恶化。

【用药参考】

1. 临床疗效　有研究应用本品治疗气阴两虚兼瘀型糖尿病患者，参照国家中医药管理局关于中医病证诊断疗效标准中的"消渴"疗效标准进行评定，总有效率可达 88.6%～98.67%，且无毒副作用。

2. 应用要点　2 型糖尿病患者应用本品，其对患者 HbA1c、血糖的改善显著优于单用格列本脲，而且能够明显降低 2 型糖尿病患者的血脂水平和体重，充分体现了中西药合用治疗 2 型糖尿病的临床优势。

3. 配伍用药　本品联合二甲双胍治疗 2 型糖尿病，其对患者空腹、餐后血糖以及血脂、血流动力学的改善程度均显著优于单用二甲双胍[119-121]。

第三节 西 药

抗糖尿病药物有下列几类：

1. 动物胰岛素。

2. 人胰岛素。

3. 胰岛素类似物。

4. 磺酰脲类药物。

5. 双胍类。

6. α-糖苷酶抑制药。

7. 噻唑烷二酮类（简称 TZDs）。

8. 非磺酰脲类促胰岛素分泌药。

9. 肠促胰素及 DPP-4 抑制药。

10. 钠-葡萄糖协同转运蛋白 2（SGLT2）抑制药。

一、动物胰岛素

动物胰岛素系从动物胰腺提取而得，有猪胰岛素和牛胰岛素。由于动物胰岛素和人胰岛素属于不同种属，二者的化学结构仍有差异，故注射到体内有可能产生过敏反应或产生抗体后药效降低，但动物胰岛素来源广泛，价格便宜。

084 精蛋白锌胰岛素
Protamine Zinc Insulin

【适应病症】 参阅本章"胰岛素[普通（常规）胰岛素]"。主要提供基础水平胰岛素，按病情需要有时需与短效胰岛素合用。有利于减少每日胰岛素注射次数，控制夜间高血糖。

【药理作用】【不良反应】【药物相互作用】【禁忌证】 参阅本章"胰岛素[普通（常规）胰岛素]"。

【给药说明】

1. 本品为含有过量鱼精蛋白与氯化锌猪胰岛素灭菌混悬液。用适量的盐酸调 pH。皮下注射后，在注射部位经酶的作用使之分解，逐渐释放出游离胰岛素而被吸收，为长效动物胰岛素制剂。

2. 本品作用缓慢，不能用于抢救糖尿病酮症酸中毒及高渗性昏迷患者。

3. 本品不能用于静脉注射。

4. 使用时应先滚动药瓶或放在两手掌中来回轻搓，使药物混匀，但不可用力摇动，以免产生气泡。

5. 应注意本品若与常规胰岛素混合，将有部分常规胰岛素与多余的鱼精蛋白结合而转为长效胰岛素的作用。治疗开始时常规胰岛素与本品混合使用的剂量比例可为（2～3）∶1，根据病情调整剂量。此外，使用时应先抽取常规胰岛素，后抽取本品。

6. 出现低血糖症状时，处理上所需糖量较常规胰岛素引起者多。由于本品作用时间较长，发生低血糖时，虽经补糖后症状改善，但随后仍有发生低血糖的可能，应严密观察。应特别注意防止夜间低血糖的发生。

【用法与用量】　本品于早餐前 0.5～1 小时皮下注射，起始治疗每日 1 次，一般先从一个预定小剂量开始（例如 4～8U），之后按血糖、尿糖变化调整维持剂量。有时需要在晚餐前再注射一次。剂量根据病情而定，一般一日总量为 10～20U。

【制剂与规格】　精蛋白锌胰岛素注射液　10ml：400U。

085　胰岛素[普通（常规）胰岛素]
Insulin Injection（Regular Insulin）

【适应病症】
1. 1 型糖尿病因胰岛素绝对缺乏，须长期应用胰岛素维持生命。
2. 任何类型糖尿病合并下列情况：①急性代谢紊乱，如酮症酸中毒、高渗性昏迷、乳酸性酸中毒[此时应选用短（速）效制剂]。②严重慢性并发症、肝肾功能不全。③各种应激情况，如大中型手术的围手术期、外伤、严重感染、急性心肌梗死、脑卒中等。④消耗性疾病，如肺结核、肿瘤、重度营养不良、极度消瘦。
3. 糖尿病合并妊娠或妊娠期糖尿病。
4. 某些继发性糖尿病，如坏死性胰腺炎后、全胰腺切除术后。
5. 2 型糖尿病在下列情况下应考虑胰岛素治疗：①在诊断糖尿病时有重度高血糖，代谢紊乱表现明显。②经严格饮食控制、各种口服药充分治疗（包括联合用药），未能有效控制高血糖，或在某一时期虽然有效，但随着时间推移，口服药疗效逐渐减弱或消失。③因各种原因无法长期口服药物治疗（过敏反应、严重不良反应等）。

【药理作用】　胰岛素通过与靶组织（主要是肝、脂肪和肌肉）细胞膜上的特异性受体（胰岛素受体）结合后起作用，然后引发一系列生理效应。其主要作用是增加葡萄糖的跨膜转运，促进靶组织葡萄糖的摄取，促进葡萄糖在细胞的氧化、利用；抑制肝糖原分解、促进糖原合成，抑制肝葡萄糖输出；促进蛋白质和脂肪合成，总的效应是降低血糖，并有抑制酮体生成作用。此外，与生长激素有协同作用，促进生长，促进钾向细胞内转移，并有水、钠潴留作用。

【不良反应】
1. 低血糖反应　与胰岛素剂量偏大和（或）与饮食不匹配有关，例如对胰岛素需要量的变化、胰岛素注射后出现药代动力学的改变、注射胰岛素后未及时进餐或进行较剧烈的体力活动（肌肉摄取葡萄增加）时，多见于 1 型糖尿病患者，尤其接受强化胰岛素治疗者。当从动物胰岛素改用人胰岛素制剂时，也容易发生低血糖。低血糖的临床表现可因血糖下降的速度和低血糖的程度而有所不同。
2. 水肿　一些患者在胰岛素治疗初期可因钠潴留作用而发生轻度水肿，可自行缓解而无需停药。
3. 视物模糊　部分患者注射胰岛素后视物模糊，为晶状体屈光改变引起，常于数周内自然恢复。

4. 胰岛素抗药性 人体多次接受胰岛素注射约 1 个月后，其血循环中可出现抗胰岛素抗体。胰岛素抗体有 IgG 和 IgE 两类。临床上只有极少数患者发生胰岛素抗药性，即在无酮症酸中毒也无拮抗胰岛素因素存在的情况下，每日胰岛素需要量超过 100U 或 200U。此现象可于数月至 1 年内自行消失，也可做相应处理，如原来用动物胰岛素引起胰岛素抗药性，可改用人胰岛素制剂。

5. 过敏反应 胰岛素过敏反应主要由 IgE 引起，可表现为局部性或全身性，前者远较后者为多，多由于使用不纯制剂引起。局部性反应表现为注射部位出现红斑、丘疹、硬结，多在注射胰岛素后几小时或数天发生。全身性过敏反应在注射胰岛素后立即发生，全身出现荨麻疹，可伴有或不伴有血管神经性水肿，可出现呼吸道症状，如哮喘、呼吸困难，严重者血压降低、休克甚至死亡，这些反应与对胰岛素本身过敏有关，体内有高滴度的 IgE 抗体。出现全身性过敏反应者，常有以下情况：①曾间歇使用胰岛素，过敏反应发生于再次用药后 1~2 周。②有对其他药物（例如青霉素）的过敏史。③有较高的牛胰岛素抗体滴度。

6. 脂肪营养不良 是少见的不良反应，表现为注射部位呈皮下脂肪萎缩或增生，停止在该部位注射后可缓慢自然恢复，为防止其发生，应经常更换注射部位。使用高纯度或人胰岛素制剂后，其发生率明显减少。

7. 体重增加 开始注射胰岛素时，通常体重会增加，不过增加的程度因人而异，也有的人体重变化不大。联合使用二甲双胍等对体重影响小的药物可以避免或减少胰岛素引起的体重增加。

【药物相互作用】 在胰岛素治疗过程中，若同时应用其他药物，这项药物可能能够增强或减弱胰岛素的降血糖作用，或带来其他影响，应予以注意。下列情况供参考：

1. 肾上腺糖皮质激素、促肾上腺皮质激素、胰高血糖素、雌激素、口服避孕药、甲状腺激素、肾上腺素、噻嗪类利尿药、苯乙丙胺、苯妥英钠等可升高血糖，联合用药时应调整这些药物或胰岛素的剂量。

2. 口服降糖药与胰岛素有协同的降血糖作用。某些药物，如单胺氧化酶抑制药也可增强胰岛素的降血糖作用。

3. 抗凝血药、水杨酸盐、磺胺类药及抗肿瘤药氨甲蝶呤等可与胰岛素竞争性地和血浆蛋白结合，使血液中游离胰岛素水平升高。非甾体抗炎药可增强胰岛素的降血糖作用。

4. β受体拮抗药，如普萘洛尔可拮抗肾上腺素升高血糖的反应，干扰机体调节血糖功能，与胰岛素合用可削弱某些具有低血糖反应警示作用的交感神经兴奋表现，并延长低血糖时间，合用时应注意调整胰岛素剂量。

5. 中等至大量乙醇可增强胰岛素的降血糖作用，可引起严重、持久的低血糖，在空腹或肝糖原贮备较少的情况下更易发生。

6. 氯喹、奎尼丁、奎宁等可延缓胰岛素的降解，使血中胰岛素浓度升高从而加强其降血糖作用。

7. 钙通道阻滞药、可乐定、达那唑、二氮嗪、生长激素、肝素、H_2 受体拮抗药、大麻、吗啡、尼古丁、磺吡酮等可影响糖代谢，使血糖升高，如合用这些药物，胰岛素需要量可能需适当加大。

8. 血管紧张素转换酶抑制药、溴隐亭、氯贝特、酮康唑、锂制剂、甲苯咪唑、吡多辛、茶碱等可通过不同方式直接或间接降低血糖，若与这些药物合用，胰岛素宜适当减量。

9. 奥曲肽可抑制生长激素、胰高血糖素及胰岛素的分泌，并使胃排空延迟及胃肠蠕动减缓，引起食物吸收延迟，从而降低餐后高血糖。故在开始应用奥曲肽时，胰岛素应适当减量，以后再按血糖调整剂量。

10. 吸烟可通过释放儿茶酚胺而拮抗胰岛素的降血糖作用，还可减少皮下组织对胰岛素的吸收。因此，正在接受胰岛素治疗且平时有吸烟习惯的糖尿病患者，当突然戒烟时应适当减少胰岛素的用量，或按血糖情况加以调整。

【注意事项】

1. 糖尿病是慢性病，需长期治疗。长期的随访中应注意监测一些项目，一方面是为了血糖控制及达标，定期在各时点测血糖（如三餐前、三餐后及睡前）和测定血糖化血红蛋白，帮助制定适当的胰岛素治疗方案（单独或联合、剂量调整等）；另一方面是为了尽早发现各种慢性并发症、伴发病或相关疾病，以便采取相应的对策。每次访视应包括体重、体重指数、血压、尼龙丝试验、足背动脉搏动等；有些则视病情定期检测，例如视力、眼底检查、血脂谱、肝肾功能、尿常规、尿白蛋白排泄率、心电图、神经传导速度等，以便早期发现微血管病变、大血管病变或神经病变等。

2. 不同患者或同一患者的不同病期，其胰岛素敏感性不同，即使血糖值相近，其胰岛素需要量也不同。治疗中应注意个体化，按病情需要检测血糖，随时调整胰岛素用量。下列情况供参考：①妊娠期妇女，尤其妊娠中、后期，对胰岛素需要量增加；分娩后，由于拮抗胰岛素的胎盘激素消失，产妇对胰岛素的需要量减少。妊娠期糖尿病患者分娩后，其体内葡萄糖稳定性也发生变化，某些个体血糖可恢复正常，因此，应于分娩6周以后复查，按标准重新分类。②不同年龄时期胰岛素敏感性也不一致，青春期前的儿童对胰岛素敏感性高，易发生低血糖，宜适当减少胰岛素剂量；当进入青春期，其需要量稍增，在青春期后又降低。老年人也易发生低血糖，且频繁、严重低血糖易造成不可逆性脑损害，应特别注意饮食、体力活动与胰岛素用量的配合。

3. 下列情况其胰岛素需要量可能会增加：①高热。②甲状腺功能亢进症。③肢端肥大症。④库欣综合征。⑤糖尿病酮症酸中毒。⑥严重感染、外伤、大手术。⑦较大的应激情况，如急性心肌梗死、脑卒中。⑧同时应用拮抗胰岛素的药物。

4. 下列情况其胰岛素需要量可能会减少：①严重肝功能受损。②在肾功能受损时，由于胰岛素在肾脏的代谢和排泄减少，其需要量可减少。但在尿毒症时，由于出现胰岛素抵抗，其需要量也随之变化，应密切监测血糖，调整用量。③腺垂体功能减退症、肾上腺皮质功能减退症、甲状腺功能减退症。④其他，如腹泻、胃瘫、肠梗阻、呕吐及其他引起食物吸收延迟的因素等，胰岛素应酌情减量。

【禁忌证】 低血糖症患者禁用。对胰岛素或本品中其他成分过敏者禁用。

【给药说明】

1. 本品为猪胰岛素的灭菌水溶液，用适量的盐酸调节 pH。本品为短效制剂，不含可延缓胰岛素吸收的物质。按酸碱度可分为酸性（pH 3.5）和中性（pH 7.0）。中性制剂比酸性制剂稳定，且注射部位局部刺激反应少；酸性制剂不宜与中效或长效制剂混合。用药前应充分了解该制剂的特点。

2. 无论哪一种类型糖尿病，胰岛素治疗必须在饮食、运动治疗的基础上进行。应有相对固定、合适的总热量、食物成分以及规则的餐次安排。有时，除早、午、晚三餐外，在不增加每日总热量的原则下，抽取部分热量安排在上午、下午或睡前加餐（小吃），以便减少血糖波动，降低餐后血糖高峰和防止低血糖的发生。

3. 开始胰岛素治疗时，应从小剂量开始，注意患者对胰岛素的敏感性和治疗反应，根据血糖谱（通常可用血糖仪选择性监测三餐前、三餐后、睡前的血糖）。如无条件监测血糖，至少也应测尿糖，以便为调整胰岛素剂量提供依据。尿酮体、糖化血红蛋白和糖化血浆白蛋白测定有助于全面了解一个阶段的血糖控制情况。

4. 胰岛素一般皮下注射，剂型选择和注射次数视病情需要而定，通常速（短）效制剂每餐注射，中效或长效制剂在睡前注射。临床上根据个体化原则进行相应选择。

5. 用药后应观察有无局部或全身过敏反应。

6. 有计划地安排改变注射部位（如双侧上臂、大腿、腹部），如出现发红、硬结应及时处理。

7. 注意低血糖反应，并通过健康教育，使患者及家属掌握一定的预防和处理低血糖的知识。

8. 采用强化胰岛素治疗方案后，有时早晨空腹血糖仍然较高，其可能原因有：①夜间胰岛素不足。②Somogyi现象。③黎明现象，即夜间血糖控制良好，也无低血糖发生，仅于黎明时段出现高血糖，可能是由于皮质醇、生长激素等拮抗胰岛素的激素分泌增多所致。夜间多次（于0、2、4、6、8时）监测血糖有助于鉴别其原因。

9. 胰岛素制剂最适宜储存在2～8℃，至少应放在阴凉的地方。冷冻、光晒、高温、剧烈振动均可在相对短时期内使其失效，故旅行时不应放在托运行李中，应随身携带。短效制剂若出现浑浊则不能应用。

10. 对动物胰岛素制剂过敏者、儿童、妊娠或打算妊娠的妇女宜选用人胰岛素制剂。当从动物胰岛素转换用人胰岛素时，可先减少原用量的20%，以后按需调整。

11. 原用口服降糖药者可按需要直接改用胰岛素，但应注意某些口服药制剂尤其是长效磺脲类药物（如氯磺丙脲）在停药后其作用仍会持续一段时间，因此，换药后应密切监测血糖，调整胰岛素剂量。

12. 如因病情需要将常规胰岛素和中效或长效胰岛素混合，应先抽取常规胰岛素，以避免常规胰岛素瓶中混入其他胰岛素制剂（尤其是含有多余的鱼精蛋白或锌者），从而改变其速（短）效的生物活性。此外，应注意不宜将酸性胰岛素（pH 3.5）与中性胰岛素（pH 7.0）混合。

13. 胰岛素治疗计划与患者的饮食、活动状态（包括运动）是一个整体，任何一点变化均与血糖变动有关，应视病情进行调整。

14. 若发生其他疾病，如发热、上呼吸道感染等，其胰岛素需要量可能增加，应酌情增加胰岛素剂量，而不应无故停用胰岛素及误餐。

15. 用药前应注意药物的制剂和规格。我国常用制剂有每毫升含40U和100U两种规格，使用时应注意注射器与胰岛素浓度及含量相匹配。

【用法与用量】

1. 皮下注射　一般一日 3 次，于餐前 15～30 分钟注射，主要控制餐后高血糖。根据病情、血糖及尿糖水平，由小剂量开始，视血糖变化每 3～4 天调节剂量一次，达到满意控制后维持治疗。1 型糖尿病患者通常每日胰岛素需要总量为 0.5～1U/kg，根据血糖监测结果调整。2 型糖尿病患者每日需要总量变化较大，在无急性并发症情况下，敏感者每日仅需 5～10U，一般约 20U；肥胖、对胰岛素敏感性较差者需要量可明显增加。在急性并发症（感染、创伤、手术等）情况下，对 1 型及 2 型糖尿病患者，应每 4～6 小时注射一次。总之，胰岛素剂量根据病情变化及血糖监测结果进行调整。

2. 静脉注射　主要用于抢救糖尿病酮症酸中毒和高血糖高渗性昏迷的患者，成人剂量可按每小时 4～6U。多采用持续静脉滴注，可根据病情加用首次负荷量（又称"点火剂量"），静脉注射普通胰岛素 10～20U，然后按上述速率将胰岛素在液体中静脉输注。当血糖下降至 13.9mmol/L（250mg/100ml）左右时，改为皮下注射，逐渐恢复平时的胰岛素治疗方案。此外，若患者不能进食，或因治疗需要静脉输注含葡萄糖液体，应同时补充适量胰岛素。

【儿科用法与用量】　皮下注射：青春期前儿童一日 0.7～1.0U/kg，症状得到部分缓解期间可使用更低剂量。

【制剂与规格】　胰岛素注射液　10ml：400U。

二、人 胰 岛 素

人胰岛素与动物胰岛素相比有三大特点：免疫原性大幅降低，作用效价较动物胰岛素强，皮下注射吸收速度较动物胰岛素快，作用时间略短于动物胰岛素。

086　精蛋白生物合成/（50/50）混合重组人胰岛素（预混人胰岛素 50R）
Isophane Protamine Biosynthetic/（50/50）Mixed Recombinant Human Insulin（Biphasic Human Insulin 50R）

【适应病症】　参阅本章"胰岛素[普通（常规）胰岛素]"。用于治疗 1 型和 2 型糖尿病。本品不宜用于治疗糖尿病酮症酸中毒或高血糖高渗性昏迷等急性并发症。

【药理作用】【不良反应】【药物相互作用】【注意事项】【禁忌证】　参阅本章"胰岛素[普通（常规）胰岛素]"。

【给药说明】

1. 本品为双时相胰岛素制剂，含有 50%可溶性中性胰岛素和 50%低精蛋白锌胰岛素（NPH）的混悬液。由于本品中短效胰岛素的含量相对高一些，其对于控制餐后高血糖的作用较预混人胰岛素 30R 为强。

2. 本品不可静脉注射。

3. 本品在达到室温时更容易混匀。当笔芯尚未装入胰岛素注射器时，应将笔芯上下缓慢摇动，使笔芯内的玻璃珠由一端移动到另一端至少 20 次；每次注射前，至少重复此动作 10 次；此混匀步骤必须持续重复，直至胰岛素呈白色均匀混悬液体后立即注射。但不可用力摇动，以免产生气泡。

其余参阅本章"胰岛素[普通（常规）胰岛素]"。

【用法与用量】 通常给予预混胰岛素一日 1 次或 2 次。剂量应根据患者的病情个体化给药。平均胰岛素需要量通常在每日 0.3～1.0U/kg 之间。注射后 30 分钟内必须进食含有碳水化合物的正餐或加餐。

其余参阅本章"胰岛素[普通（常规）胰岛素]"。

【儿科用法与用量】 皮下注射：剂量应根据患儿的病情采取个体化给药。青春期前儿童一日 0.7～1.0U/kg，症状得到部分缓解期间可使用更低剂量。

【制剂与规格】 供胰岛素笔使用的笔芯 3ml：300U。

087 精蛋白生物合成 / 精蛋白锌重组人胰岛素
Isophane Protamine Biosynthetic/
Protamine Zinc Recombinant Human Insulin

【适应病症】 参阅本章"胰岛素[普通（常规）胰岛素]"。适用于治疗需要采用胰岛素来维持血糖水平的 1 型和 2 型糖尿病患者，也适用于糖尿病患者的早期治疗以及妊娠期糖尿病患者的治疗。强化治疗控制血糖后改用本品可减少注射次数。有时为加强控制餐后高血糖，可与短效人胰岛素或速效胰岛素类似物联合使用，也可与短效人胰岛素混合使用。2 型糖尿病应用口服药效果不理想可联合本品或改用本品治疗。本品不宜用于治疗糖尿病酮症酸中毒或高血糖高渗性昏迷等急性并发症。

【药理作用】【不良反应】【药物相互作用】【注意事项】【禁忌证】 参阅本章"胰岛素[普通（常规）胰岛素]"。

【给药说明】

1. 本品为低精蛋白锌胰岛素混悬液（NPH），它是通过基因重组技术，利用酵母或大肠埃希菌所生产。为了延缓胰岛素的吸收，延长其作用，使之与鱼精蛋白结合，后者从鱼的精液中提取，其所含的氨基酸主要为精氨酸，故称为鱼精蛋白。NPH 为同种异型胰岛素，又称"isophane"，意为同比胰岛素，指其中胰岛素与鱼精蛋白的比例适当，没有多余的鱼精蛋白。本品为中效胰岛素制剂，为中性混悬液。

2. 本品不可静脉注射。

3. 使用时应先滚动药瓶或放在两手掌中间来回轻搓，使药物混匀，但不可用力摇动，以免产生气泡。

4. 如需与普通胰岛素混合使用，应在注射前先抽取普通胰岛素，后抽取本品。其余参阅本章"胰岛素[普通（常规）胰岛素]"。

【用法与用量】 剂量应根据患者的病情采取个体化用药，平均胰岛素需要量通常在每日 0.3～1.0U/kg。一般从一个预定小剂量开始（例如 4～8U），睡前注射一次，按血糖变化调整剂量。有时需于早餐前再注射一次。需要时本品可与短效人胰岛素混合使用。其余参阅本章"胰岛素[普通（常规）胰岛素]"。

【儿科用法与用量】 皮下注射：青春期前儿童一日 0.7～1.0U/kg，症状得到部分缓解期间可使用更低剂量。

【制剂与规格】 中性低精蛋白锌胰岛素注射液　10ml：400U（一些产品的商品名后接大写字母 N 以便于识别）。

供胰岛素笔使用的笔芯　3ml：300U。

088　精蛋白生物合成人胰岛素 / 精蛋白锌重组人胰岛素（预混人胰岛素 30R）
Isophane Protamine Biosynthetic/Mixed Protamine Zinc Recombinant Human Insulin（Biphasic Human Insulin 30R）

【适应病症】 参阅本章"胰岛素[普通（常规）胰岛素]"。适用于治疗需要采用胰岛素来维持血糖水平的 1 型和 2 型糖尿病患者，也适用于糖尿病患者的早期治疗以及妊娠期糖尿病患者的治疗。本品不宜用于治疗糖尿病酮症酸中毒或高血糖高渗性昏迷等急性并发症。

【药理作用】【不良反应】【药物相互作用】【注意事项】【禁忌证】 参阅本章"胰岛素[普通（常规）胰岛素]"。

【给药说明】

1. 本品为双时相胰岛素制剂，含有 30% 可溶性中性胰岛素和 70% 低精蛋白锌胰岛素（NPH）的混悬液。双时相组分包含短效胰岛素和中效胰岛素。

2. 本品不可静脉注射。

3. 本品在达到室温时更容易混匀。当笔芯尚未装入胰岛素注射器时，应将笔芯上下缓慢摇动，使笔芯内的玻璃珠由一端移动到另一端至少 20 次；每次注射前，至少重复此动作 10 次；此混匀步骤必须持续重复，直至胰岛素呈白色均匀混悬液体后立即注射。但不可用力摇动，以免产生气泡。如有凝结块物出现或底部有白色固体颗粒沉淀，以及在瓶壁上结霜时，则不能使用。

其余参阅本章"胰岛素[普通（常规）胰岛素]"。

【用法与用量】 通常给予预混胰岛素一日 1 次或一日 2 次。剂量应根据患者的病情采取个体化给药。平均胰岛素需要量通常在每日 0.3～1.0U/kg 之间。注射后 30 分钟内必须进食含有碳水化合物的正餐或加餐。

【儿科用法与用量】 皮下注射：剂量应根据患儿的病情采取个体化给药。青春期前儿童一日 0.7～1.0U/kg，症状得到部分缓解期间可使用更低剂量。

【制剂与规格】 供胰岛素笔使用的笔芯　3ml：300U。

瓶装预混岛素　10ml：400U。

089　生物合成 / 重组人胰岛素
Biosynthetic/Recombinant Human Insulin

【适应病症】 参阅本章"胰岛素[普通（常规）胰岛素]"。适用于治疗需要采用胰岛素来维持血糖水平的糖尿病患者，也适用于糖尿病患者的早期治疗以及妊娠期糖尿病患者的治疗。此外，还可静脉注射用于包括应激性高血糖症在内的急危重症的处理。

【药理作用】【不良反应】【药物相互作用】【注意事项】【禁忌证】 参阅本章"胰岛素[普通（常规）胰岛素]"。

【给药说明】 本品为生物合成人胰岛素或重组人胰岛素，它是通过基因重组技术，利用酵母或大肠埃希菌生产的。本品为短效制剂，不含可延缓胰岛素吸收的物质。胰岛素按酸碱度可分为酸性（pH 3.5）和中性（pH 7.0）。本品为中性制剂，中性制剂比酸性制剂稳定，且注射部位局部刺激反应少见。

其余参阅本章"胰岛素[普通（常规）胰岛素]"。

【用法与用量】 本品为短效胰岛素制剂，可以与中效、长效或预混人胰岛素制剂合用。

1. 皮下注射 一日 3 次，于餐前 15～30 分钟注射，主要控制餐后高血糖。根据病情、血糖和尿糖水平由小剂量开始，视血糖变化每 3～4 日调整剂量一次，达到满意控制后维持治疗。平均每日胰岛素需要量为 0.3～1.0U/kg，根据血糖监测结果调整；或由临床医生根据患者的实际需求量确定并调整患者胰岛素治疗剂量。当病情得到部分缓解时，胰岛素的需要量可明显减少。当患者存在胰岛素抵抗时（如处于青春期或肥胖状态），每日胰岛素需要量将会明显增加。

2. 静脉注射 本品为可供静脉注射的制剂，主要用于抢救糖尿病酮症酸中毒和高血糖高渗性昏迷的患者。其余参阅"胰岛素[普通（常规）胰岛素]"。

3. 肌内注射 重组人胰岛素亦可肌内注射给药，但临床常规不推荐。

【制剂与规格】 普通胰岛素注射液 10ml：400U（一些生产商在其产品的商品名后接大写字母 R 以便于识别是普通胰岛素制剂）。

供胰岛素笔使用的笔芯 3ml：300U（本品应为无色澄明溶液，如出现浑浊则不宜使用）。

三、胰岛素类似物

胰岛素类似物（insulin similitude）是利用重组 DNA 技术，通过对人胰岛素的氨基酸序列进行修饰生成的、可模拟正常胰岛素分泌和作用的一类物质，它们具有与普通胰岛素不同的结构、理化性质和药动学特征。临床试验证明：胰岛素类似物在模拟生理性胰岛素分泌和减少低血糖发生危险方面优于人胰岛素。

090 地特胰岛素
Insulin Detemir

【适应病症】 参阅"胰岛素[普通（常规）胰岛素]"。用于治疗 1 型和 2 型糖尿病。本品不宜用于治疗糖尿病酮症酸中毒或高血糖高渗性昏迷等急性并发症。

【药理作用】【不良反应】【药物相互作用】【禁忌证】 参阅"胰岛素[普通（常规）胰岛素]"。

【注意事项】

1. 妊娠期及哺乳期用药 美国 FDA 妊娠期用药安全性分级为肠道外给药 B。预计母乳喂养的乳儿经口摄入地特胰岛素不会产生代谢方面的影响，因为地特胰岛素属于肽类，在人体的胃肠道中将被消化降解为氨基酸。哺乳期妇女可能需要适当调整胰岛素剂量。

2. 儿童用药　在国外,地特胰岛素已经被批准用于 2 岁及以上儿童和青少年糖尿病的治疗。

【给药说明】

1. 本品主要成分为地特胰岛素,是由基因重组技术生产的人胰岛素类似物,是将人胰岛素 B 链第 30 位苏氨酸去除,在第 29 位赖氨酸上增加 1 个脂肪酸侧链。属于长效胰岛素制剂。本品的长效作用是通过在注射部位地特胰岛素分子之间强大的自身聚合以及通过脂肪酸侧链与白蛋白相结合面实现的。

2. 本品作用缓慢,不能用于抢救糖尿病酮症酸中毒及高血糖高渗性昏迷患者。

3. 本品不能用于静脉注射。

4. 由于本品作用时间长,发生低血糖时可能会延缓血糖水平的恢复,应严密观察。

【用法与用量】　本品与口服降糖药物联合应用时,推荐初始治疗方案为每日 1 次给药,起始剂量约为 10U 或按体重 0.1～0.2U/kg。根据空腹血糖变化调整剂量,通常每 3 天调整一次,每次以 2U 为单位进行增减,直至空腹血糖达标。其余参阅"胰岛素[普通（常规）胰岛素]"。

【制剂与规格】　地特胰岛素注射液　3ml:4300U。

091　甘精胰岛素
Insulin Glargine

【适应病症】　参阅"胰岛素[普通（常规）胰岛素]"。适用于需胰岛素治疗的糖尿病患者。本品不宜用于治疗糖尿病酮症酸中毒或高血糖高渗性昏迷等急性并发症。

【药理作用】【不良反应】【药物相互作用】【注意事项】【禁忌证】　参阅"胰岛素[普通（常规）胰岛素]"。

【给药说明】　本品主要成分为甘精胰岛素,是由基因重组技术生产的人胰岛素类似物,是将人胰岛素 A 链第 21 位天门冬氨酸由甘氨酸替代,同时在 B 链第 31 位和第 32 位增加了 2 个精氨酸。B 链上增加 2 个精氨酸,可增加胰岛素六聚体稳定性,延缓吸收和作用时间。因此本品属于长效胰岛素制剂。

【用法与用量】　参阅"胰岛素[普通（常规）胰岛素]"。本品是胰岛素类似物,具有长效作用,应该每日 1 次在同一时间皮下注射给药,通常于睡前或早餐前注射。本品的剂量及给药时间必须个体化,对预期的血糖水平、口服降血糖药的剂量及给药时间进行确定及调整。口服降糖药物失效时,可联合甘精胰岛素睡前注射,一般起始剂量按体重约为 0.2U/kg,根据空腹血糖变化调整剂量,通常每 3 天调整一次,每次以 2U 为单位进行增减,直至空腹血糖达标。当患者体重或生活方式变化、胰岛素给药时间改变或出现容易发生低血糖或高血糖的情况时可能需要调节剂量。应谨慎进行任何胰岛素剂量的改变并遵医嘱。

【制剂与规格】　甘精胰岛素注射液　3ml:300U。

092　谷赖胰岛素
Insulin Glulisine

【适应病症】　参阅"胰岛素[普通（常规）胰岛素]"。主要用于治疗成人糖尿病。

【药理作用】【不良反应】【药物相互作用】【禁忌证】 参阅"胰岛素[普通（常规）胰岛素]"。

【注意事项】 本品在儿童及青少年中使用的临床数据有限，在妊娠期及哺乳期妇女中的使用尚没有足够数据，故上述人群须慎用本品。

其余参阅"胰岛素[普通（常规）胰岛素]"。

【给药说明】 本品主要成分为谷赖胰岛素，是由基因重组技术生产的人胰岛素类似物，是将人胰岛素 B 链第 3 位天门冬氨酸由赖氨酸替代，同时将 B 链第 29 位赖氨酸替换为谷氨酸，经替换后的赖氨酸诱导单体间形成轻微的静电排斥与空间排斥，从而使其以更多的单体形式存在，替换后的谷氨酸可与 A 链 N 端相连，增加单体的稳定性。因此，与可溶性人胰岛素相比，其皮下吸收速度更快。

【用法与用量】 参阅"胰岛素[普通（常规）胰岛素]"。本品应在餐前 0～15 分钟或餐后立即给药。可按照与中效或长效胰岛素或基础胰岛素类似物联合使用的方案给药，也可联合口服降糖药使用。本品的剂量需经个体化调整。

本品应经皮下注射或胰岛素泵持续皮下输注给药，在腹壁、大腿、上臂等部位皮下注射给药。每次注射时，注射或输注的部位（腹部、大腿）应该不时地轮换。吸收速率和随后的作用开始时间以及作用持续时间，都可能受注射部位、运动和其他变化所影响。在腹壁进行皮下注射可比在其他部位注射吸收略快。注射时应注意不要进入血管中，注射后不要按摩注射部位。

如果注射装置冷藏，使用前应于室温放置 1～2 小时，注射冷藏胰岛素会增加疼痛感。

【制剂与规格】 谷赖胰岛素注射液 3ml：300U。

093 精蛋白锌重组赖脯胰岛素（25R）
Mixed Protamine Zinc Recombinant Human Insulin Lispro（25R）

【适应病症】 参阅"胰岛素[普通（常规）胰岛素]"。适用于需要胰岛素治疗的糖尿病患者。

【药理作用】【不良反应】【药物相互作用】【禁忌证】 参阅"胰岛素[普通（常规）胰岛素]"。

【注意事项】 对于 12 岁以下儿童，与常规胰岛素相比，如果预期获益较大可使用。老年人无特殊说明，可遵医嘱。

其余参阅"胰岛素[普通（常规）胰岛素]"。

【给药说明】 本品为 75%精蛋白锌赖脯胰岛素和 25%赖脯胰岛素的混合制剂，其作用相当于速效及中效胰岛素的叠加。

【用法与用量】 使用剂量须由医生根据患者的病情决定。本品可在餐前即时注射。必要时，也可在餐后立即注射。本品只可以皮下注射方式给药。任何情况下，本品都不能采用静脉输注方式给药。

皮下注射部位为上臂、大腿、臀部及腹部。应轮换注射部位，同一部位每个月注射不能超过 1 次，确保不要注射到血管中，注射完毕后不要按摩注射部位。

【制剂与规格】 精蛋白锌重组赖脯胰岛素混合注射液 3ml：300U。

094   精蛋白锌重组赖脯胰岛素（50R）
Mixed Protamine Zinc Recombinant Human Insulin Lispro（50R）

【适应病症】 参阅"胰岛素[普通（常规）胰岛素]"。适用于需要胰岛素治疗的糖尿病患者。对于 12 岁以下儿童，与常规胰岛素相比，如果预期获益较大可使用。老年人无特殊说明，可遵医嘱。

【药理作用】【不良反应】【药物相互作用】【注意事项】【禁忌证】 参阅"胰岛素[普通（常规）胰岛素]"。

【给药说明】 本品为 50%精蛋白锌赖脯胰岛素和 50%赖脯胰岛素的混合制剂，其作用相当于速效及中效胰岛素的叠加。

【用法与用量】 使用剂量须由医生根据患者的病情决定。本品可在餐前即时注射。必要时，也可在餐后立即注射。本品只可以皮下注射方式给药；任何情况下，本品都不能采用静脉输注方式给药。

皮下注射部位为上臂、大腿、臀部及腹部。应轮换注射部位，同一部位每个月注射不能超过 1 次。确保不要注射到血管中，注射完毕后不要按摩注射部位。

【制剂与规格】 精蛋白锌重组赖脯胰岛素混合注射液   3ml：300U。

095   赖脯胰岛素
Insulin Lispro

【适应病症】 参阅"胰岛素[普通（常规）胰岛素]"。适用于治疗需要胰岛素维持正常血糖稳态的糖尿病患者。

【药理作用】 参阅"胰岛素[普通（常规）胰岛素]"。根据克分子质量计算，赖脯胰岛素与人胰岛素等效。正常志愿者和糖尿病患者研究证实，皮下给药时，赖脯胰岛素比常规人胰岛素起效更迅速，作用持续时间更短。

【不良反应】【药物相互作用】【禁忌证】 参阅"胰岛素[普通（常规）胰岛素]"。

【注意事项】 赖脯胰岛素与可溶性人胰岛素的对照临床试验显示，本品在儿童中的作用机制特性与在成人中使用时相似。老年患者无特殊说明，可遵医嘱。

【给药说明】 本品主要成分为赖脯胰岛素，是由基因重组技术生产的人胰岛素类似物，其是将人胰岛素 B 链第 28 位和第 29 位的脯氨酸（Pro）和赖氨酸（Lys）次序对换，转变成为 $LysB^{28}\text{-}ProB^{29}$，使胰岛素分子形成多聚体的特性发生改变，从而加速皮下注射后的吸收，有利于控制进餐后迅速升高的血糖。

【用法与用量】 剂量应当由医生根据患者的需要决定。本品可在餐前即时注射。必要时，也可在餐后立即注射。本品通过皮下注射或胰岛素泵持续皮下给药，可以肌内注射（虽不推荐这种用法）。必要时，本品还可以静脉内给药，例如用于控制糖尿病酮症酸中毒和急性并发症期间的血糖水平，或者用于控制手术中和手术后的血糖水平。根据医生建议本品可以与长效人胰岛素或口服磺酰脲类药物联合使用。

皮下给药应当在上臂、大腿、臂部或腹部，注射部位应轮换，同一部位的注射一般每个月不要超过 1 次，确保不要注射到血管中，注射后不要按摩注射部位。

与普通胰岛素相比，本品皮下注射后起效快，作用持续时间较短（2～5 小时），因此可安排在接近进餐时间给药。其作用持续时间取决于剂量、注射部位、血流、温度和体力活动情况。

美国 FDA 指出患者对本品的剂量需求通常为 0.5～1U/（kg·d），于餐前 15 分钟以内或餐后立即皮下注射。

【制剂与规格】　赖脯胰岛素笔芯注射液　3ml：300U。

096　门冬胰岛素
Insulin Asipari

【适应病症】　参阅"胰岛素[普通（常规）胰岛素]"。用于治疗糖尿病。

【药理作用】　参阅"胰岛素[普通（常规）胰岛素]"。按摩尔质量计算，门冬胰岛素与可溶性人胰岛素等效。注射本品后，在餐后 4 小时内，本品比可溶性人胰岛素起效快速，使血糖浓度下降得更低。本品皮下注射后作用持续时间比可溶性人胰岛素短。

【不良反应】　参阅"胰岛素[普通（常规）胰岛素]"。本品与可溶性人胰岛素相比，由于作用持续时间较短，所以本品导致夜间低血糖发生的风险较低。

【药物相互作用】【禁忌证】　参阅"胰岛素[普通（常规）胰岛素]"。

【注意事项】

1. 参阅"胰岛素[普通（常规）胰岛素]"。由于本品紧邻餐时注射、起效迅速，所以必须同时考虑患者的并发症及合并用药是否会延迟食物的吸收。因速效胰岛素类似物具有起效迅速的作用机制特征，注射本品后低血糖症状的出现会比可溶性人胰岛素早。

2. 妊娠期及哺乳期用药：美国 FDA 妊娠期用药安全性分级为肠道外给药 B。哺乳母亲使用本品不会对乳儿产生危害，但是本品剂量可能需要进行相应的调整。

3. 儿童用药：临床试验显示在 2～17 岁儿童和青少年中应用本品的作用机制特性与成人相似。由于本品相比可溶性人胰岛素起效快速，因此儿童和青少年糖尿病可以优先使用本品。

【给药说明】

1. 本品主要成分为门冬胰岛素，是通过基因重组技术，利用酵母生产的人胰岛素类似物。本品中人胰岛素 B 链第 28 位的脯氨酸由天门冬氨酸代替，所以本品形成六聚体的倾向比可溶性人胰岛素低。因此，与可溶性人胰岛素相比，其皮下吸收速度更快，有利于控制餐后迅速升高的血糖。

2. 本品经皮下注射或经胰岛素泵系统性连续输注。也可由专业医务人员直接经静脉给药。绝不可将胰岛素直接注入肌内。

其余参阅"胰岛素[普通（常规）胰岛素]"。

【用法与用量】　参阅"胰岛素[普通（常规）胰岛素]"。本品比可溶性人胰岛素起效更快，作用持续时间更短。由于快速起效，所以一般须紧邻餐前注射。必要时，可在餐后立即给药。本品的用量因人而异，应由医生根据患者的病情决定。一般应与至少每日 1 次的中效胰岛素或长效胰岛素联合使用。成人和儿童中，通常为每日 0.5～1.0U/kg。在基础～餐时的治疗方案中，

50%～70%的胰岛素需要量由本品提供，其他部分由中效胰岛素或长效胰岛素提供。

【制剂与规格】 门冬胰岛素笔芯注射液　3ml：300U。

097　门冬胰岛素 30
Insulin Aspart 30

【适应病症】 参阅"胰岛素[普通（常规）胰岛素]"。用于治疗 1 型和 2 型糖尿病。本品不宜用于治疗糖尿病酮症酸中毒或高血糖高渗性昏迷等急性并发症。本品可用于老年人、10 岁及以上儿童和青少年。

【药理作用】【不良反应】【药物相互作用】【注意事项】【禁忌证】 参阅"胰岛素[普通（常规）胰岛素]"。

【给药说明】

1. 本品含 30%可溶性门冬胰岛素和 70%精蛋白锌门冬胰岛素，其作用相当于速效及中效胰岛素的叠加。不可静脉注射。

2. 第一次使用本品前将笔芯在手掌间滚搓 10 次，注意保持笔芯水平。将笔芯上下摇动 10 次，以使笔芯内的玻璃珠由一端移动到另一端。重复上述动作直至药液呈均匀的白色雾状为止。胰岛素达到室温时更易混匀。摇匀后应立即注射。此后的每次注射均需重复上述过程。不得剧烈振摇笔芯，否则产生的泡沫将影响剂量的准确测量。其余参阅"动物胰岛素"。

【用法与用量】 本品比双时相人胰岛素起效更快，所以一般须紧邻餐前注射。必要时，可在餐后立即给药。

在 2 型糖尿病患者中，本品可以作为单一疗法进行治疗。对于单独使用口服降糖药不足以控制血糖的患者，本品可与口服降糖药合并用药。

【制剂与规格】 门冬胰岛素 30 注射液　3ml：300U。

098　门冬胰岛素 50
Insulin Aspart 50

【适应病症】 参阅"胰岛素[普通（常规）胰岛素]"。用于治疗 1 型和 2 型糖尿病。本品不宜用于治疗糖尿病酮症酸中毒或高血糖高渗性昏迷等急性并发症。

【药理作用】【不良反应】【药物相互作用】【注意事项】【禁忌证】 参阅"胰岛素[普通（常规）胰岛素]"。

【给药说明】

1. 本品含 50%可溶性门冬胰岛素和 50%精蛋白锌门冬胰岛素，其作用相当于速效及中效胰岛素的叠加。不可静脉注射。

2. 首次使用本品前将笔芯在手掌间滚搓 10 次，注意保持笔芯水平。将笔芯上下摇动 10 次，以使笔芯内的玻璃珠由一端移动到另一端。重复上述动作直至药液呈均匀的白色雾状为止。胰岛素达到室温时更易混匀。摇匀后应立即注射。此后的每次注射均需重复上述过程。不得剧烈振摇笔芯，否则产生的泡沫将影响剂量的准确测量。

其余参阅"胰岛素[普通（常规）胰岛素]"。

【用法与用量】 本品快速起效并很快达到血药峰值，一般紧邻餐前注射。必要时，也可在餐后立即注射。

本品的用量因人而异，应由医生根据患者的病情而定。为了达到理想血糖控制，建议进行血糖监测和胰岛素剂量调整。成人胰岛素需求量通常为 0.5～1.0/（kg·d），可全部或部分来自本品。对于 2 型糖尿病患者，当单独使用二甲双胍不足以控制血糖时，本品可与二甲双胍联合使用。

【制剂与规格】 门冬胰岛素 50 注射液（供胰岛素笔使用的笔芯） 3ml：300U。

四、磺 酰 脲 类

磺酰脲类（SU）主要用于治疗 2 型糖尿病，临床上较常用的品种包括：①第一代 SU：甲苯磺丁脲、氯磺丙脲。②第二代 SU：格列本脲、格列齐特、格列吡嗪、格列喹酮、格列波脲及格列美脲。磺酰脲类具有共同的适应证、药理作用、不良反应、注意事项、药物相互作用，但在降糖作用强度、持续时间、代谢方式等方面有区别，某些品种还有其特殊的药理作用及适应证。

099　格 列 本 脲
Glibenclamide

【适应病症】【药理作用】【不良反应】【药物相互作用】【禁忌证】 参阅"格列波脲"。

【注意事项】 美国 FDA 妊娠期用药安全性分级为口服给药 C。

其余参阅"格列波脲"。

【给药说明】 本品降血糖作用甚强，易产生低血糖反应，对老年 2 型糖尿病患者，宜予以小剂量开始或选用其他作用时间较短的磺酰脲类。

其余参阅"格列波脲"。

【用法与用量】 口服，开始一次 2.5mg，轻症者一次 1.25mg，早餐前或早餐及午餐前各 1 次；以后每隔 1 周按疗效调整用量，一般用量为一日 5～10mg，最大用量一日不超过 15mg。

【制剂与规格】 格列本脲片：2.5mg。

100　格 列 吡 嗪
Glipizide

【适应病症】【药理作用】【不良反应】【药物相互作用】【注意事项】【禁忌证】 参阅"格列波脲"。

【注意事项】 美国 FDA 妊娠期用药安全性分级为口服给药 C。

其余参阅"格列波脲"。

【给药说明】

1. 格列吡嗪片胃肠吸收较快，最高药效时间与进餐后血糖上升高峰时间较一致，因此引起下一餐前低血糖反应的机会较少，半衰期较短，引起严重而持久的低血糖危险性在磺酰脲类药物中较小。

2. 控释片每日只需服药 1 次，且不需在餐前半小时服。一般在早餐时服药最为方便。

3. 消化道狭窄、腹泻者不宜服用控释片。

4. 控释片应整片吞服，不可嚼碎或掰开服用。粪便中可出现药片样物，为正常现象，是包裹片剂的不溶性控释体系外壳。

其余参阅"格列波脲"。

【用法与用量】

1. 格列吡嗪片　开始一次 2.5mg，早餐前或早餐及午餐前（或晚餐前）各 1 次；也可一次 1.25mg，一日 3 次，三餐前服；必要时每日递增 2.5mg。一般每日剂量为 5～15mg，最大剂量每日不超过 20～30mg。

2. 格列吡嗪控释片　一日 1 次，开始口服 5mg，早餐时服用（也可在其他认为方便的时候服用）。以后根据每周测定血糖值或每 3 个月测得糖化血红蛋白值调整剂量。多数患者一日服 10mg 即可，部分患者需服 15mg，一日最大剂量不超过 20mg。

【制剂与规格】　格列吡嗪片：①2.5mg；②5mg。

格列吡嗪胶囊：①2.5mg；②5mg。

格列吡嗪控释片：5mg。

101　格列波脲
Glibornuride

【适应病症】适用于经饮食控制及体育锻炼疗效不满意的轻至中度 2 型糖尿病患者，其胰岛 B 细胞有一定的分泌胰岛素功能，无急性并发症（感染、创伤、急性心肌梗死、糖尿病酮症酸中毒、高血糖高渗性昏迷等），非妊娠期，无慢性肾功能不全。其中不主要经过肾脏排泄的药物可以在肾功能轻至中度减退时使用。

【药理作用】本品对多数 2 型糖尿病患者有效。主要作用为刺激胰岛 B 细胞分泌胰岛素，其作用机制是与 B 细胞膜上的磺酰脲受体特异性结合，从而使 ATP 依赖的 K^+ 通道关闭，引起膜电位去极化，使 Ca^{2+} 通道开启，胞液内 Ca^{2+} 浓度升高，促使胰岛素分泌。部分品种还有胰腺外作用，如增加葡萄糖转运蛋白在肌细胞、脂肪细胞中的表达以减轻胰岛素抵抗。

【不良反应】

1. 低血糖反应　其诱因常为进餐延迟、剧烈体力活动或药物剂量过大，尤其是长效制剂如格列本脲、氯磺丙脲以及合用某些可增加低血糖发生的药物（见"药物相互作用"）。发生低血糖反应后，进食、饮糖水通常可缓解。在肝肾功能不全或老年、体弱者，若剂量偏大则可引起严重低血糖，甚至死亡。

2. 消化道反应　部分品种有轻度恶心、呕吐、上腹灼热感、食欲缺乏、腹泻、口中金属味等，症状程度与剂量有关。部分患者可出现体重增加。

3. 过敏反应　如皮疹，偶有发生剥脱性皮炎者；血液系统异常少见，包括白细胞减少、粒细胞缺乏症、贫血、血小板减少症。

4. 肝脏损害 黄疸、肝功能异常偶见。

【药物相互作用】

1. 本品与下列药物合用，可增加低血糖的发生：①抑制本品由尿中排泄，如治疗痛风的丙磺舒、别嘌醇。②延缓本品的代谢，如酒精、H_2受体拮抗药（西咪替丁、雷尼替丁）、氯霉素、抗真菌药（咪康唑）、抗凝药。磺酰脲类与酒精同服可引起腹痛、恶心、呕吐、头痛以及面部潮红（尤其是合用氯磺丙脲时）；与香豆素类抗凝药合用时，开始两者血浆浓度皆升高，以后两者血浆浓度皆减少，故应按情况调整两药的用量。③促使血浆白蛋白结合型格列本脲游离的药物，如水杨酸盐、贝特类调脂药。④药物本身具有致低血糖作用，如酒精、水杨酸类、胍乙啶、单胺氧化酶抑制药、奎尼丁。⑤合用其他降血糖药物，如胰岛素、二甲双胍、阿卡波糖、胰岛素增敏药。⑥β肾上腺素受体拮抗药可干扰低血糖时机体的升血糖反应，阻碍肝糖酵解，同时又可掩盖低血糖的神经警觉症状。

2. 下列药物与本品同用时可升高血糖，可能需要增加本品的剂量：糖皮质激素、雌激素、噻嗪类利尿药、苯妥英钠、利福平。β肾上腺素受体拮抗药可拮抗本品的促胰岛素分泌作用，故也可致高血糖。

【注意事项】

1. 下列情况应慎用：体质虚弱、高热、恶心和呕吐、肺功能或肾功能异常的老年人；有肾上腺皮质功能减退或垂体前叶功能减退症，尤其是未经激素替代治疗者。上述患者发生严重低血糖的可能性增大。

2. 用药期间应定期监测血糖、尿糖、尿体、尿蛋白和肝肾功能、血常规，并进行眼科检查。

【禁忌证】

1. 动物实验和临床观察证明磺酰脲类降血糖药物可造成死胎和胎儿畸形，故妊娠期妇女禁用。

2. 本类药物可由乳汁排出，哺乳期妇女不宜应用，以免婴儿发生低血糖。

3. 下列情况应禁用：①已明确诊断的1型糖尿病患者。②2型糖尿病患者伴有酮症酸中毒、高血糖高渗性昏迷、严重烧伤、感染、外伤和重大手术等应激情况。③肝、肾功能不全者。④对磺胺类药过敏者。⑤白细胞减少的患者。

【给药说明】

1. 饮食治疗是使用本类药的前提，如不控制饮食，药物不可能取得良好效果；2型糖尿病患者应在医生指导下，在合理的生活方式及治疗的前提下，根据血糖状况逐渐增加剂量，直到血糖控制达到个体化的目标水平。

2. 由于此类药物的胃肠道反应较小，餐前服药效果较好。

3. 漏服一次药物应尽快补上；如已接近下次用药时间，则不要加倍用药。

4. 用药期间，要定期检查血糖或尿糖，在医生指导下调整剂量。

5. 单独使用本品3个月血糖尚未达到控制目标时，可联合其他类型口服降糖药或胰岛素。

6. 老年2型糖尿病患者开始宜采用小剂量、作用时间较短的制剂，以免发生严重低血糖反应。

【用法与用量】 口服，开始一次12.5mg，早餐前或早餐及午餐前各1次；也可一次6.25mg，一日 3 次，三餐前服。1 周后按需调整剂量，必要时逐步加量，常用量一日 25～50mg，最大剂量一日不超过 75mg。

【制剂与规格】　格列波脲片：12.5mg。

102　格列喹酮
Gliquidone

【适应病症】【药理作用】【不良反应】【药物相互作用】【禁忌证】　参阅"格列波脲"。

【注意事项】　本品不良反应较少。由于本品只有 5%经肾排出，糖尿病合并轻至中度肾功能减退者使用本品较其他磺酰脲类药物为宜。但重度肾功能不全者应采用胰岛素。

其余参阅"格列波脲"。

【给药说明】　本品吸收快，最高药效时间与进餐后血糖上升高峰时间较一致。在磺酰脲类药物中，本品半衰期短，作用持续时间短，引起严重而持久的低血糖危险性较小。

【用法与用量】　口服，餐前服用。根据患者个体情况，可适当调节剂量，一般日剂量为 15～180mg。日剂量 30mg 以内者可于早餐前一次服用。大于此剂量者可酌情分为早、晚或早、中、晚分次服用。

开始治疗量应从 15～30mg 开始，根据血糖情况逐步加量，每次加量 15～30mg。如原已服用其他磺酰脲类药改用本品时，可按相同量开始，按上述量逐渐加量调整。日最大剂量一般不超过 180mg。

【制剂与规格】　格列喹酮片：30mg。

103　格列美脲
Glimepiride

【适应病症】　参阅"格列波脲"。本品用于治疗 2 型糖尿病。

【药理作用】　参阅"格列波脲"。本品与磺酰脲类受体上的 65 000 亚基相结合，不似其他磺酰脲类，如格列本脲与分子量更大的 140 000 亚基相结合，本品与磺酰脲类受体结合及解离的速度皆较格列本脲为快，这一特点可能与其较少引起严重低血糖反应有关。其胰腺外作用是增加肌细胞和脂肪细胞膜 GLUT-4 分子数量，促进葡萄糖的摄取。

【不良反应】

1. 低血糖反应：本品引起的低血糖症，尤其是在治疗初期，较格列本脲为少。

2. 消化系统症状：恶心、呕吐、腹泻、腹痛偶见。

3. 有个别病例报道血清氨基转移酶升高。

4. 偶见皮肤过敏反应：瘙痒、红斑、荨麻疹少见。

5. 偶见血液系统反应：血小板减少症、白细胞减少、粒细胞缺乏症。

6. 其他：头痛、乏力、头晕少见。

其他参阅"格列波脲"。

【药物相互作用】　参阅"格列波脲"。

【注意事项】　不宜用于 1 型糖尿病患者。

【禁忌证】

1. 妊娠期妇女及哺乳期妇女禁用。

2. 有明显肝损害和（或）肾损害者禁用，此时需用胰岛素治疗。

3. 已知对磺酰脲类其他品种过敏者禁用。

【给药说明】

1. 本品每日只需服用 1 次，于早餐前即服或在进早餐时服，不必在餐前半小时服。

2. 服药时用水整片吞服，不要嚼碎。其他参阅"格列波脲"。

【用法与用量】　开始用量为一日 1mg，以后每 2 周按血糖测定值调整剂量，一日用量一般为 1～4mg，最大剂量一月不超过 6mg。在达到满意疗效后，可试行减量，宜采用最低有效剂量，避免低血糖。在由其他口服降糖药改用本品时，亦须按上述由小剂量开始，逐步调整。

【制剂与规格】　格列美脲片：①1mg；②2mg；③3mg。

104　格 列 齐 特
Gliclazide

【适应病症】　参阅"格列波脲"。

【药理作用】

1. 对糖代谢作用参阅"格列波脲"。

2. 本品可抑制血小板黏附及凝集，并有纤维蛋白溶解活性。

【不良反应】【药物相互作用】【注意事项】【禁忌证】【给药说明】　参阅"格列波脲"。

【用法与用量】

1. 格列齐特片　口服，开始一次 80mg，可于早餐前服用；也可一次 40mg，一日 2 次；如果需要增加剂量，一般一次 80mg，早、晚餐前服用。2 周后按疗效调整用量，需要时逐步增加。一般一日剂量为 80～240mg，最大剂量一日不超过 320mg。

2. 格列齐特缓释片　口服，一日 30mg，宜在早餐前一次性服用。若血糖水平控制不佳，可逐渐增加至一日 60mg、90mg 或 120mg。最大剂量为一日不超过 120mg。剂量的增加频率以间隔 2～4 周为宜。须整片吞服，不可嚼碎或掰开服用。

【制剂与规格】　格列齐特片：80mg

格列齐特缓释片：30mg。

105　甲 苯 磺 丁 脲
Tolbutamide（D 860）

【适应病症】　参阅"格列波脲"。

【药理作用】　参阅"格列波脲"。本品尚有轻度抗利尿作用，但不如氯磺内脲明显。

【不良反应】【药物相互作用】【注意事项】【禁忌证】　参阅"格列波脲"。

美国 FDA 妊娠期用药安全性分级为口服给药 C。

【给药说明】 参阅"格列波脲"。本品可减量用于伴有轻度肾功能减退者，对肾功能受损较重者禁用。

【用法与用量】 口服，常用量：一次 0.5g，一日 1～2g。开始在早餐前及午餐前（或晚餐前）各服 0.5g；也可一次 0.25g，一日 3 次，于三餐前半小时服。根据病情需要逐渐加量，一般一日 1.5g，最大用量一日不超过 3g。

【制剂与规格】 甲苯磺丁脲片：0.5g。

五、双　胍　类

双胍类的作用方式不是促进胰岛素的释放，而是加强胰岛素的敏感性及其他某些效应。苯乙双胍曾是最广泛应用的双胍类降糖药，但在临床应用中，此药引起乳酸性酸中毒的机会较多，目前在国外已停止使用，在国内也较少应用。取而代之的为二甲双胍，后者致乳酸性酸中毒的概率较低，只要严格遵循使用方法及注意事项，不过量应用，即可避免出现乳酸性酸中毒。目前二甲双胍已成为广泛应用的双胍类降糖药。

106　苯乙双胍
Phenformin（Phenethylbiguanide）

【适应病症】【药理作用】【不良反应】【药物相互作用】【注意事项】【禁忌证】【给药说明】
参阅"二甲双胍"。

【用法与用量】 口服，成人开始一次 25mg，一日 2 次，餐前服。1 周后必要时一日可加 25mg，一日最大剂量不超过 75mg，否则易发生乳酸性酸中毒。有胃肠道反应者，减量或餐中服用可减轻症状。

【制剂与规格】 盐酸苯乙双胍片：25mg。

107　二甲双胍
Metformin（Dimethyl Biguanide）

【适应病症】 2 型糖尿病包括 10 岁以上儿童和青少年患者、肥胖和伴高胰岛素血症患者，用本药不但有降血糖作用，还可有减轻体重和治疗高胰岛素血症的效果。对某些磺酰脲类疗效差的患者可奏效，如与磺酰脲类合用具有协同作用，较分别单用的效果更好。亦可用于 10 岁以上不伴酮症或酮症酸中毒的 1 型糖尿病患者，与胰岛素注射联合治疗，可减少胰岛素用量。

【药理作用】 本品可降低 2 型糖尿病患者空腹及餐后高血糖，HbAc 可下降 1%～2%。本品降血糖的作用机制可能是：

1. 增加肌肉、脂肪等外周组织对胰岛素的敏感性，增加胰岛素介导的葡萄糖的摄取和利用，并促进糖的无氧酵解。

2. 增加非胰岛素依赖型组织对葡萄糖的利用，如脑、血细胞、肾髓质、肠道、皮肤等。

3. 抑制肝糖原异生作用，减少肝糖输出。

4. 抑制肠壁细胞摄取葡萄糖。

5. 抑制胆固醇的生物合成和贮存，降低血甘油三酯与总胆固醇水平。本品无促进脂肪合成作用，对正常人无明显降血糖作用，2 型糖尿病患者单独应用时一般不引起低血糖反应。

【不良反应】

1. 常见的有恶心、呕吐、腹泻、口中有金属味。

2. 有时有乏力、疲倦、体重减轻、头晕、皮疹。

3. 乳酸性酸中毒常见，临床表现为呕吐、腹痛、过度换气、神志障碍，血液中乳酸浓度增加而不能用尿毒症、酮症酸中毒或水杨酸中毒解释。

4. 可减少肠道吸收维生素 B_{12}，使血红蛋白减少，导致巨幼细胞贫血。

【药物相互作用】

1. 本品可加强抗凝药（如华法林等）的抗凝血倾向。

2. 西咪替丁可增加本品的生物利用度，并减少其肾脏清除率，两者合用时可增加乳酸/丙酮酸比值，故应减少本品用量。

3. 树脂类药物与本品同服可减少本品在胃肠道的吸收。

【注意事项】 1 型糖尿病胰岛素治疗时可联合使用二甲双胍，以减少胰岛素用量；老年患者（>65 岁）慎用。

【禁忌证】

1. 由于该药可通过胎盘屏障，从乳汁中出现，故妊娠期、哺乳期妇女不宜使用。

2. 下列情况应禁用：①2 型糖尿病伴有酮症酸中毒、非酮症高渗性昏迷等急性代谢紊乱，肝及肾功能不全（血清肌酐超过 1.5mg/100ml）、严重感染和外伤、重大手术以及临床有低血压和呼吸功能衰竭等缺氧情况。②糖尿病合并严重的慢性并发症（如糖尿病肾病、糖尿病眼底病变）。③静脉肾盂造影或动脉造影前 2~3 天。④酗酒者。⑤严重心、肺疾病患者，如心力衰竭、急性心肌梗死。⑥维生素 B_{12}、叶酸和铁缺乏的患者。⑦全身情况较差的患者（如营养不良、脱水）。⑧肾功能减退者。

【给药说明】

1. 对 2 型糖尿病单纯饮食控制效果不满意者，本品作为首选。

2. 对 1 型及 2 型糖尿病中需用胰岛素治疗的患者，本品与胰岛素联合应用可增强胰岛素的降血糖作用，减少胰岛素的用量（开始时减少 20%~30%），以防止低血糖反应。

3. 用药期间要经常检查空腹及餐后血糖、糖化血红蛋白、糖化血清白蛋白及尿酮体，定期监测血肌酐、血乳酸浓度。

【用法与用量】 口服，成人开始一次 0.25g，一日 2~3 次：以后根据疗效逐渐加量，一般一日剂量 1~1.5g，最大剂量一日不超过 2.55g。本品可于餐前即刻服用，若有胃肠道不适反应可于餐中或餐后服用。肠溶片于餐前 30 分钟服用。

【儿科用法与用量】 口服，10~16 岁 2 型糖尿病患者使用本品推荐的初始剂量为一次 0.25~0.5g，一日 2 次，进餐时服用。药量可每隔 1 周增加 0.5g，直至日最高剂量 2g，根据疗效和耐受情况分次给药。

【儿科注意事项】 不推荐 10 岁以下儿童使用本品。

【制剂与规格】 盐酸二甲双胍片：①0.25g；②0.5g；③0.85g。

盐酸二甲双胍肠溶片（以盐酸二甲双胍计）：①0.25g；②0.5g。

六、α-糖苷酶抑制药

α-糖苷酶抑制药是从细菌（放线菌属、链霉菌属）中提取出的一系列具有抑制 α-糖苷酶活性的物质，为口服治疗糖尿病药物。其作用机制不同于磺酰脲类促进胰岛素分泌，也不同于双胍类加强胰岛素敏感性，而是延缓肠道对于糖类的消化和吸收，通过降低餐后高血糖而达到治疗糖尿病的目的。目前用于临床的 α-糖苷酶抑制药有阿卡波糖（acarbose）、伏格列波糖（voglibose）、米格列醇（miglitol）等数种，其中阿卡波糖在临床应用时间较长。

108　阿卡波糖
Acarbose

【适应病症】

1. 在生活方式控制的基础上，非超重、肥胖的 2 型糖尿病患者可单独用本品，3 个月后如果血糖未达到控制目标值，可与其他口服治疗糖尿病药物或胰岛素联合应用。

2. 对血糖控制很不稳定的 1 型糖尿病患者，本品可与胰岛素合用，使血糖趋于平稳并可能减少胰岛素用量，但是本品单独应用对 1 型糖尿病患者无效。

3. 糖耐量减低患者长期服用本品可减少其发展为 2 型糖尿病的危险性。

【药理作用】 食物中的糖类，如分子量较大的淀粉以及分子量较小的低聚糖（寡糖），均必须先经过消化，即在唾液、胰液 α-淀粉酶作用下分解为寡糖，继而在小肠黏膜细胞刷状缘处被 α-糖苷酶分解为单糖（葡萄糖、果糖）才能被空肠上皮细胞吸收后进入血液循环，餐后血糖逐渐升高。阿卡波糖由于其结构类似寡聚糖（假寡糖），可与 α-糖苷酶结合，其活性中心结构上含有氮，与酶的结合能力远较食物中经部分消化、分解的寡糖为强，故而可竞争性抑制糖类在空肠的迅速吸收，本品在整个小肠中逐渐被吸收，从而降低餐后高血糖。开始治疗时，尤其在剂量较大时，一部分糖类到达结肠，被结肠的菌群酵解、产生含气产物，并引起肠道渗透压的改变，从而引起肠道胀气和腹泻。

【不良反应】

1. 常见者为腹胀和肠鸣音亢进，排气增多，偶有腹泻、腹痛。

2. 个别病例可能出现红斑、皮疹和荨麻疹等皮肤过敏反应。

3. 罕见反应为黄疸合并肝功能损害。

【药物相互作用】

1. 本品具有抗餐后高血糖作用，单独应用时不引起低血糖反应；而当与磺酰脲类降糖药、二甲双胍或胰岛素合用时，可能发生低血糖，故须考虑适当减少上述治疗糖尿病药物的用量。

2. 应避免与抗酸药、消胆胺、肠道吸附剂和消化酶制剂同时服用，因为上述药物可降低本品的降血糖作用。

【禁忌证】

1. 对本品过敏者禁用。

2. 鉴于目前尚无足够的本品对儿童和青少年耐受性的资料,故不应使用于18岁以下患者。

3. 妊娠期、哺乳期妇女不宜使用本品。

4. 有明显消化和吸收障碍的慢性胃肠功能紊乱者禁用。

5. 患有可因肠胀气而恶化的疾病(如严重的疝、肠梗阻和肠溃疡)患者禁用。

6. 肾功能损害(血肌酐超过2mg/100ml)患者禁用。

【给药说明】

1. 个别患者,尤其是在使用大剂量(200mg 日服 3 次)时可发生无症状的肝酶升高,停药后肝酶值可恢复正常。有肝脏病史或有氨基转移酶升高患者,开始用药后的前6~12个月内应监测肝酶变化,并避免用上述大剂量。

2. 本品可延缓蔗糖分解为果糖和葡萄糖,当本品与其他降糖药联合应用而发生低血糖时,饮糖水或进食效果差,应使用葡萄糖纠正低血糖反应。

【用法与用量】 用餐前即刻吞服或与第一口主食一起咀嚼服用。起始一次25mg,一日2~3次。以后逐渐增加至一次50mg,必要时可加至一次100mg,一日3次。一日最大剂量不宜超过0.3g。服药过程中如腹胀较重,可减量,缓解后再逐渐增加。

【制剂与规格】 阿卡波糖片:①50mg;②100mg。

109 伏格列波糖
Voglibose

【适应病症】 用于 2 型糖尿病,经饮食控制、体育锻炼 2~3 个月,血糖仍不能满意控制的患者。本品可单独应用,也可与其他降血糖药合用。本品不应单独用于 1 型糖尿病患者。

【药理作用】 本品为 α-糖苷酶抑制药,可抑制糖类分解为单糖,从而抑制、延缓糖类的吸收,使餐后高血糖减轻,达到治疗糖尿病的目的。本药的作用方式为选择性地抑制 α-葡萄糖苷酶,该酶作用于糖类消化吸收的最后一个步骤——将双糖分解为单糖。

【不良反应】

1. 消化系统 主要为轻度腹胀、肠鸣音亢进、排气增加、稀便、腹痛、食欲缺乏。

2. 过敏反应 偶有皮疹、瘙痒。

3. 其他罕见反应 肝酶水平升高(ALT、AST、LDH、GGT)、头痛、困倦、眩晕,颜面部水肿。

【注意事项】

1. 本品单独应用一般不引起低血糖症,当与其他降血糖药合用时则可能发生。一旦出现低血糖症,应口服或静脉注射葡萄糖治疗;摄入蔗糖无效,因在本品作用下,蔗糖不能分解为葡萄糖,从而不能被吸收。

2. 肝、肾功能损害者,胃肠道手术史、肠梗阻病史者,胃肠道疾病伴消化、吸收障碍者慎用。

3. 儿童、妊娠期妇女、哺乳期妇女均不用此药。

【禁忌证】

1. 有严重酮症酸中毒、严重感染的 2 型糖尿病患者禁用。

2. 对本品过敏者禁用。

3. 手术前、后的患者禁用。

【用法与用量】　口服，成人一日 3 次，每次常用量 0.2mg，餐前服用。

【制剂与规格】　伏格列波糖片：0.2mg。

七、噻唑烷二酮类

噻唑烷二酮为另一类口服抗糖尿病药物，可提高骨骼肌、肝脏、脂肪组织细胞对胰岛素的敏感性而直接减轻胰岛素抵抗，故又称为胰岛素增敏药，用于治疗 2 型糖尿病。

110　吡　格　列　酮
Pioglitazone

【适应病症】　2 型糖尿病。本品可单独应用，也可与磺酰脲类或双胍类合用。

【药理作用】　为高选择性 PPARγ 激动药，提高外周组织细胞的胰岛素敏感性，从而降低血糖水平。其余参阅"罗格列酮"。

【不良反应】

1. 少数患者在服用本品后发生水肿。当与胰岛素合用时，患者发生水肿、贫血的概率增高。

2. 在安慰剂对照的本品单药治疗临床研究中，有少数患者出现头痛、上呼吸道感染、肌痛、牙齿疾病，这些不良反应与本品的关系尚不明确。

3. 未曾有服用本品导致肝功能衰竭的报道。

4. 在大型临床研究中，此类药物有增加糖尿病患者心力衰竭的风险。

【药物相互作用】

1. 同时服用避孕药，避孕药的血浆浓度会降低 30% 左右，可能会使避孕作用消失。

2. 同时服用地高辛、华法林、格列吡嗪和二甲双胍时，本品不影响这些药物的药代动力学和临床疗效。

【注意事项】

1. 噻唑烷二酮类药物，包括吡格列酮，在某些患者中有导致或加重充血性心衰的危险。开始使用本品和用药剂量增加时，应严密监测患者心衰的症状和体征[包括体重异常快速增加、呼吸困难和（或）水肿]。如果出现上述症状和体征，应按照标准心衰治疗方案进行处理，而且必须停止本品的应用或减少剂量。

2. 可发生糖尿病黄斑水肿，或加重黄斑水肿并伴有视力下降，但发生频率非常罕见。如患者出现视力下降，医生应考虑黄斑水肿的可能性。服用本品的糖尿病患者应定期接受常规眼科检查。

3. 骨折：研究中注意到，服用吡格列酮的女性糖尿病患者骨折发生率增加。在照顾使用吡格列酮治疗的患者时，尤其是女性患者，要考虑到骨折的风险，并依据目前的护理标准评估和维持骨骼健康。

4. 供尚具有内生胰岛素分泌功能的患者服用，不可用于 1 型糖尿病患者。

【禁忌证】

1. 对本品过敏者禁用。

2. 心功能不全患者、18 岁以下儿童及青少年、哺乳期妇女禁用。

3. 美国 FDA 妊娠期用药安全性分级为口服给药 C。

【用法与用量】 一日 15～45mg，一日 1 次，服药和进食无关。

【制剂与规格】 吡格列酮片：15mg。

111 罗 格 列 酮
Rosiglitazone

【适应病症】 本品仅适用于其他降糖药无法达到血糖控制目标的 2 型糖尿病患者。

【药理作用】 本品可通过增加组织对胰岛素的敏感性，提高细胞对葡萄糖的利用而发挥降低血糖的疗效，可明显降低空腹、餐后的血糖和糖化血红蛋白（HbA1c）水平及胰岛素和C-肽水平。本品的作用机制与特异性激活过氧化物酶体增殖因子激活的 γ-型受体（PPARγ）有关。在人类，PPARγ 受体分布在一些胰岛素作用的关键靶组织，如脂肪组织、骨骼肌和肝脏等。PPARγ 受体的作用是调节胰岛素反应基因的转录，而胰岛素反应基因参与控制葡萄糖的产生、转运和利用。另外，PPARγ 反应基因也调节脂肪酸代谢。在动物模型中，罗格列酮可以增加肝脏、肌肉和脂肪组织对胰岛素作用的敏感性。可见到在脂肪组织上由胰岛素介导的葡萄糖转运子 GLUT-4 表达增加。噻唑烷二酮类必须在尚有一定胰岛素分泌能力的 2 型糖尿病患者中才可发挥降低血糖效果，如内生胰岛素已严重缺乏则无效。

【不良反应】

1. 本品单独应用甚少引起低血糖。

2. 对肝脏影响：在治疗 2 型糖尿病患者的对照试验中，与对照药物治疗组比较，未发现因罗格列酮特异性药物反应引起的肝功能衰竭。

3. 钠潴留致轻至中度水肿及轻度贫血：老年患者较 65 岁以下者为多见，水肿发生率为 7.5%：3.5%，贫血为 2.5%：1.7%。

4. 在大型临床研究中，此类药物有增加糖尿病患者心力衰竭的风险。

5. 在老年女性糖尿病患者中有增加骨折的风险。

【药物相互作用】

1. 与硝苯地平、口服避孕药（炔雌醇、炔诺酮）等经 CYP3A4 代谢的药物无临床相互作用。

2. 与格列本脲、二甲双胍或阿卡波糖合用时，对这些药物的稳态药代动力学和临床疗效无影响。

3. 不影响地高辛、华法林、乙醇、雷尼替丁等在体内的代谢和临床疗效。

4. 与磺酰脲类合用，增加后者发生低血糖的概率不明显。

5. 与二甲双胍合用，不增加后者胃肠道反应的发生率，不增加血浆乳酸浓度。

【注意事项】 65 岁以上老年患者慎用本品。

【禁忌证】

1. 已知对本品过敏者。

2. 有心衰病史或有心衰危险因素的患者。

3. 有心脏病史，尤其是缺血性心脏病史的患者。

4. 骨质疏松症或发生过非外伤性骨折病史的患者。

5. 严重血脂代谢紊乱的患者。

6. 儿童、妊娠期妇女及哺乳期妇女。

【用法与用量】

1. 单独用药　初始剂量为一日 4mg，单次或分 2 次口服；12 周后如空腹血糖下降不满意，剂量可加至一日 8mg，单次或分 2 次口服。

2. 与双胍类合用　初始剂量为一日 4mg，单次或分 2 次口服；12 周后如空腹血糖下降不满意，剂量可加至一日 8mg，单次或分 2 次口服。

3. 与磺酰脲类合用　剂量为一日 2mg 或 4mg，单次或分 2 次口服，本品可空腹或进餐时服用。

【制剂与规格】 罗格列酮片：①2mg；②4mg；③8 mg。

八、非磺酰脲类促胰岛素分泌药

近年研制出几种化学结构非磺酰脲类，但具有促胰岛素分泌作用，可用于治疗糖尿病的药物。现已用于临床的包括苯甲酸衍生物瑞格列奈（repaglinide）和苯丙氨酸衍生物那格列奈（nateglinide）。

112　那 格 列 奈
Nateglinide

【适应病症】 用于胰岛 B 细胞尚有一定的分泌胰岛素功能，无糖尿病酮症酸中毒、高血糖高渗性昏迷等急性并发症，不合并妊娠，无严重肝、肾功能不全的 2 型糖尿病患者。本品可单独应用，也可与二甲双胍合用于单一药物治疗效果欠佳的患者。

【药理作用】 口服后 89%～100%在小肠被吸收，通过血液循环与胰岛 B 细胞膜处 ATP 敏感型 K^+ 通道上的偶联受体结合（结合位点与磺酰脲类不同），使 K^+ 通道关闭，细胞膜去极化，Ca^{2+} 通道开放，胰岛 B 细胞内 Ca^{2+} 浓度升高，促使胰岛素分泌，导致空腹血糖、餐后血糖及 HbA1c 降低。

【不良反应】

1. 低血糖反应：在进食糖类后可纠正。

2. 少数患者出现肝酶增高。

3. 少数患者出现皮肤过敏反应，如皮疹、瘙痒和荨麻疹等。

4. 胃肠道不适如腹痛、腹泻及消化不良等偶可发现。

【药物相互作用】

1. 本品通过细胞色素 P_{450} 酶 CYP2C9 代谢 70%，通过 CYP3A4 代谢 30%。与其他药物之间不出现具有临床意义的药代动力学相互作用。对华法林、双氯芬酸、地高辛的药代动力学无影响。

2. 卡托普利、普伐他汀、尼卡地平、呋塞米、普萘洛尔、苯妥英钠、水杨酸等与血清白蛋白结合率高的药物与本品同时服用时，对本品的白蛋白结合率无影响。

3. 非甾体抗炎药、水杨酸盐、单胺氧化酶抑制药及非选择性 β 受体拮抗药可增强本品的降血糖作用。

4. 噻嗪类利尿药、肾上腺皮质激素类、甲状腺激素和拟交感神经药可减弱本品的降血糖作用。

【注意事项】

1. 与其他口服降糖药联合治疗时，会增加发生低血糖的概率。

2. 同时服用 β 受体拮抗药的患者，发生低血糖时症状可能被掩盖。

3. 2 型糖尿病患者在发生严重感染、外伤、需接受大手术时应改用胰岛素治疗。

【禁忌证】

1. 禁用于 1 型糖尿病、糖尿病酮症酸中毒期间的患者。

2. 妊娠期、哺乳期妇女及儿童禁用。

3. 有明显肝损害者，应采用胰岛素治疗。

【用法与用量】 口服，一次 60～120mg，一日 3 次，主餐前服用，餐前即刻服用或餐前 30 分钟内服用。

【制剂与规格】 那格列奈片：①60mg；②120mg。

113 瑞 格 列 奈
Repaglinide

【适应病症】 用于 2 型糖尿病患者。胰岛 B 细胞尚有一定的分泌胰岛素功能，无急性并发症（糖尿病酮症酸中毒、高渗性非酮症昏迷等），不合并妊娠，无严重肝、肾功能不全的 2 型糖尿病患者可以使用本品，严重肾功能减退者适当减少药量。本品可单独应用，也可与二甲双胍合用于单一药物治疗效果欠佳的患者。

【药理作用】 本品与胰岛 B 细胞膜处 ATP 依赖型钾离子通道上的 36kDa 蛋白特异性结合（磺酰脲类，如格列本脲与分子量为 140kDa 的 SU 受体蛋白结合），使钾通道关闭，胰岛 B 细胞去极化，钙通道开放，钙离子内流，促进胰岛素分泌。本品促胰岛素分泌的作用较磺酰脲类为快，改善早时相的胰岛素分泌作用比较明显，因此降低餐后血糖的作用亦较快。

【不良反应】

1. 低血糖反应 一般较轻微，给予糖类较易纠正。

2. 胃肠道反应 偶发腹痛、腹泻、恶心、呕吐和便秘，通常较轻微。

3. 过敏反应 偶发皮肤过敏反应，如瘙痒、发红、荨麻疹。

4. 肝脏酶系统　个别病例服用本品期间肝酶指标升高，但仅为轻度和暂时性。

【药物相互作用】

1. 下列药物可增强本品的降血糖作用，增加低血糖的危险性：单胺氧化酶抑制药、非选择性β肾上腺素受体拮抗药、血管紧张素转换酶抑制药、非甾体抗炎药、水杨酸盐、奥曲肽、酒精以及促进合成代谢的激素。β受体拮抗药可能掩盖低血糖症状，酒精可能加重或延长低血糖症状。

2. 下列药物可减弱本品的降血糖作用：口服避孕药、噻嗪类利尿药、肾上腺皮质激素、达那唑、甲状腺激素和拟交感神经药。与上述药物合用需要增加本品剂量。

3. 本品不影响地高辛、茶碱和华法林稳定状态时的药代动力学特性，西咪替丁也不影响本品的药代动力学特性。

4. 本品主要由肝脏CYP3A4酶系代谢，故CYP3A4抑制药如酮康唑、伊曲康唑、红霉素、氟康唑、米比法地尔可升高本品血药浓度；而CYP3A4诱导药如利福平或苯妥英钠可降低本品血药浓度。故上述两类药物不宜与本品合并使用。

【注意事项】

1. 本品可致低血糖，与二甲双胍合用会增加发生低血糖的危险性。

2. 如合用本品及二甲双胍仍不能控制高血糖，则应改用胰岛素治疗。

3. 在发生应激反应时，如发热、外伤、感染或手术，可出现高血糖，应改用胰岛素治疗。

【禁忌证】

1. 有明显肝肾功能损害者禁用。

2. 妊娠期妇女、哺乳期妇女、12岁以下儿童禁用。

3. 1型糖尿病患者。

【给药说明】　瑞格列奈的服药方式为进餐服药，即不进餐不服药。

【用法与用量】　本品应在主餐前服用，服药时间可掌握在餐前30分钟内或餐前即时服。剂量根据患者的血糖水平调节，推荐起始剂量为每餐前0.5mg，已使用过另一种口服降糖药者开始可用1mg，最大单次剂量为4mg。

【制剂与规格】　瑞格列奈片：①0.5mg；②1mg；③2mg。

九、肠促胰素及 DPP-4 抑制药

胃肠道是机体重要的内分泌器官，肠道内分泌细胞在代谢调节中的作用日益受到重视。研究发现，从肠道分泌的某种激素可以刺激胰岛素分泌，从而产生降低血糖的作用，因而将其命名为"肠促胰素"（incretin）。人体内主要有两种肠促胰素：葡萄糖依赖性胰岛素释放肽（GIP）和胰高血糖素样肽-1（GLP-1）。GLP-1和GIP的活性受到二肽基肽酶-4（DPP-4）的限制，后者可以快速水解肠促胰素，产生非活性产物。

肠促胰素类降糖药物主要分为两大类：GLP-1受体激动药和DPP-4抑制药。目前在中国已上市的GLP-1受体激动药有利拉鲁肽（liraglutide）和艾塞那肽（exenatide）。DPP-4抑制药有西格列汀（sitagliptin）、沙格列汀（saxagliptin）、维格列汀（vildagliptin）、利格列汀（linagliptin）和阿格列汀（alogliptin），以及几种DPP-4抑制药与二甲双胍的复方制剂。由于肠促胰素类降糖药物在中国上市的时间较短，适应证相对较窄，而在国外则具有更广泛的适应证。GLP-1受体激动药适用于单用二甲双胍、磺酰脲类以及二甲双胍合用磺酰脲类后，血糖仍控制不佳的2型糖尿病患者。在美国，利拉鲁肽、艾塞那肽均适用于经饮食和运动治疗血糖控制不佳的成人2型糖尿病患者，包括单药治疗、与口服降糖药物和（或）基础胰岛素联合治疗，但同样可与口服降糖药物和（或）胰岛素联合治疗。另外，在国外还上市了一些 GLP-1 受体激动药的新产品，如每日一次给药的利司那肽（lixisenatide），每周一次给药的艾塞那肽周效制剂（exenatide ow）、阿必鲁肽（albiglutide）和度拉糖肽（dulaglutide），以及与基础胰岛素的复方制剂，如德谷胰岛素-利拉鲁肽复合制剂（ideglira）。DPP-4 抑制药适用于配合饮食控制与运动，进行单药、与二甲双胍联合或与二甲双胍和磺酰脲类联合使用治疗以改善2型糖尿病患者的血糖控制。本类药物在美国和欧洲获得批准的适应证还包括与噻唑烷二酮类或胰岛素联合使用。

114 阿 格 列 汀
Alogliptin

【适应病症】

1. 单药治疗　本品作为饮食控制和运动的辅助治疗，用于改善2型糖尿病患者的血糖控制。

2. 与盐酸二甲双胍联合使用　当单独使用盐酸二甲双胍仍不能有效控制血糖时，本品可与盐酸二甲双胍联合使用，在饮食控制和运动基础上改善2型糖尿病患者的血糖水平。

【药理作用】　本品为二肽基肽酶-4（DPP-4）抑制剂。进食可刺激小肠分泌浓度升高的肠降血糖素进入血流，如胰高血糖素样肽-1（GLP-1）和葡萄糖依赖性促胰岛素多肽（GIP）。这些激素引起胰岛 B 细胞以葡萄糖依赖性方式释放胰岛素，但这些激素可在数分钟内被 DPP-4 酶灭活。阿格列汀抑制 DPP-4 活性，可减慢这些肠降血糖素的灭活，由此增加这些激素的血浓度，并以葡萄糖依赖性方式降低2型糖尿病患者的空腹和餐后血糖。

【不良反应】

1. 临床试验经验　在安慰剂对照临床试验中，接受本品治疗的患者中报告率≥4%且比安慰剂组患者发生频率更高的不良反应：鼻咽炎、头痛、上呼吸道感染。

2. 实验室检查　在接受阿格列汀治疗的患者中，未观察到血常规、血生化或尿液分析发生具有临床意义的改变。

3. 超敏反应　过敏反应、血管性水肿、皮疹、荨麻疹和严重皮肤剥脱性不良反应（包括史-约综合征）。上述超敏反应是本品在上市后使用中发生的不良反应。这些反应来自样本量未知人群的自发报告，因此不能够准确估计其发生频率或确定与用药的因果关系。

【药物相互作用】本品主要由肾脏以原形药物排泄，推测肾小管主动分泌参与此排泄过程。体外数据显示，CYP2D6 和 CYP3A4 参与阿格列汀有限的代谢作用。因此不与这些酶的底物、抑制药或诱导药发生相互作用。

【注意事项】

1. 胰腺炎　已有服用本品治疗的患者发生急性胰腺炎的上市后报道。在开始使用本品后，应对患者是否出现胰腺炎体征和症状进行仔细观察。

如果怀疑发生急性胰腺炎，立即停用本品并采取适当的治疗措施。尚不清楚具有胰腺炎病史的患者在使用本品时发生胰腺炎的风险是否升高。

2. 过敏反应 已有服用本品的患者发生严重过敏反应的上市后报道。上述反应包括过敏反应、血管性水肿和严重皮肤不良反应（包括史-约综合征）。如果怀疑发生严重过敏反应，须停用本品，评估其他可能的过敏原因，并开始采取其他方法治疗糖尿病。使用其他 DPP-4 抑制药曾出现血管性水肿的患者应慎重用药，尚不明确这些患者在使用本品时是否会诱发血管性水肿。

3. 肝功能 已有服用本品治疗的患者发生致死性和非致死性肝功能衰竭的上市后报道，部分报道所含信息不充分，无法确定可能的发生原因。在随机对照研究中，在 1.3%阿格列汀治疗患者和 1.5%对照治疗患者中观察到血清丙氨酸氨基转移酶（ALT）升高超过 3 倍正常值上限（ULN）。2 型糖尿病患者可能患有脂肪肝，可引起肝功能检查结果异常，患者也可能患有其他类型的肝脏疾病，多数肝脏疾病可被治疗和管理。因此，在开始本品治疗前，推荐评估患者的基线肝功能酶谱，肝功能检验结果异常的患者应慎重开始本品治疗。如果患者报告发生可能提示肝损伤的症状（包括疲劳、食欲缺乏、右上腹不适、尿色加深或黄疸），须迅速进行肝功能检查。在上述临床情况下，如果患者出现具有临床意义的肝酶升高且肝功能检查异常结果持续或恶化，应停用本品并寻找可能的原因。如果未发现引起肝功能检查异常的其他原因，不要在上述患者中再次使用本品。

4. 胰岛素和胰岛素促泌药（如磺酰脲类）与其他已知可能引起低血糖的药物合并应用，可引起低血糖，因此，当二者与本品联合使用时，可能需要降低胰岛素或胰岛素促泌药的剂量，以使低血糖的发生风险最小化。

5. 大血管事件 尚无确定性临床研究证据证实本品或其他任何降糖药物可降低大血管事件的发生风险。

6. 尚未在妊娠期妇女中进行本品的充分或严格对照研究。根据动物实验数据，预期本品不会增加发育异常的发生风险。因动物生殖研究不是总能准确预测人体风险和暴露情况，与其他降糖药物相同，除明确必须用药外，不应在妊娠期使用本品。

【禁忌证】 对阿格列汀产品有严重过敏反应史的患者，包括发生过敏反应、血管性水肿或严重皮肤不良反应的患者。

【用法与用量】

1. 成人 本品的推荐剂量为一次 25mg，一日 1 次。本品可与食物同时或分开服用。

2. 肾功能受损患者 轻度肾功能受损（肌酐清除率 CrCl≥60ml/min）患者使用本品时不需调整剂量。中度肾功能受损（肌酐清除率 CrCl 为 30～60ml/min）患者使用本品的剂量为一次 12.5mg，一日 1 次。重度肾功能受损（肌酐清除率 CrCl 为 15～30ml/min）或终末期肾功能衰竭（ESRD）（CrCl<15ml/min 或需要血液透析）患者使用本品的剂量为一次 6.25mg，一日 1 次。使用本品时可不考虑透析时间。尚未在接受腹膜透析的患者中进行本品用药研究。因需要根据肾功能调整本品剂量，推荐在开始治疗前评估基线肾功能，并定期复查。

【制剂与规格】 苯甲酸阿格列汀片：25mg。

115 艾塞那肽
Exenatide

【适应病症】 本品适用于改善 2 型糖尿病患者的血糖控制,适用于单用二甲双胍、磺酰脲类以及二甲双胍合用磺酰脲类后血糖仍控制不佳的患者。

【药理作用】 本品可降低 2 型糖尿病患者的空腹和餐后血糖,通过葡萄糖浓度依赖性调节方式,促进胰岛素分泌、减缓胰高血糖素分泌以改善血糖控制,还可恢复 2 型糖尿病患者对静脉推注葡萄糖的第一时相胰岛素反应。

【不良反应】

1. 胃肠道不适 常见的不良反应是轻至中度恶心,具有剂量依赖性。大多数治疗开始时出现恶心的患者,症状的发生频度和严重程度会随着继续治疗时间的延长而减轻。另外,也可出现呕吐、嗳气、腹胀、腹痛、腹泻、便秘等不适。

2. 低血糖反应 与一种磺酰脲类合用,或与二甲双胍及一种磺酰脲类合用,低血糖的发生率增加,并表现出与本品和磺酰脲类呈剂量依赖性。大多数低血糖的程度为轻至中度。

3. 肾功能改变 包括急性肾功能衰竭、慢性肾功能衰竭急性恶化、肾功能损伤、血清肌酐升高(罕见)。

4. 胰腺炎 急性胰腺炎(罕见)。

5. 神经系统异常 眩晕、头痛(常见),味觉障碍(少见),嗜睡(罕见)。

6. 免疫原性 可能产生抗体,其抗体滴度随时间延长而降低。

7. 其他 注射部位反应(常见),瘙痒和(或)荨麻疹、斑丘疹、血管性水肿(罕见),脱水(罕见)等。

【药物相互作用】

1. 疗效依赖于阈浓度的口服药物,应于注射本品前至少 1 小时服用,比如抗生素。

2. 地高辛:使用本品 10μg/次、一日 2 次,同时服用地高辛(一次 0.25mg、一日 1 次)时,可降低地高辛 C_{max} 的 17%,t_{max} 延迟约 2.5 小时,但总体稳态药代动力学暴露量(AUC)无改变。

3. 洛伐他汀:使用本品 10μg/次、一日 2 次,同时服用洛伐他汀(一次 40mg、单剂量)时,洛伐他汀 AUC 和 C_{max} 可分别降低约 40% 和 28%,且 t_{max} 延迟约 4 小时。

4. 赖诺普利:使用本品 10μg/次、一日 2 次,同时服用赖诺普利(5～20mg/d)时,稳态 t_{max} 延迟 2 小时。

5. 对乙酰氨基酚:注射 10μg 本品后的 0、1、2 和 4 小时,合用对乙酰氨基酚(单次服用 1000mg),对乙酰氨基酚 AUC 分别减少 21%、23%、24% 和 14%,C_{max} 分别下降 37%、56%、54% 和 41%;t_{max} 从单独使用时的 0.6 小时分别延长至 0.9、4.2、3.3 和 1.6 小时。

6. 华法林:INR 可出现升高,有时伴有出血。

【注意事项】

1. 不得用于 1 型糖尿病或糖尿病酮症酸中毒。

2. 本品与二甲双胍联用时,无需调整二甲双胍剂量;与磺酰脲类药物联用时,应当考虑减少磺酰脲类药物剂量以减少低血糖风险。

3.使用本品过程中一旦疑似胰腺炎，应停止使用；对确诊为胰腺炎但并未确定是否由其他原因引起者，不推荐恢复使用本品。

4.对轻至中度肾功能不全患者不需要调整本品的剂量，不推荐用于终末期肾脏疾病或严重肾功能不全（肌酐清除率＜30ml／min）的患者；尚无急性或慢性肝功能不全患者的药代动力学研究。

5.不推荐本品用于严重胃肠道疾病患者。

6.不推荐用于 18 岁以下儿童和青少年；年龄≥75 岁患者的治疗经验有限。

7.尚无妊娠期妇女使用本品的足够资料和良好的临床对照研究；尚不清楚本品是否在人乳中分泌，哺乳期妇女应慎用。

【禁忌证】　已知对艾塞那肽或本品其他成分过敏的患者。

【给药说明】　本品活性成分为艾塞那肽，是一种基于 exendin-4 的人工合成多肽，最初在钝尾毒蜥中被发现，与人 GLP-1 具有 53% 的序列同源性，属于短效 GLP-1 受体激动药。

【用法与用量】　本品的起始剂量为一次 5μg，一日 2 次，在早餐和晚餐前 60 分钟内（或每天的 2 顿主餐前，给药间隔大约 6 小时或更长）皮下注射。根据临床疗效反应，在治疗 1 个月后剂量增加至次 10μg，一日 2 次。每次给药应在大腿或上臂皮下注射。不可静脉或肌内注射。

【制剂与规格】　艾塞那肽预充注射液：5μg×60 次/支，10μg×60 次/支。

116　利 格 列 汀
Linagliptin

【适应病症】　与二甲双胍和磺酰脲类药物联合使用，配合饮食控制和运动疗法，可用于成年 2 型糖尿病患者的血糖控制。

【药理作用】　参阅"阿格列汀"。

【不良反应】

1.临床试验经验　安慰剂对照临床试验的合并数据集中分析显示，接受利格列汀的患者中超过 2% 的患者发生并且比在接受安慰剂的患者中更常见的不良事件为鼻咽炎、腹泻、咳嗽。

2.实验室检查　接受利格列汀 5mg 治疗的患者中，大部分实验室检查结果与接受安慰剂治疗的患者是相似的。在利格列汀组更为常见，发生率≥1% 并且超过安慰剂组的实验室值变化主要有尿酸升高（安慰剂组 1.3%，利格列汀组 2.7%）。

3.超敏反应　荨麻疹、血管性水肿、局部皮肤剥脱或支气管高敏反应。

【药物相互作用】　利格列汀是 CYP 同工酶 CYP3A4 的弱到中等抑制药，但是对其他 CYP 同工酶并无抑制作用，也不是 CYP 同工酶的诱导药，包括 CYP1A2、CYP2A6、CYP2B6、CYP2C8、CYP2C9、CYP2C19、CYP2D6、CYP2E1 和 CYP4A11。体内研究表明，CYP3A4 或 P-糖蛋白的诱导药（例如，利福平）会使利格列汀的暴露量降低到亚治疗水平，很可能会降至无效的浓度。对于需要使用这类药物的患者，强烈建议替换利格列汀。利格列汀与 CYP3A4、CYP2C9、CYP2C8、P-糖蛋白的底物和有机阳离子转运体（OCT）发生药物相互作用的倾向性较低。根据描述性药代动力学的研究结果，没有利格列汀的剂量调整建议。

【注意事项】

1. 已知促胰岛素分泌药和胰岛素会引起低血糖。在一项临床试验中，利格列汀与促胰岛素分泌药（例如，磺酰脲类）合用引起的低血糖发生率高于安慰剂组。在重度肾功能不全患者中利格列汀与胰岛素合用会引起较高的低血糖发生率。因此，与利格列汀合用时，需要较低剂量的促胰岛素分泌药或胰岛素，从而减少低血糖的发生风险。

2. 尚无临床研究建立利格列汀或其他降糖药能够降低大血管并发症风险的确切证据。

3. 未进行过本品对驾驶和机械操作能力影响的研究。但是，应提醒患者发生低血糖症的风险，尤其是在与磺酰脲类联合使用的情况下。

4. 在大鼠和家兔中进行了生殖研究。但是，并未在妊娠期妇女中进行充分且对照良好的研究。因为动物的生殖研究并不是总能准确预测人类的反应，因此除非确有需要外，本品不得在妊娠期间使用。

5. 现有的动物数据表明，利格列汀可以分泌到乳汁中，乳汁/血浆药物浓度比值为 4：1。尚不明确该药物是否会分泌到人类乳汁中。因为许多药物都会在人类乳汁中分泌，故当哺乳期妇女接受利格列汀给药时必须非常小心。

6. 尚未建立本品在儿童患者中的安全性和有效性数据。

【禁忌证】 禁用于对利格列汀有过敏史，诸如荨麻疹、血管性水肿或支气管高敏反应的患者。

【给药说明】 本品不能用于治疗 1 型糖尿病患者，也不能用于治疗糖尿病酮症酸中毒。

【用法与用量】

1. 成人 推荐剂量为 5mg，一日 1 次。本品可在每日的任意时间服用，餐时或非餐时均可服用。

2. 特殊人群 肾功能不全和肝功能不全患者不需要调整剂量。

3. 漏服 如果遗漏给药。建议患者在下次服药时无需服用双倍剂量。

【制剂与规格】 利格列汀片：5mg。

117 利 拉 鲁 肽
Liraglutide

【适应病症】 本品适用于成人 2 型糖尿病患者控制血糖；适用于单用二甲双胍或磺酰脲类药物最大可耐受剂量治疗后血糖仍控制不佳的患者，与二甲双胍和（或）磺酰脲类药物联合应用。

【药理作用】 本品的作用持续时间为 24 小时，能够通过降低 2 型糖尿病患者的空腹及餐后血糖而改善血糖控制。在 2 型糖尿病患者中，单次给予利拉鲁肽可以观察到胰岛素分泌率以葡萄糖浓度依赖的模式增加。

【不良反应】

1. 胃肠道不适 恶心和腹泻非常常见，呕吐、便秘、腹痛和消化不良常见。在本品治疗的开始阶段，这些胃肠道不良反应发生频率可能更高，通常在治疗持续数天或数周内减轻。

2. 低血糖反应　本品单药治疗的研究中未观察到重度低血糖事件；与磺酰脲类药物联用时，重度低血糖事件比较罕见；与磺脲类药物之外的口服降糖药物合用时，低血糖事件非常少见。

3. 免疫原性　平均 8.6% 的患者会产生抗体，但不会导致疗效降低。

4. 胰腺炎　在本品长期临床试验期间已经报告了少数急性胰腺炎病例。

5. 过敏反应　在本品上市后使用过程中，已经报告了包括荨麻疹、皮疹和瘙痒在内的过敏反应，少数伴随其他症状（如低血压、心悸、呼吸困难和水肿）。

【药物相互作用】

1. 体外研究中证实，本品和其他活性物质之间发生与细胞色素 P_{450} 和血浆蛋白结合有关的药代动力学相互作用可能性极低。

2. 本品对胃排空的轻度延迟作用可能会影响同时口服的其他药物的吸收。

3. 本品与以下药物联用时不需调整剂量：对乙酰氨基酚、阿托伐他汀、灰黄霉素及其他低溶解度和高渗透性的药物、地高辛、赖诺普利等。

4. 本品与口服避孕药联用，不会影响避孕效果。

【注意事项】

1. 不得用于 1 型糖尿病或用于治疗糖尿病酮症酸中毒。

2. 本品与二甲双胍联用时，无需调整二甲双胍剂量；与磺酰脲类药物联用时，应当考虑减少磺酰脲类药物剂量以降低低血糖风险。调整本品剂量时，无需进行自我血糖监测。然而，当本品与磺酰脲类药物联合治疗而调整磺酰脲类药物的剂量时，可能需要进行自我血糖监测。

3. 在纽约心脏病学会（NYHA）分级 1～2 级的充血性心力衰竭患者中的治疗经验有限。尚无在 NYHA 分级 Ⅲ～Ⅳ级的充血性心力衰竭患者中应用的经验。

4. 轻度肾功能损害的患者不需要进行剂量调整，在中度肾功能损害患者中的治疗经验有限，不推荐用于包括终末期肾病患者在内的重度肾功能损害患者。

5. 在肝功能损害患者中的治疗经验有限，不推荐用于肝功能损害患者。

6. 在炎症性肠病和糖尿病性胃轻瘫患者中的治疗经验有限，不推荐使用。

7. 不得用于有甲状腺髓样癌既往史或家族史患者以及 2 型多发性内分泌肿瘤综合征患者。

8. 不推荐用于 18 岁以下儿童和青少年；年龄 ≥75 岁患者的治疗经验有限。

9. 不推荐在妊娠期、哺乳期患者中使用。

【禁忌证】　对本品活性成分或本品其他辅料过敏者禁用。

【给药说明】　本品活性成分为利拉鲁肽，是一种 GLP-1 类似物，与人 GLP-1 具有 97% 的序列同源性，属于长效 GLP-1 受体激动药，适合每天一次的给药方案。本品作用时间延长的机理包括：使吸收减慢的自联作用；与白蛋白结合；对 DPP-4 和中性内肽酶（NEP）具有更高的酶稳定性。

【用法与用量】　本品每日皮下注射一次，可在任意时间注射，无需根据进餐时间给药。注射部位可选择腹部、大腿或者上臂。本品起始剂量为每日 0.6mg，至少 1 周后，剂量应增加至 1.2mg。为了进一步改善降糖效果，可在至少 1 周后将剂量增加至 1.8mg。推荐每日最大剂量不超过 1.8mg。

【制剂与规格】　利拉鲁肽注射液　3ml：18mg（预填充注射笔）。

118 沙 格 列 汀
Saxagliptin

【适应病症】 用于 2 型糖尿病。

1. 单药治疗 可作为单药治疗，在饮食和运动基础上改善血糖控制。

2. 联合治疗 当单独使用盐酸二甲双胍血糖控制不佳时，可与盐酸二甲双胍联合使用，在饮食和运动基础上改善血糖控制。

【药理作用】 参阅"阿格列汀"。

【不良反应】

1. 临床试验经验 在安慰剂对照临床试验中报告的服用沙格列汀 5mg 治疗后最常见（发生率≥5%，且高于安慰剂组）的不良反应：上呼吸道感染、泌尿道感染、头痛。

2. 实验室检查 在接受沙格列汀治疗的患者中，观察到与剂量相关的淋巴细胞绝对计数降低。淋巴细胞计数减少被认为是非临床相关的不良反应。与安慰剂组相比，沙格列汀治疗后淋巴细胞计数减少的临床意义尚不清楚。当出现罕见或持续的临床感染现象时，必须测定淋巴细胞计数。

3. 超敏反应 临床试验研究显示，在沙格列汀 2.5mg、5mg 和对照组中，过敏相关事件（如荨麻疹和面部水肿）报告的发生率分别为 1.5%、1.5%和 0.4%。发生这些事件的沙格列汀治疗患者中没有需要住院治疗或被研究者认为威胁到患者生命的情形。

【药物相互作用】 沙格列汀的代谢主要由 CYP3A4/5 介导。因此，CYP3A4/5 强效抑制药和强效诱导药能改变沙格列汀及其代谢产物的药代动力学。CYP3A4/5 强效抑制药：酮康唑显著提高沙格列汀的暴露量。应用其他 CYP3A4/5 强效抑制药（如阿扎那韦、克拉霉素、茚地那韦、伊曲康唑、奈法唑酮、奈非那韦、利托那韦、沙奎那韦和泰利霉素）也如预期所料提高了沙格列汀的血浆药物浓度。与 CYP3A4/5 强效抑制药合用时，应将沙格列汀剂量限制在 2.5mg/d。

【注意事项】

1. 沙格列汀不能用于 1 型糖尿病或糖尿病酮症酸中毒的患者。在中国尚无本品与胰岛素联合使用的研究结果。

2. 肾功能不全 中至重度肾功能不全的患者推荐进行单剂量调整。本品用于重度肾功能不全的患者应谨慎，并且不推荐用于需要进行血液透析的终末期肾病患者。在开始本品治疗前建议评估基线肾功能，并且在维持常规治疗的同时，应定期进行肾功能评估。

3. 肝功能受损 沙格列汀用于中度肝功能受损患者需谨慎，不推荐用于重度肝功能不全的患者。

4. 超敏反应 在本品上市后使用过程中有以下不良反应的报告：严重超敏反应（包括速发型过敏反应和血管性水肿）。由于这些不良反应是自发报告，来自样本量不确定的人群，因此无法可靠估计这些不良反应的发生率。如果疑有沙格列汀相关严重超敏反应时，则须停止使用本品，评估是否还存在其他可能的原因，并改用替代方案治疗糖尿病。

5. 皮肤疾病 有报告在猴的非临床毒理学试验中发现，应用本品后猴的四肢出现溃疡和坏死性皮肤损伤。尽管在临床上并未发现皮损的发生率升高，但对于糖尿病并发皮损的患者使用沙格列汀的临床经验有限。上市后报告显示在使用 DPP-4 抑制药的患者中出现了皮疹，因此皮疹也被列为沙格列汀的不良反应之一。在糖尿病患者的日常管理中，建议观察皮肤是否存在水疱、皮疹和溃疡。

6. 心力衰竭　在 NYHA 心功能分级为 1~2 级的患者中临床经验有限，对 NYHA 分级为 Ⅲ~Ⅳ级的患者使用沙格列汀的情况没有临床经验。

7. 免疫功能低下患者　沙格列汀临床试验并未对接受器官移植或者明确诊断为免疫缺陷综合征的免疫功能低下患者进行研究。因此，尚未获得沙格列汀在此类患者中的有效性和安全性。

8. 与已知会引起低血糖的药物合用　胰岛素促泌药（如磺酰脲类）和胰岛素会引起低血糖，因此，与沙格列汀合用时，需减少胰岛素促泌药或胰岛素的剂量，以降低发生低血糖的风险。

9. 大血管风险终点事件研究　目前尚无结论性的临床研究证明沙格列汀或其他任何糖尿病治疗药物可降低大血管并发症的风险。

10. 胰腺炎　在本品上市后使用的过程中，有患者出现急性胰腺炎的报告。在开始本品治疗后，应谨慎地观察患者是否有胰腺炎的症状和体征。如果疑有胰腺炎，应立即停用本品，并且进行恰当的处理。尚未确定有胰腺炎病史的患者使用本品是否会增加胰腺炎的发生风险。

11. 尚未在儿童患者中开展沙格列汀的安全性和有效性研究，不推荐儿童患者应用。

12. 尚未在妊娠期妇女中开展充分且具有良好对照的临床研究，不推荐妊娠期妇女使用。

13. 妊娠大鼠给药后，沙格列汀可通过胎盘屏障进入胎儿体内。沙格列汀约以 1：1 的乳汁/血浆药物浓度比例分泌在哺乳期大鼠的乳汁中。目前尚不清楚沙格列汀是否会通过人类母乳分泌。由于很多药物都能通过人类母乳分泌，因此，不推荐哺乳期妇女使用。

【禁忌证】　对二肽基肽酶-4（DPP-4）抑制药有严重超敏反应史（例如速发型过敏反应、血管性水肿）的患者。

【给药说明】　乳糖本品含有乳糖水合物。罕见的半乳糖不耐受性遗传疾病、Lapp 乳糖酶缺乏症或葡萄糖-半乳糖吸收不良患者不得服用本品。

【用法与用量】　口服。

1. 成人　推荐剂量 5mg，一日 1 次，服药时间不受进餐影响。

2. 肾功能不全患者　轻度肾功能不全的患者无需调整剂量。中或重度肾功能不全的患者应将剂量调整为 2.5mg，一日 1 次。重度肾功能不全的患者用药经验非常有限，因此本品用于此类患者时应谨慎。本品不推荐用于需要进行血液透析的终末期肾病患者。在本品治疗前建议评估基线肾功能，并且在常规治疗的同时，应定期评估肾功能。

3. 肝功能受损患者　轻度肝功能受损的患者无需进行剂量调整。本品用于中度肝功能受损的患者需谨慎，不推荐用于严重肝功能受损的患者。

4. 强效细胞色素 $P_{450}3A4/5$（CYP3A4/5）抑制药：与强效 CYP3A4/5 抑制药（如酮康唑、阿扎那韦、克拉霉素、茚地那韦、伊曲康唑、奈法唑酮、奈非那韦、利托那韦、沙奎那韦和泰利霉素）合用时，应将本品的剂量限制为 2.5mg/d。

【制剂与规格】　沙格列汀片：①2.5mg；②10mg。

119 沙格列汀-二甲双胍
Saxagliptin-metformin

【适应病症】 本品配合饮食和运动,用于接受沙格列汀和二甲双胍联合治疗的 2 型糖尿病成年患者,以改善此类患者的血糖控制。

【药理作用】 本品结合了两种作用机制互补的降糖药物:沙格列汀-二肽基肽酶-4(DPP-4)抑制药;盐酸二甲双胍-双胍类药物。目的是改善 2 型糖尿病成年患者的血糖控制。

【不良反应】

1. 胃肠道反应　常见腹泻、恶心、呕吐。

2. 低血糖反应　发生率低于磺酰脲类。

3. 过敏反应　偶见荨麻疹、血管神经性水肿、淋巴细胞绝对计数降低等。

【药物相互作用】

1. 与强效 CYP3A4/5 抑制药（如酮康唑、阿扎那韦、克拉等素、茚地那韦、伊曲康唑、奈法唑酮、奈非那韦、利托那韦、沙奎那韦和泰利霉素）合用时,沙格列汀的最大建议剂量为 2.5mg/d。对于这些患者,本品的剂量限制为每日 2.5mg 沙格列汀/1000mg 盐酸二甲双胍。

2. 对使用经近曲小管分泌排泄的阳离子药物患者（如阿米洛利、地高辛、吗啡、普鲁卡因胺、奎尼丁、奎宁、雷尼替丁、氨苯蝶啶、甲氧苄啶或万古霉素）,建议对其进行仔细监测,并调整本品和（或）伴随药物的剂量。

3. 有些药物可能易导致高血糖,并可能导致血糖水平不受控。这些药物包括噻嗪类及其他利尿药、糖皮质激素、吩噻嗪类、抗甲状腺药物、雌激素、口服避孕药、苯妥英、烟碱类、拟交感神经药物、钙离子通道阻滞药和异烟肼。当对使用本品的患者给予这些药物时,应密切观察患者有否血糖失控。当使用本品的患者停用这些药物时,应密切观察患者是否发生低血糖。

【注意事项】

1. 当与促胰岛素分泌药物（如磺酰脲类药物）或胰岛素合用时,要求使用低剂量的促胰岛素分泌药物或胰岛素,以减少低血糖的发生风险。

2. 开始本品治疗后,应谨慎地观察患者是否有胰腺炎的症状和体征。如果疑有胰腺炎,应立即停用本品,并且进行恰当的处理。尚未确定有胰腺炎病史的患者使用本品是否会增加胰腺炎的发生风险。

3. 有肝肾功能不全、低氧血症、脱水或败血症等相关疾病存在的情况下,应立即停止本品的使用。

4. 在进行静脉给予放射性造影剂检查以及手术之前（不限制饮食和饮水的小手术除外）,应暂时停用本品。

5. 可能影响肾功能或导致血液动力学明显变化或可能干扰二甲双胍分布的合并用药,如经肾小管分泌清除的阳离子药物,应谨慎使用。

6. 已知酒精能够影响二甲双胍对乳酸代谢的作用,因此应当警告接受本品治疗的患者避免过量饮酒。

7. 如疑有严重的超敏反应,则停止使用本品,评估是否还存在其他可能的原因,并改用替代糖尿病治疗方案。

8. 既往使用本品的 2 型糖尿病控制良好患者，发生实验室检查异常或临床疾病（尤其是疾病诊断不明）时，应立即对其进行评估，以确定是否存在酮症酸中毒或乳酸性酸中毒的证据。评估应包括血电解质和酮体、血糖，如有必要须同时检测血 pH、乳酸盐、丙酮酸盐和二甲双胍浓度。如果发生任何一种形式的酸中毒，应立即停用本品，并启动其他适当的矫治措施。

【禁忌证】

1. 妊娠期、哺乳期妇女及儿童患者禁用。

2. 本品不用于 1 型糖尿病或糖尿病酮症酸中毒的患者。

3. 本品严禁用于肝肾功能不全患者。

4. 本品严禁用于对盐酸二甲双胍有超敏反应或有沙格列汀严重超敏反应史（例如速发型过敏反应、血管性水肿或剥脱性皮肤损害）的患者。

【给药说明】　本品为复方制剂，其组分为沙格列汀和盐酸二甲双胍。

【用法与用量】

1. 本品的剂量应根据患者的当前治疗方案、治疗有效性及耐受性进行个体化调整。本品通常于晚餐时给药，每日 1 次，逐渐进行剂量调整，以减轻二甲双胍相关性胃肠道不良反应。

2. 需要 5mg 沙格列汀、目前未使用二甲双胍治疗的患者，建议本品初始剂量为 5mg 沙格列汀/500mg 盐酸二甲双胍缓释剂，每日 1 次，之后逐渐增加剂量，以减少二甲双胍引起的胃肠道不良反应。

3. 已使用二甲双胍治疗的患者，本品中二甲双胍的剂量应与正在使用的二甲双胍剂量相同，或最接近该剂量。将二甲双胍速释剂改为二甲双胍缓释剂后，应密切监测患者的血糖控制情况，并应进行相应的剂量调整。

4. 需要 2.5mg 沙格列汀联合二甲双胍缓释剂的患者，使用本品 2.5mg 沙格列汀/1000mg 盐酸二甲双胍治疗。需要 2.5mg 沙格列汀而未使用二甲双胍或需要二甲双胍剂量超过 1000mg 的患者，应使用单一成分药物。

5. 每日最大建议剂量为 5mg 沙格列汀/2000mg 盐酸二甲双胍缓释剂。本品必须整片吞服，不要压碎、切开或咀嚼。

【制剂与规格】　沙格列汀-二甲双胍缓释片（Ⅰ）：每片含沙格列汀 5mg 和盐酸二甲双胍 1000mg。

沙格列汀-二甲双胍缓释片（Ⅱ）：每片含沙格列汀 5mg 和盐酸二甲双胍 500mg。

沙格列汀-二甲双胍缓释片（Ⅲ）：每片含沙格列汀 2.5mg 和盐酸二甲双胍 1000mg。

120　维 格 列 汀
Vildagliptin

【适应病症】　本品适用于治疗 2 型糖尿病；当二甲双胍作为单药治疗已用至最大耐受剂量而仍不能有效控制血糖时，本品可与二甲双胍联合使用。

【药理作用】　参阅"阿格列汀"。

【不良反应】

1. 临床试验经验　在双盲临床研究中，接受维格列汀（100mg/d）与二甲双胍合用治疗患者报告的常见不良反应：震颤、头痛、眩晕、低血糖。

2. 实验室检查　国外文献报导，从设有对照组的单药治疗临床研究和为期 24 周的合并用药临床研究数据可以看出，50mg 维格列汀（每日 1 次）给药组、50mg 维格列汀（每日 2 次）给药组和所有的对照组，血清丙氨酸氨基转移酶（ALT）或血清天门冬氨酸氨基转移酶（AST）升高≥正常值上限（ULN）3 倍的发生率（即连续 2 次检测结果或末次治疗期访视的检测结果均出现上述异常）分别为 0.2%、0.3% 和 0.2%。氨基转移酶水平的升高，一般无症状、非进展性，同时亦不出现胆汁淤积或黄疸。

【药物相互作用】　维格列汀与其他药物发生相互作用的可能性较低。因为维格列汀不是细胞色素 $P_{CYP-450}$ 酶系的底物，其对 CYP-450 酶无诱导或抑制作用，所以本品不太可能与活性成分为这些酶的底物、抑制药或诱导药的药物发生相互作用。

【注意事项】

1. 肾功能不全的患者　由于本品在中度或重度肾功能不全患者或需要接受血液透析治疗的终末期肾脏疾病（ESRD）患者中的应用经验有限，因此不推荐此类患者使用本品。

2. 肝功能不全　肝功能不全的患者，包括开始给药前血清丙氨酸氨基转移酶（ALT）或血清天门冬氨酸氨基转移酶（AST）＞正常值上限（ULN）3 倍的患者不能使用本品。

3. 肝酶监测　在使用本品的过程中，罕见有肝功能障碍（包括肝炎）报告。在报告病例中，患者一般未出现临床症状且无后遗症，停药后肝功能检测结果恢复正常。本品给药前应对患者进行肝功能检测，以了解患者的基本情况。在第一年使用本品时，需每 3 个月测定一次患者的肝功能，此后定期检测。对于氨基转移酶升高的患者应复查以复核检测结果，并在其后提高肝功能检测的频率，直至异常结果恢复正常为止。当患者的血清丙氨酸氨基转移酶（ALT）或血清天门冬氨酸氨基转移酶（AST）超过正常值上限（ULN）3 倍或持续升高时，最好停止使用本品。出现黄疸或其他提示肝功能障碍症状的患者应停止使用本品，并立即进行检查。停止使用本品且在肝功能检测恢复正常后，不建议重新使用本品治疗。

4. 心力衰竭　在纽约心脏病协会（NYHA）心功能分级为 1～2 级的充血性心力衰竭患者中，使用维格列汀的经验有限，因此这类患者应慎用维格列汀。目前尚未在 NYHA 心功能分级Ⅲ～Ⅳ级患者中进行维格列汀的临床试验，因此不推荐此患者人群使用本品。

5. 皮肤疾病　在猴中进行的维格列汀临床前毒理学研究中，曾有出现于四肢的皮肤损伤报告，包括水疱和溃疡。尽管在临床研究中未观察到皮肤损伤的发生率异常增加，但是在合并有糖尿病皮肤并发症的患者中使用维格列汀的经验仍较为有限。因此，建议使用本品的糖尿病患者进行常规护理的同时，应特别注意监测其皮肤病变（如水疱或溃疡）的情况。

6. 对驾车和操控机器能力的影响　目前尚无本品对患者驾车和操控机器能力影响的研究。服药后，有眩晕不良反应的患者，应避免驾车或操控机器。

7. 因缺乏安全性和有效性数据，本品不推荐在儿童和青少年患者中使用。

8. 维格列汀用于妊娠期妇女的相关数据较少。动物实验的结果显示，高剂量维格列汀已显示有生殖毒性。对人类的潜在风险未知，由于缺乏在人类中的应用数据，因此在妊娠期不可使用本品。

9. 目前尚不知晓维格列汀在人类中是否通过乳汁分泌。动物实验的结果显示，维格列汀能够通过乳汁分泌。因此，在哺乳期不可使用本品。

【禁忌证】 对本品或本品中任一成分过敏者禁用。

【给药说明】

1. 本品不能作为胰岛素的替代品用于需要补充胰岛素的患者。本品不适用于 1 型糖尿病患者，亦不能用于治疗糖尿病酮症酸中毒。

2. 本品片剂中含有乳糖。有罕见的遗传性半乳糖不耐受、LaPP 乳糖酶缺陷症或葡萄糖、半乳糖吸收不良的患者不能服用本品。

【用法与用量】

1. 成人　当维格列汀与二甲双胍合用时，维格列汀的每日推荐给药剂量为 100mg，早晚各给药 1 次，一次 50mg。不推荐使用 100mg 以上的剂量。本品可以餐时服用，也可以非餐时服用。

2. 肾功能不全的患者　轻度肾功能不全患者（肌酐清除率≥50ml/min），在使用本品时无需调整给药剂量。中度或重度肾损伤患者或进行血液透析的终末期肾病（ESRD）患者，不推荐使用本品。

3. 肝功能不全的患者　肝功能不全患者，包括开始给药前血清丙氨酸氨基转移酶（ALT）或血清天门冬氨酸氨基转移酶（AST）大于正常值上限（ULN）3 倍的患者不能使用本品。

【制剂与规格】 维格列汀片：50mg。

121　西 格 列 汀
Sitagliptin

【适应病症】

1. 单药治疗　本品配合饮食控制和运动，用于改善 2 型糖尿病患者的血糖控制。

2. 与二甲双胍联用　当单独使用盐酸二甲双胍血糖控制不佳时，可与盐酸二甲双胍联合使用，在饮食控制和运动基础上改善 2 型糖尿病患者的血糖控制。

【药理作用】 参阅"阿格列汀"。

【不良反应】

1. 临床试验经验　西格列汀与安慰剂对照的临床试验中，发生率≥5%并且高于安慰剂治疗组患者的不良反应主要有鼻咽炎、头痛、上呼吸道感染。

2. 实验室检查　白细胞计数（WBC）略有升高，原因是中性粒细胞计数升高。

3. 超敏反应　包括过敏反应、血管性水肿、皮疹、荨麻疹、皮肤血管炎以及剥脱性皮肤损害，包括史-约综合征。上述超敏反应是在本品上市后的单药治疗和与其他降血糖药物联合治疗过程中发现的。由于这些不良反应来自样本数不定人群的自发性报告，因此通常无法可靠估计这些不良反应的发生率或确定不良反应与药物暴露之间的因果关系。

【药物相互作用】 西格列汀不会对 CYP 同工酶 CYP3A4、CYP2C8 或 CYP2C9 产生抑制作用。根据体外研究数据，西格列汀也不会抑制 CYP2D6、CYP1A2、CYP2C19、CYP2B6 或诱导 CYP3A4。因此不与联用药物（上述酶的底物、抑制药或诱导药）发生相互作用。

【注意事项】

1. 本品不得用于 1 型糖尿病患者或糖尿病酮症酸中毒。

2. 在上市后临床应用经验中，有服用西格列汀患者出现急性胰腺炎的报告，包括致命和非致命的出血性或坏死性胰腺炎。由于这些报告是自发提交的，且报告发生的人群数量不确定，通常无法可靠估计其发生频率或确定其与药物暴露的因果关系。患者应被告知急性胰腺炎的特征性症状，即持续性的剧烈腹痛。有报道提示停用西格列汀后胰腺炎症状可消失。如果怀疑出现胰腺炎，则应停止使用西格列汀和其他可疑的药物。

3. 本品可通过肾脏排泄，为了使肾功能不全患者的本品血药浓度与肾功能正常患者相似，在中度和重度肾功能不全患者以及需要血液透析或腹膜透析的终末期肾病患者中，建议减少本品的剂量。

4. 目前尚无在妊娠期妇女中进行充分对照的研究，因此本品在妊娠期妇女中使用的安全性未知。同其他口服降血糖药物一样，不建议在妊娠期妇女中使用本品。

5. 西格列汀能够从哺乳期大鼠的乳汁中分泌。未知西格列汀能否在人类乳汁中分泌。因此，本品不宜应用于哺乳期女性。

6. 目前尚未确定本品在 18 岁以下儿童患者中使用的安全性和有效性。

【禁忌证】 对本品中任何成分过敏者禁用。

【给药说明】

1. 本品不得用于 1 型糖尿病或糖尿病酮症酸中毒患者。

2. 本品上市后在患者的治疗过程中发现了以下严重超敏反应，包括过敏反应、血管性水肿和剥脱性皮肤损害，包括史-约综合征。由于这些反应来自样本数不定的人群的自发性报告，因此通常无法可靠估计这些不良反应的发生率或确定不良反应与药物暴露之间的因果关系。这些不良反应发生在使用本品治疗的开始 3 个月内，有些报告发生在首次服用之后。如怀疑发生超敏反应，须停止使用本品，评估是否有其他潜在原因，采用其他方案治疗糖尿病。

【用法与用量】

1. 本品单药或与二甲双胍联合治疗的推荐剂量为一次 100mg，一日 1 次。本品口服不受进食限制。

2. 轻度肾功能不全患者（肌酐清除率 CrCl≥50ml/min，相应的血清肌酐水平约为男性≤1.7mg/100ml 和女性≤1.5mg/100ml）服用本品时，不需要调整剂量。

3. 中度肾功能不全患者（肌酐清除率 CrCl 30～50 ml/min，相应的血清肌酐水平约为男性1.7～3.0mg/100ml 和女性 1.5～2.5mg/100ml）服用本品时，剂量调整为一次 50mg，一日 1 次。

4. 严重肾功能不全患者（肌酐清除率 CrCl<30ml/min，相应的血清肌酐水平约为男性>3.0mg/100ml 和女性>2.5mg/100ml）或需要血液透析或腹膜透析的终末期肾病（ESRD）患者服用本品时，剂量调整为一次 25mg，一日 1 次。服用本品不需要考虑透析的时间。

由于需要根据患者肾功能调整剂量，因此开始使用本品治疗之前建议对患者肾功能进行基线评估，之后定期评估。

【制剂与规格】 磷酸西格列汀片：①25mg；②50mg；③100mg。

122　西格列汀-二甲双胍
Sitagliptin-metformin

【适应病症】本品配合饮食和运动治疗，用于经二甲双胍单药治疗血糖仍控制不佳或正在接受二者联合治疗的 2 型糖尿病患者。

【药理作用】本品是将两种作用机制互补的降血糖药物联合起来，用于改善 2 型糖尿病患者的血糖控制。药物成分中的磷酸西格列汀是一种 DPP-4 抑制药，而盐酸二甲双胍是一种双胍类降血糖药物。

【不良反应】

1. 在接受西格列汀和二甲双胍联合治疗的患者中，不良事件的总体发生率与接受安慰剂和二甲双胍治疗的患者相似。在西格列汀与二甲双胍联合治疗组中没有发生率≥5%（并且发生率高于安慰剂加二甲双胍治疗组患者）的不良反应（无论研究者对因果关系的评估结果如何）。

2. 在西格列汀单药治疗的患者中发生率≥5%且比接受安慰剂患者更常见的不良事件是鼻咽炎。

3. 开始二甲双胍治疗后最常见（＞5%）并已确定的不良反应是腹泻、恶心、呕吐、胃肠胀气、腹部不适、消化不良、神经衰弱和头痛。

4. 超敏反应，包括过敏反应、血管性水肿、荨麻疹、风疹、皮肤血管炎和剥脱性皮肤损害，包括史-约综合征。由于这些反应由不确定数量的人群自发报告，通常无法可靠估计其发生频率或与药物暴露量建立因果关系。

【药物相互作用】

1. 对于 2 型糖尿病患者，西格列汀（一次 50mg，每日 2 次）和二甲双胍（一次 1000mg，每日 2 次）多剂量联合给药并不会明显改变各成分药物的药代动力学。尚无研究评价本品药代动力学方面的药物相互作用，但是已有研究评价本品的独立成分西格列汀和二甲双胍。

2. 西格列汀不会对 CYP 同工酶 CYP3A4、CYP2C8 或 CYP2C9 产生抑制作用。根据体外研究数据，西格列汀不会抑制 CYP2D6、CYP1A2、CYP2C19、CYP2B6 或诱导 CYP3A4。因此不与联用药物（这些酶的底物、抑制药或诱导药）发生相互作用。

3. 通过肾小管分泌系统清除的阳离子药物，在理论上应当与二甲双胍存在相互作用，因为二者需要竞争共同的肾小管转运系统。二甲双胍和口服西咪替丁联合治疗时，存在上述药物相互作用，二甲双胍的血浆和全血药物浓度峰值升高了 60%，血浆和全血的 AUC 值升高了 40%。如果患者正在服用经近端肾小管分泌系统清除的阳离子药物，则建议医生应当仔细监测这类患者临床状况的变化，并相应调整本品和（或）伴随药物的剂量。

【注意事项】

1. 胰腺炎　在上市后经验中，接受西格列汀-二甲双胍治疗的患者中曾报道了急性胰腺炎，包括致死性和非致死性出血性或坏死性胰腺炎。由于这些报告由不确定数量的人群自发报告，通常无法可靠估计其发生频率或与药物暴露量建立因果关系。在开始西格列汀-二甲双胍治疗后必须仔细观察患者的症状和体征，一旦怀疑胰腺炎，必须立即停用本品并给予相应的治疗。目前尚未在既往有胰腺炎病史的患者中进行西格列汀-二甲双胍的研究。目前还不清楚既往有胰腺炎病史的患者使用西格列汀-二甲双胍是否会增加胰腺炎的发生风险。必须将急性胰腺炎的特征性症状告知患者，即持续性的重度腹痛。

2. 监测肾功能 已知二甲双胍和西格列汀都主要通过肾脏排泄。在开始本品治疗前应当先评价患者的基线肾功能并确保正常，开始服药后每年至少检查一次肾功能。对于估计肾功能正在恶化的患者，尤其是老年人，应当经常监测肾功能，一旦发现肾功能损害时应立即停止本品治疗。

3. 过敏反应 如果怀疑过敏反应，必须停止本品治疗，评估导致不良事件的其他潜在原因并开始针对糖尿病的其他治疗。

4. 乳酸性酸中毒 是一种罕见但严重的代谢系统并发症，可以在本品治疗过程中因为二甲双胍的体内蓄积而发生。服用二甲双胍的患者一旦发生乳酸性酸中毒，应当立即停止二甲双胍治疗，并迅速给予全身支持性治疗措施。由于盐酸二甲双胍可以通过透析清除（血流动力学稳定情况下清除率为 170ml/min），所以对于乳酸性酸中毒患者可以推荐通过血液透析来缓解酸中毒并清除体内蓄积的二甲双胍。

5. 低血糖反应 接受二甲双胍单药治疗的患者在通常情况下不会发生低血糖。低血糖经常发生在以下情况：能量摄入不足、剧烈运动后没有及时补充能量、同时还接受了其他降血糖药物（比如磺酰脲类药物和胰岛素）治疗或饮酒；老年、体弱、营养不良的患者以及肾上腺或垂体功能不足、酒精中毒的患者尤其容易发生低血糖。

6. 服用其他可能影响肾功能或二甲双胍代谢的药物 这些药物由于可以影响肾功能；或导致血流动力学状态的变化；或影响二甲双胍的代谢，例如通过肾小管排泄清除的阳离子药物。上述药物服用时应谨慎。

7. 涉及血管内注射碘造影剂的影像学检查可能导致急性肾功能改变，并且与接受二甲双胍治疗的患者发生乳酸性酸中毒相关。因此患者在准备接受这种影像学检查之时或之前应暂时停止服用本品，且在检查结束后的 48 小时内也不能服用，直到再次检查肾功能证实正常以后才能重新服用本品治疗。

8. 低氧状态 任何原因引起的循环衰竭（休克）、急性充血性心力衰竭、急性心肌梗死以及其他引起低氧血症的情况，都可能引起乳酸性酸中毒，还可以引起肾前性氮质血症。一旦接受本品治疗的患者发生上述事件，应当立即停药。

9. 手术患者 在接受任何手术（除非是不限制食物和液体摄入的小手术）之前都应当暂时停止本品治疗，除非患者能够重新进食且复查肾功能正常以后才能重新开始本品治疗。

10. 饮酒 已知饮酒可以增强二甲双胍对乳酸代谢的影响。因此医生应当告诫接受本品治疗的患者避免过度饮酒，无论是短期或长期大量饮酒。

11. 肝功能受损 由于曾报道发生过几例与肝功能受损有关的乳酸性酸中毒，因此对于有肝病临床表现或实验室证据的患者都应当避免使用本品。

12. 血糖控制不佳 既往血糖控制良好的患者，一旦发生应激情况，例如发热、创伤、感染或接受手术时，都有可能出现暂时性血糖控制不佳。此时，有必要停止本品治疗，暂时给予胰岛素治疗。急性期过后可以重新开始本品治疗。

13. 目前还没有关于妊娠期妇女服用本品及其所含成分的充分对照研究，所以对本品在妊娠期妇女中的安全性还不清楚。与其他口服降血糖药物一样，不推荐妇女在妊娠期服用本品。

14. 目前还没有对哺乳期动物进行过关于本品的研究。从对各单独成分的研究来看，西格列汀和二甲双胍都可以经哺乳期大鼠乳汁分泌。西格列汀是否会分泌到人乳中目前还不清楚，因此哺乳期妇女不能服用本品。

15. 尚未在 18 岁以下的儿童患者中开展对本品疗效和安全性的研究。

【禁忌证】

1. 肾病或肾功能异常，即血清肌酐水平≥1.5mg/100ml（男性）或≥1.4mg/100ml（女性），或肌酐清除率异常。但这些情况也有可能是由循环衰竭（休克）、急性心肌梗死和败血症引起。

2. 已知对磷酸西格列汀、盐酸二甲双胍或本品的任何其他成分过敏者。

3. 急性或慢性代谢性酸中毒，包括糖尿病酮症酸中毒在内，无论是否伴有昏迷。对于接受影像学检查需要血管内注射含碘造影剂的患者，应暂时停止本品治疗，因为这类造影剂可能造成急性肾功能损害。

【给药说明】

1. 本品为复方制剂，其组分为磷酸西格列汀和盐酸二甲双胍。

2. 本品不能用于 1 型糖尿病或糖尿病酮症酸中毒患者。

【用法与用量】

1. 一般建议用本品进行降糖治疗时，应根据患者目前的治疗方案、治疗的有效程度、对药物的耐受程度给予个体化用药剂量，但不能超过磷酸西格列汀 100mg 和二甲双胍 2000mg 的每日最大推荐剂量。通常的给药方法是每日两次，餐中服药，并且在增加药物剂量时应当逐渐增量以减少二甲双胍相关性胃肠道不良反应。

2. 推荐根据患者目前的治疗方案以决定本品的初始剂量。每日服药两次，餐中服药。可供选择的药物剂量有：50mg 西格列汀/500mg 盐酸二甲双胍；50mg 西格列汀/850mg 盐酸二甲双胍。对于单独服用二甲双胍血糖控制不佳的患者，本品的初始剂量应当提供西格列汀 50mg、每日两次（每日总剂量 100mg），再加上目前正在服用的二甲双胍剂量。对于正在同时接受西格列汀和二甲双胍治疗，现需要更换治疗方案的患者，本品的初始剂量可根据患者目前正在服用的西格列汀和二甲双胍进行剂量选择。

【制剂与规格】 西格列汀-二甲双胍片（Ⅰ）：每片含磷酸西格列汀 50mg（以西格列汀计）和盐酸二甲双胍 500mg。

西格列汀-二甲双胍片（Ⅱ）：每片含磷酸西格列汀 50mg（以西格列汀计）和盐酸二甲双胍 850mg。

十、钠-葡萄糖协同转运蛋白 2（SGLT2）抑制剂

SGLT2 抑制剂通过抑制肾脏肾小管中负责从尿液中重吸收葡萄糖的 SGLT2 降低肾糖阈，促进尿葡萄糖排泄，从而达到降低血液循环中葡萄糖水平的作用。SGLT2 抑制剂降低 HbA$_{1c}$ 幅度大约为 0.5%～1.0%；减轻体重 1.5～3.5kg，降低收缩压 3～5mmHg。我国的研究与国际研究一致。SGLT2 抑制剂与其他口服降糖药物比较，其降糖疗效与二甲双胍相当。在具有心血管高危风险的 2 型糖尿病患者中应用 SGLT2 抑制剂恩格列净或卡格列净的临床研究结果显示，该药物可使主要心血管不良事件和肾脏事件复合终点发生发展的风险显著下降，心衰住院

率显著下降。SGLT2 抑制剂单独使用时不增加低血糖发生的风险，联合胰岛素或磺脲类药物时，可增加低血糖发生风险。SGLT2 抑制剂在中度肾功能不全的患者可以减量使用。在重度肾功能不全患者中因降糖效果显著下降不建议使用。SGLT2 抑制剂的常见不良反应为生殖泌尿道感染，罕见的不良反应包括酮症酸中毒（主要发生在 1 型糖尿病患者）。可能的不良反应包括急性肾损伤（罕见）、骨折风险（罕见）和足趾截肢（见于卡格列净）。

目前在我国被批准临床使用的 SGLT2 抑制剂为恩格列净、达格列净和卡格列净。

123 达 格 列 净
Dapagliflozin

【适应病症】【药理作用】 参阅"恩格列净"。

【不良反应】 膀胱癌。

其余参阅"恩格列净"。

【药物相互作用】体外研究显示，达格列净和达格列净 3-O-葡萄糖醛酸不抑制 CYP1A2、2C9、2C19、2D6 或 3A4，对 CYP1A2、2B6 或 3A4 也无诱导作用。达格列净是 P 糖蛋白（P-gp）主动转运蛋白的弱底物，达格列净 3-O-葡萄糖醛酸是 OAT3 主动转运蛋白的底物，达格列净或达格列净 3-O-葡萄糖醛酸对 P-gp、OCT2、OAT1 成 OAT3 主动转运蛋白无具有意义的抑制作用。总之，达格列净不太可能影响合用药物 P-gp、OCT2、OAT1 或 OAT3 底物的药代动力学。

【注意事项】

1. 膀胱癌 22 项临床研究中，10/6045 例（0.17%）达格列净治疗患者和 1/3512 例（0.03%）安慰剂/对照药治疗患者报告新确诊膀胱癌。剔除从药物暴露到确诊膀胱癌时间不到一年的患者后，达格列净组有 4 例，安慰剂/对照药组无。基线时，治疗组间膀胱癌风险因素和血尿情况（潜在肿瘤的指标）是均衡的。病例太少从而无法确定发生上述事件是否与达格列净有关。

无充分数据确定达格列净对已有的膀胱癌是否有影响。因此，活动性膀胱癌患者禁用本品。对于既往有膀胱癌病史的患者，应权衡血糖控制获益和达格列净导致癌症复发的未知风险。

2. 大血管病变结果 尚无临床研究有结论性证据表明本品或任何其他降糖药可减少大血管风险。

其余参阅"恩格列净"。

【禁忌证】 参阅"恩格列净"。

【用法与用量】

1. 推荐起始剂量为 5mg，每日一次，晨服，小受进食限制。对于需加强血糖控制且耐受 5mg 每日一次的患者，剂量可增加至 10mg 每日一次。对于血容量不足的患者，建议在开始本品治疗之前纠正这种情况。

2. 肾功能不全患者 建议在开始本品治疗之前评估肾功能情况，并在此后定期评估。eGFR 低于 60ml/min/1.73m^2 的患者不推荐使用本品治疗。轻度肾功能不全患者（eGFR≥60ml/min/1.73m^2）无需调整剂量。如果出现 cGFR 范围持续在 30～60ml/min/1.73m^2，不推荐使用本品治疗。如果出现 eGFR 低于 30ml/min/1.73m^2，禁用本品。

3. 肝功能受损患者　对于轻度、中度或重度肝功能受损患者无需调整剂量。但是，尚未在重度肝功能受损患者中具体研究本品的安全性和疗效，因此应单独评估该人群使用本品的获益风险。

【制剂与规格】　达格列净片：①5mg；②10mg（以 C$_{21}$H$_{25}$ClO$_6$ 计）。

124　恩 格 列 净
empagliflozin

【适应病症】　在饮食和运动基础上，本品可作为单药治疗用于 2 型糖尿病成人患者改善血糖控制。

【药理作用】　钠-葡萄糖协同转运蛋白 2（SGLT2）表达于近端肾小管中，是负责肾小管滤过的葡萄糖重吸收的主要转运体。达格列净是一种 SGLT2 抑制剂，通过抑制 SGLT2，减少滤过葡萄糖的重吸收，降低葡萄糖的肾阈值，从而增加尿糖排泄。

【不良反应】

1. 低血压。

2. 酮症酸中毒。

3. 急性肾损伤及肾功能损害。

4. 尿脓毒症和肾盂肾炎。

5. 合用胰岛素和胰岛素分泌促进剂相关低血糖。

6. 生殖器真菌感染。

7. 低密度脂蛋白胆固醇（LDL-C）升高。

【药物相互作用】

1. 利尿剂　恩格列净与利尿剂联合给药可导致尿量增加和尿频，从而可能增加血容量不足的风险。

2. 胰岛素或胰岛素促泌剂　恩格列净与胰岛素或胰岛素促泌剂联合给药可增加低血糖风险。

3. 尿糖试验阳性　不建议使用 SGLT2 抑制剂的患者通过尿糖试验监测血糖控制情况，因为 SGLT2 抑制剂可增加尿糖排泄，并将导致阳性尿糖试验结果。使用其他方法监测血糖控制情况。

4. 对 1，5-无水葡萄糖（1，5-AG）测定的干扰　不建议使用 1，5-AG 测定监测血糖控制情况，因为在使用 SGLT2 抑制剂的患者中，无法通过测量 1，5-AG 可靠地评估血糖控制情况。宜使用其他方法监测血糖控制情况。

【注意事项】

1. 低血压　本品可引起血容量下降。使用本品后可能发生症状性低血压，尤其是肾损害患者、老年人、收缩压较低的患者和接受利尿剂的患者。开始使用本品前，应评估血容量下降情况，如有血容量下降，应纠正容量状态。开始治疗后，应监测低血压的体征和症状，如遇预期可发生血容量下降的临床情况，应增加监测。

2. 酮症酸中毒 在接受钠-葡萄糖共转运体-2（SGLT2）抑制剂（包括恩格列净）的 1 型和 2 型糖尿病患者的上市后监测中曾报告酮症酸中毒，这是一种需要紧急住院治疗的危及生命的严重疾病。服用本品的患者中已有报告酮症酸中毒致死性病例。本品不适用于治疗 1 型糖尿病患者。接受本品治疗的患者，如出现与重度代谢性酸中毒一致的体征和症状，无论血糖水平如何，均应评估酮症酸中毒情况。因为即使血糖水平低于 250mg/dL，本品相关酮症酸中毒也可能存在。如果怀疑是酮症酸中毒，应停用本品，对患者进行评价，并应及时开始治疗。酮症酸中毒的治疗可能需要胰岛素、输液和糖类置换。

在许多上市后报告中，尤其是 1 型糖尿病患者中，可能无法及时发现酮症酸中毒，并可能延迟治疗，因为其血糖水平低于糖尿病酮症酸中毒通常预期的血糖水平（通常低于 250mg/dL）。疾病呈现的体征和症状与脱水和重度代谢性酸中毒一致，包括恶心、呕吐、腹痛、全身乏力和呼吸急促。在部分病例，但不是全部病例中，确认了酮症酸中毒的易感因素，如胰岛素剂量降低、急性发热性疾病、因疾病或手术而减少热量摄入、提示胰岛素缺乏的胰腺疾病（如 1 型糖尿病、胰腺炎或胰腺手术史）和酗酒。

开始本品治疗前，应考虑患者病史中酮症酸中毒的可能易感因素，包括胰岛素因任何原因而分泌不足、热量限制和酗酒。在接受本品治疗的患者中，如发生已知易感酮症酸中毒的临床情况（如因急性疾病或手术而长期禁食），应考虑监测酮症酸中毒情况，并暂时停用本品。

3. 急性肾损伤及肾功能损害 本品可引起血容量下降，并可能引起肾功能损害。SGLT2 抑制剂（包括恩格列净）上市后报告过患者发生急性肾损伤，有些需要住院及透析，有些报告为 65 岁以下的患者。在开始使用本品之前，须考虑可能使患者容易出现急性肾损伤的因素，包括低血容量、慢性肾功能不全、充血性心力衰竭及伴随用药（利尿剂、ACE 抑制剂、ARB、NSAID）。若经口摄入减少（例如急性疾病或禁食）或存在液体丢失（例如胃肠道疾病或高温暴晒），须考虑暂时停用本品，监测患者是否出现急性肾损伤的症状和体征。如果出现急性肾损伤，则立即停用本品，并开始治疗。

本品可增加血清肌酐，并降低 eGFR。低血容量患者可能更容易出现这些改变。在开始使用本品后，可能出现肾功能异常。开始使用本品前应评价肾功能，之后应定期监测。建议对 eGFR＜60ml/min/1.73m^2 的患者进行更频繁的肾功能监测。eGFR 持续小于 45ml/min/1.73m^2 时，不建议使用本品，eGFR＜30ml/min/1.73m^2 的患者禁用本品。

4. 尿毒症和肾盂肾炎 SGLT2 抑制剂（包括恩格列净）上市后监测中已经有报告患者发生严重尿路感染，包括尿脓毒症和需要住院治疗的肾盂肾炎。SGLT2 抑制剂治疗可增加尿路感染的风险。如有指征，应评价患者尿路感染的体征和症状，及时给予治疗。

5. 联合胰岛素和胰岛素促泌剂相关低血糖 已知胰岛素和胰岛素促泌剂可导致低血糖。当本品与胰岛素促泌剂（如磺脲类药物）或胰岛素联合使用时，低血糖风险增加。因此，当与本品联合使用时，可能需要降低胰岛素促泌剂或胰岛素的剂量，以降低低血糖风险。

6. 生殖器真菌感染 本品可增加生殖器真菌感染风险。有慢性或复发性生殖器真菌感染病史的患者更可能发生真菌性生殖器感染。

7. 低密度脂蛋白胆固醇（LDL-C）升高 本品治疗可发生 LDL-C 升高。

【禁忌证】

1. 对本品有严重超敏反应病史。

2. 重度肾损害、终末期肾脏病或透析患者。

【给药说明】 重要的使用限制：本品不适用于治疗 1 型糖尿病或糖尿病酮症酸中毒。

【用法与用量】 本品的推荐剂量是早晨 10mg，每日一次，空腹或进食后给药。在耐受本品的患者中，剂量可以增加至 25mg。在血容量不足的患者中，建议开始使用本品前对血容量不足进行纠正。对于肾损害患者，eGFR＜45ml/min/1.73m^2 的患者不应使用本品。eGFR≥45ml/min/1.73m^2 的患者不需要调整剂量，若用药后 eGFR 持续＜45ml/min/1.73m^2，应停用本品。

【制剂与规格】 恩格列净片：①10mg；②25mg。

125　卡格列净
Canagliflozin
警　示　语

下肢足中部位的截肢（在两项试验中，140 例截肢的患者中有 99 例接受了本品治疗）最常见；但是也观察到了膝盖以上或膝盖以下腿部截肢的情况（在两项试验中，140 例截肢的患者中有 41 例接受了本品治疗）。少数患者多次截肢，或涉及双下肢。

在两项针对既往有心血管疾病（CVD）史或 CVD 危险因素的 2 型糖尿病患者的大型、随机、安慰剂对照试验（CANVAS 和 CANVAS-R）中，观察到服用本品后下肢截肢的风险升高了约一倍。

脚趾和足中部位截肢最常见，但是也观察到腿部截肢的情况。少数患者多次截肢，或涉及双下肢。

在开始用药前，应考虑到可能增加截肢风险的因素，例如既往截肢史、外周血管病变和神经病变，以及糖尿病性足部溃疡。

应监测服用本品的患者是否出现下肢部位的感染、下肢新发疼痛或触痛、疮或溃疡，如出现这些并发症应停药。

【适应病症】 本品与二甲双胍联用：当单独使用二甲双胍血糖控制不佳时，可联合使用本品，配合饮食和运动改善成人 2 型糖尿病患者的血糖控制。本品与二甲双胍和磺脲类药物联用：当联用二甲双胍和磺脲类药物血糖控制不佳时，可再联合使用本品，配合饮食和运动改善成人 2 型糖尿病患者的血糖控制。

【药理作用】 参阅"恩格列净"。

【不良反应】 下肢截肢、高钾血症、过敏反应、骨折。

其余参阅"恩格列净"。

【药物相互作用】

1. 利福平　联合使用卡格列净与利福平（多种 UGT 酶的非选择性诱导剂，包括 UGTIA9、UGT284）能够降低卡格列净的药时曲线下面积（AUC）达 51%。如果这些 UGT 诱导剂中的一种（如利福平、苯妥英、苯巴比妥和利托那韦）必须与本品联合使用，则对于耐受本品 100mg 每天一次的剂量、eGFR＞60ml/min/1.73m^2 且需要额外血糖控制的患者，可考虑增加剂量至 300mg 每天一次。对于 eGFR 为 45～60ml/min/1.73m^2，联合使用 UGT 诱导剂且需要额外血糖控制的患者，可考虑其他降糖治疗。

2. 地高辛 当与本品 300mg 联合使用时，地高辛 AUC 和平均峰浓度（C_{max}）升高（分别为 20% 和 36%）。应对联合使用本品和地高辛治疗的患者进行适当的监测。

3. 阳性尿糖检测 接受 SGLT2 抑制剂治疗的患者不推荐使用尿糖检测来监测血糖控制情况，因为 SGLT2 抑制剂增加尿葡萄糖排泄并导致阳性尿糖检测结果。宜使用其他方法监测血糖控制情况。

4. 干扰 1, 5-脱水葡萄糖醇（1, 5-AG）检测 不推荐使用 1, 5-脱水葡萄糖醇检测监测血糖控制情况，因为 1, 5-AG 测量在评估接受 SGLT2 抑制剂治疗患者的血糖控制情况是不可靠的。宜使用其他方法监测血糖控制情况。

【注意事项】

1. 下肢截肢 在开始本品用药前，应考虑到患者病史中可能增加截肢风险的因素，例如既往截肢史、外周血管病变和神经病变，以及糖尿病性足部溃疡。需要向患者强调（或说明）采取常规预防性足部护理的重要性。监测服用本品的患者是否出现以下体征和症状：下肢部位的感染（包括骨髓炎）、下肢新发疼痛或触痛、疮或溃疡，如果出现这些并发症应停服本品。

2. 高钾血症 本品可能导致高钾血症。中度肾损害患者使用干扰钾排泄药物（如保钾利尿药）或干扰肾素血管紧张素-醛固酮系统的药物可增加发生高钾血症的风险。肾损害患者和由于药物或其他医学情况导致易患高钾血症的患者，在开始本品治疗后，定期监测其血清钾水平。

3. 过敏反应 接受本品治疗的患者中，有过敏反应（包括血管性水肿和过敏反应）的报告；这些反应通常发生在开始本品治疗后的几个小时至几天内。如发生过敏反应，应停止使用本品，给予治疗并进行监测，直至体征和症状消失。

4. 骨折 鉴于在使用本品的患者中曾观察到骨折风险增加，且最早在开始治疗 12 周后即发生，故在开始本品治疗前，应考虑可增加骨折风险的因素。

其余参阅"恩格列净"。

【禁忌证】 参阅"恩格列净"。

【用药说明】 本品不建议用于 1 型糖尿病或糖尿病酮症酸中毒患者的治疗。

【用法与用量】

1. 本品的推荐起始剂量为 100mg 每天一次，当天第一餐前服用。对于耐受本品 100mg 每天一次的剂量、肾小球滤过率估计值（eGFR）≥60ml/min/1.73m² 且需要额外血糖控制的患者，剂量可增加至 300mg 每天一次。对于血容量不足的患者，开始本品治疗前建议纠正这种情况。

2. 轻度肾损害（eGFR≥60ml/min/1.73m²）的患者无需调整剂量。对于中度肾损害（eGFR≥45 至 <60ml/min/1.73m²）的患者，本品的剂量限制为 100mg 每天一次。对于 eGFR<45ml/min/1.73m² 的患者，不建议使用本品。当 eGFR 持续低于 45ml/min/1.73m² 时，不建议使用本品。eGFR 低于 30ml/min/1.73m² 的患者禁止使用本品。

3. 轻度至中度肝损害患者无需调整剂量。目前没有在重度肝损害患者中开展 I 期临床研究，故不推荐重度肝损害的患者使用本品。

4. 与 UDP-葡萄糖醛酸转移酶（UGT）诱导剂联合使用 如果一种 UGT 诱导剂（例如利福平、苯妥英、苯巴比妥和利托那韦）与本品联合使用，则对于目前耐受本品 100mg 每天一次的剂量、eGFR≥60ml/min/1.73m² 且需要额外血糖控制的患者，可考虑增加剂量至 300mg 每天一次。对于 eGFR 为≥45 至＜60ml/min/1.73m^2 并联合使用 UGT 诱导剂的患者，可考虑使用另一种降糖药。

【制剂与规格】 卡格列净片：100mg（以卡格列净无水物 $C_{24}H_{25}FO_5S$ 计）。

十一、糖尿病并发症用药

126 *胰激肽原酶*
Panceratic Kininogenase

【适应病症】 血管扩张药，有改善微循环作用。主要用于微循环障碍性疾病，如糖尿病引起的肾病、周围神经病、视网膜病变、眼底病变及缺血性脑血管病，也可用于高血压病的辅助治疗。

【药理作用】 胰激肽原酶能提高机体内激肽系统活性，释放缓激肽。缓激肽作用于血管平滑肌，使小血管和毛细血管扩张，增加毛细血管通透性和血流量，改善微循环。胰激肽原酶作为活化因子能激活纤溶系统，降低血液黏度以防止血栓形成，改善各器官血流。胰激肽原酶通过缓激肽激活磷脂酶 A2，增加花生四烯酸的合成，进而合成内源性 PG，增加肾血流量，改善肾功能，减少尿蛋白。胰激肽原酶能降低外周阻力，促进水、钠排泄，具有降压作用。

【不良反应】 偶有皮疹、皮肤瘙痒、胃部不适和倦怠等感觉，停药后即消失。因注射给药偶会引起休克，使用时应充分观察，发现异常立即终止给药并进行适当处置。

【药物相互作用】

1. 胰激肽原酶与胰蛋白酶抑制药不能同时使用。

2. 胰激肽原酶与血管紧张素转换酶抑制药（ACEI）有协同作用。

【注意事项】

1. 本品用药前请详询过敏史。

2. 本品注射剂型仅供肌内注射给药。

3. 本品口服剂型为肠溶衣片，应整片吞服以防药物在胃中被破坏。

【禁忌证】

1. 脑出血及其他出血性疾病的急性期禁用。

2. 对本品过敏患者禁止注射给药。

3. 本品注射剂型内含有苯甲醇，禁止用于儿童肌内注射。

【给药说明】

1. 过敏性体质患者注射给药后须观察 15～20 分钟。

2. 注射过程中须备有肾上腺素水针、氧气和可以静脉注射的皮质类固醇等应急抢救药品。

【用法与用量】

1. 口服，一日 3 次，一次 120～240U，空腹服用。

2. 肌内注射，临用前以注射用水或注射用灭菌 0.9%氯化钠注射液 1.5ml 溶解。一日 1 次或隔日一次，一次 10～40U，可根据年龄、症状适当增减用量。

【制剂与规格】 激肽原酶片：①60U；②120U；③240U。

胰激肽原酶针剂：①10U；②40U。

十二、升 血 糖 药

127 胰高血糖素
Glucagon

【适应病症】 本品主要用于低血糖症，在一时不能口服或静脉注射葡萄糖时特别有用。不过通常在发生低血糖时，仍应首选葡萄糖。近来应用于心源性休克。

【药理作用】 本品系胰岛 A 细胞分泌的一种单链多肽类激素，含有 29 个氨基酸的多肽，分子量为 3500。本品具有拮抗胰岛素的作用，对代谢的影响与肾上腺素相似。

1. 升高血糖作用 促进肝糖原分解和促进糖异生，其代谢作用的主要靶器官是肝脏，促进 cAMP 的生成。

2. 正性肌力作用 本品的正性肌力作用不被普萘洛尔所拮抗，可使心肌收缩力增强、心率加快、心输出量增加、血压上升。

3. 对其他内分泌腺的作用 能兴奋肾上腺髓质，促进其分泌儿茶酚胺类物质；也能增加胰岛素、甲状腺激素、降钙素及生长激素的分泌。

4. 对消化系统的作用 可增加胆汁和肠液的分泌，抑制胃、小肠及结肠的蠕动等。此外，可增加肾血流量，促进尿中钠、钾、钙的排泄。

【不良反应】 偶见恶心、呕吐、过敏反应、低血钾。

【注意事项】

1. 如对危急病例仅怀疑低血糖而尚未肯定时，不可替代葡萄糖静脉注射。

2. 使用本品后，一旦低血糖昏迷患者恢复知觉，即应给予葡萄糖（如可能，最好口服），以防再度昏迷。

3. 使用本品时，需警惕血糖过高，有时可见低血钾。

4. 美国 FDA 妊娠期用药安全性分级为肠道外给药 B。

【用法与用量】

1. 用于低血糖症 肌内注射、皮下注射或静脉注射每次 0.5～1.0mg，5 分钟左右即可见效，如 20 分钟后仍不见效，则应尽快使用葡萄糖。

2. 用于心源性休克 连续静脉输注，每小时 1～12mg。

【制剂与规格】 胰高血糖素注射液：1ml，1mg。

参 考 文 献

[1] 安邦煜，吴守恭，何国芬，等. 甘露消渴胶囊治疗非胰岛素依赖型糖尿病 102 例临床观察[J]. 中医杂志，1985（6）：31-32.
[2] 赵瑜，邢渊. 桂附地黄丸联合甲钴胺治疗糖尿病周围神经病变 30 例疗效观察[J]. 甘肃中医学院学报，2012，29（2）：21-23.
[3] 孙生成，徐志峰，陈国英，等. 桂附地黄胶囊治疗糖尿病肾病性水肿疗效观察[J]. 浙江中西医结合杂志，2002（9）：37-38.
[4] 刘俊峰，李昕. 人参归脾丸合桂附地黄丸治疗消渴病探讨[J]. 国医论坛，2015，30（6）：13-15.
[5] 樊萌. 降糖甲片联合二甲双胍治疗对糖尿病肾病发生的影响[J]. 四川生理科学杂志，2012，34（3）：112-114.
[6] 赖晓阳. 降糖甲片治疗 2 型糖尿病 48 例疗效观察[J]. 江西中医药，1999（4）：50.

[7] 杨春荣, 张莉莉, 王艳妮, 等. 降糖宁胶囊联合门冬胰岛素治疗妊娠糖尿病的临床研究[J]. 现代药物与临床, 2019, 34 (12): 3700-3703.

[8] 董勇. 降糖宁胶囊联合艾塞那肽治疗 2 型糖尿病的临床研究[J]. 全科口腔医学电子杂志, 2019, 6 (35): 19+21.

[9] 侯剑, 彭一. 降糖宁胶囊联合利拉鲁肽治疗 2 型糖尿病的临床研究[J]. 现代药物与临床, 2019, 34 (8): 2410-2415.

[10] 兰跃文, 张丽, 姜红梅. 降糖宁胶囊治疗 2 型糖尿病临床疗效观察[J]. 中国医药指南, 2010, 8 (14): 271-272.

[11] 谢晓燕. 降糖舒胶囊治疗 2 型糖尿病的疗效分析[J]. 糖尿病新世界, 2018, 21 (7): 53-54.

[12] 江培春, 朱彤. 降糖舒胶囊治疗 2 型糖尿病 32 例疗效观察[J]. 国医论坛, 2007 (5): 36-37.

[13] 邱皇勋, 李扬. 降糖通脉胶囊联合格列喹酮治疗 2 型糖尿病的临床研究[J]. 现代药物与临床, 2019, 34 (9): 2782-2785.

[14] 王思涵, 赵金强, 周昌炎. 降糖通脉胶囊联合优降糖治疗 2 型糖尿病的临床观察[J]. 陕西中医, 2016, 37 (5): 555-557.

[15] 牛文哲. 降糖通脉胶囊治疗糖尿病下肢血管病变 45 例[J]. 河南中医, 2011, 31 (12): 1432-1433.

[16] 裴瑞霞, 商军科, 杨国春, 等. 降糖通脉胶囊治疗 2 型糖尿病改善胰岛素抵抗作用的临床研究[J]. 甘肃中医, 2007 (12): 23-25.

[17] 邓志远, 王锾佳, 樊耀华, 等. 金芪降糖片治疗 2 型糖尿病胰岛素抵抗的 Meta 分析[J]. 中国中药杂志: 1-13.

[18] 薛小芳. 沙格列汀结合金芪降糖片对糖尿病病人临床疗效及核因子 kB 表达的影响研究[J]. 首都食品与医药, 2019, 26 (3): 60.

[19] 李慧卉. 金芪降糖片联合那格列奈治疗 2 型糖尿病的临床研究[J]. 现代药物与临床, 2018, 33 (8): 2001-2004.

[20] 杨丽, 徐利满, 朱晓丹, 等. 金芪降糖片对糖尿病引发的认知功能障碍的影响及机制[J]. 中国实验方剂学杂志, 2017, 23 (1): 146-152.

[21] 刘红利, 田金悦, 位庚, 等. 津力达颗粒联合通心络胶囊治疗 2 型糖尿病肾病的临床研究[J]. 现代中西医结合杂志, 2019, 28 (28): 3096-3100.

[22] 任啸, 刘军峰, 王红波, 等. 津力达颗粒应用于糖尿病肾病患者的临床效果[J]. 实用临床医药杂志, 2019, 23 (18): 105-108.

[23] 吴爱华, 刘丽清, 李翠云. 津力达颗粒对 2 型糖尿病胰岛 B 细胞功能的影响探究[J]. 中医临床研究, 2019, 11 (26): 118-120.

[24] 曹桂. 津力达颗粒联合硫辛酸对 2 型糖尿病周围神经病变疗效观察[D]. 吉林大学, 2019.

[25] 杨晓玉, 陈思, 杨艳冰, 等. 渴乐宁胶囊联合格列齐特治疗 2 型糖尿病的临床研究[J]. 现代药物与临床, 2019, 34 (2): 489-493.

[26] 利顺欣, 李书文, 庞景三. 渴乐宁胶囊治疗气阴两虚型糖尿病的临床效果观察[J]. 中药药理与临床, 2017, 33 (3): 198-200.

[27] 李香波, 赵冬婧, 薛长春, 等. 渴乐宁联合二甲双胍治疗 2 型糖尿病的临床观察[J]. 陕西中医, 2016, 37 (7): 874-875.

[28] 樊晓芳, 汪凌霄. 六味地黄丸治疗 2 型糖尿病疗效观察及其对血脂水平的影响[J]. 新中医, 2019, 51 (11): 57-59.

[29] 万勇, 芮轶群, 胡英男, 等. 六味地黄丸联合二甲双胍片治疗 2 型糖尿病疗效的 Meta 分析[J]. 广州中医药大学学报, 2019, 36 (9): 1475-1482.

[30] 尹艳飞. 六味地黄丸联合消渴丸治疗 2 型糖尿病临床分析[J]. 糖尿病新世界, 2019, 22 (16): 75-76.

[31] 徐惠娟, 戴加乐, 杨金芬, 等. 六味地黄丸联合二甲双胍治疗 2 型糖尿病疗效观察[J]. 中华中医药学刊, 2019, 37 (7): 1747-1750.

[32] 易庆华, 王宏亮, 申艾鑫, 等. 露水草联合二甲双胍治疗 2 型糖尿病血糖及 C 肽变化的临床分析[J]. 云南医药, 2018, 39 (5): 463-465.

[33] 苑帆, 陈淑霞, 赵维楠, 等. 门冬胰岛素联合麦芪降糖丸对妊娠期糖尿病患者 FPG、2hPG 水平变化及母婴结局的影响[J]. 北方药学, 2018, 15 (11): 75-76.

[34] 马梅. 麦芪降糖丸联合二甲双胍对妊娠期糖尿病患者血糖控制及妊娠结局的影响[J]. 现代医用影像学, 2018, 27 (6): 2101-2102.

[35] 吴雨倩, 周明美. 门冬胰岛素联合麦芪降糖丸治疗妊娠期糖尿病临床评价[J]. 中国药业, 2018, 27 (19): 66-68.

[36] 翟悦静, 朱思宇, 左学军, 等. 麦芪降糖丸联合胰岛素对妊娠期糖尿病患者相关指标的影响[J]. 中国药房, 2016, 27 (15): 2035-2037.

[37] 侯莉, 毛冠群, 瞿韦. 麦味地黄丸治疗老年糖尿病的临床疗效及分子机制研究[J]. 中药材, 2019, 42 (2): 435-438.

[38] 七味消渴胶囊治疗糖尿病并发 ED 的研究[J]. 医药世界, 2003 (1): 52.

[39] 赵力敏, 罗贞, 陈思奇, 等. 芪蛭降糖胶囊联合利格列汀治疗 2 型糖尿病的临床研究[J]. 现代药物与临床, 2019, 34 (10): 3035-3039.

[40] 段俞伽, 杨志霞, 张鹏, 等. 芪蛭降糖胶囊联合西格列汀治疗 2 型糖尿病的临床研究[J]. 现代药物与临床, 2019, 34 (5): 1478-1482.

[41] 闫峰, 范秀丽. 芪蛭降糖胶囊对 2 型糖尿病患者治疗的研究[J]. 糖尿病新世界, 2016, 19 (19): 45-46.

[42] 华琼, 刘蕊, 于国俊, 等. 芪蛭降糖胶囊治疗糖尿病肾病Ⅲ期的临床分析[J]. 中国实用医药, 2016, 11 (9): 173-174.

[43] 田艳娟. 桑枝颗粒联合达格列净片治疗 2 型糖尿病的临床研究[J]. 现代药物与临床, 2019, 34 (1): 135-138.

[44] 张志平. 桑枝颗粒联合格列齐特缓释片治疗 2 型糖尿病的疗效观察[J]. 中外医学研究, 2015, 13 (11): 148-149.

[45] 胡金宽, 翟兆华, 黄自冲, 等. 消渴生津胶囊治疗消渴的临床研究[J]. 中医药学刊, 2005 (4): 639-640.

[46] 梁晓春, 郭赛珊. 生津消渴胶囊治疗气阴两虚型糖尿病患者的临床观察[J]. 中国临床医生, 1999 (9): 41-42.

[47] 程汉桥, 黄佳娜, 陈艳, 等. 生津消渴胶囊治疗糖尿病 50 例临床观察[J]. 山东中医杂志, 1997（4）: 12-14.

[48] 庄凌芳. 阿卡波糖、盐酸二甲双胍联合参芪降糖胶囊在治疗二型糖尿病的疗效分析[J]. 海峡药学, 2019, 31（11）: 145-146.

[49] 张粉红. 参芪降糖胶囊联合二甲双胍治疗 2 型糖尿病的临床效果[J]. 临床医学研究与实践, 2018, 3（27）: 126-127.

[50] 李宏伟, 张颖辉, 岳国荣. 参芪降糖胶囊治疗糖尿病周围神经病变疗效及对患者血清 ET-1、IL-6、TNF-α 水平的影响[J]. 陕西中医, 2018, 39（8）: 1084-1086+1090.

[51] 单洁, 田霖林, 车立群, 等. 参芪降糖胶囊对 2 型糖尿病合并血脂异常患者糖、脂代谢的影响[J]. 中国实验方剂学杂志, 2015, 21（15）: 168-171.

[52] 杨迎. 参芪降糖胶囊联合格列本脲片治疗 2 型糖尿病的疗效观察[J]. 现代药物与临床, 2015, 30（02）: 161-165.

[53] 李伟, 李旭. 十味玉泉胶囊联合拜糖平治疗气阴两虚型 2 型糖尿病的临床观察[J]. 辽宁中医杂志, 2017, 44（06）: 1207-1209.

[54] 班春梅, 艾菊, 饶卫平, 等. 十味玉泉胶囊联合阿托伐他汀钙治疗 2 型糖尿病合并动脉粥样硬化的临床研究[J]. 中药药理与临床, 2015, 31（1）: 240-242.

[55] 吴殷夏. 十味玉泉胶囊加耳穴治疗糖调节受损临床观察[J]. 中医药临床杂志, 2010, 22（1）: 22-24.

[56] 熊佳, 龚莉琳. 糖乐胶囊治疗 2 型糖尿病的方解及其药理研究[J]. 现代中西医结合杂志, 2017, 26（35）: 3988-3990.

[57] 马原野. 糖乐胶囊对优降糖联合盐酸二甲双胍继发性失效 2 型糖尿病 70 例临床疗效观察和机理分析[J]. 黔东南民族职业技术学院学报, 2007（02）: 15-16.

[58] 来艳. 糖脉康颗粒联合阿仑膦酸钠片对老年 2 型糖尿病合并骨质疏松症患者骨代谢的影响[J]. 中国药物与临床, 2019, 19（15）: 2605-2607.

[59] 永佳, 王雅楠, 永雪薇. 糖脉康颗粒联合格列美脲治疗 2 型糖尿病的临床研究[J]. 现代药物与临床, 2019, 34（7）: 2156-2159.

[60] 庄贵祥. 阿卡波糖联合糖脉康颗粒治疗 2 期糖尿病肾病的临床疗效探究[J]. 现代诊断与治疗, 2018, 29（19）: 3064-3066.

[61] 王彦方, 蓝淑琴, 李霞, 等. 糖脉康颗粒联合羟苯磺酸钙治疗糖尿病视网膜病变的疗效及对血清炎症因子的影响[J]. 中国慢性病预防与控制, 2018, 26（9）: 673-676.

[62] 郭强, 赵欢, 雷星星, 方威, 陈慧臻, 祖义志, 唐小妹, 祝然然, 陈秋. 糖脉康辅助治疗 2 型糖尿病疗效的 Meta 分析[J]. 山东医药, 2016, 56（14）: 47-49.

[63] 张卫生, 赵施竹. 糖尿乐胶囊治疗 2 型糖尿病的临床疗效观察[J]. 中国误诊学杂志, 2008（06）: 1352-1353.

[64] 廖春分, 丁洪成, 廖勇敢, 等. 糖尿灵片治疗阴虚热盛型 2 型糖尿病的疗效及安全性观察[J]. 西部中医药, 2012, 25（08）: 4-6.

[65] 乔红伟. 天芪降糖胶囊联合羟苯磺酸钙治疗早期糖尿病肾病的疗效观察[J]. 实用糖尿病杂志, 2019, 15（02）: 23-24.

[66] 杨庆平, 王冀华, 梁元. 天芪降糖胶囊联合沙格列汀治疗 2 型糖尿病的临床研究[J]. 现代药物与临床, 2019, 34（03）: 771-775.

[67] 许邃, 周圆, 朱雪萍. 天芪降糖胶囊联合氯沙坦治疗早期糖尿病肾病的临床研究[J]. 现代药物与临床, 2018, 33（04）: 888-892.

[68] 侯光明. 天芪降糖胶囊对早期糖尿病肾病及血脂代谢的影响[J]. 中西医结合心脑血管病杂志, 2017, 15（24）: 3221-3223.

[69] 柴红, 路一芳, 肖红珍, 等. 天芪降糖胶囊联合二甲双胍治疗老年 2 型糖尿病伴脑微血管病变的临床观察[J]. 中国药房, 2017, 28（15）: 2053-2057.

[70] 依丽米热·努尔麦麦提, 赵红梅, 热依汗尼沙·亚克亚. 通脉降糖胶囊联合二甲双胍治疗 2 型糖尿病的临床研究[J]. 现代药物与临床, 2019, 34（08）: 2416-2419.

[71] 安先勇, 肖柏春. 通脉降糖胶囊对 2 型糖尿病并脑梗死恢复期患者预后的影响[J]. 解放军医药杂志, 2018, 30（04）: 83-87.

[72] 陈晓枫. 通脉降糖胶囊治疗 2 型糖尿病合并脑梗死恢复期的临床观察[D]. 福建中医药大学, 2016.

[73] 孔德梅. 通脉降糖胶囊用于糖尿病肾病治疗疗效及安全性评价[J]. 糖尿病新世界, 2015（11）: 25-26.

[74] 莫贵臣. 通脉降糖胶囊、α-硫辛酸、甲钴胺联合治疗糖尿病周围神经病变疗效观察[J]. 辽宁中医杂志, 2012, 39（11）: 2227-2228.

[75] 熊泽文, 陈云, 李峻峰. 五黄养阴颗粒治疗 2 型糖尿病合并脂代谢异常临床研究[J]. 中国药物经济学, 2014, 9（04）: 47-49.

[76] 王丽. 消渴安胶囊治疗 2 型糖尿病胫前色素斑的临床观察[D]. 河南中医学院, 2015.

[77] 叶新, 李允, 张燕利, 等. 消渴安胶囊治疗糖尿病周围神经病变的临床观察[J]. 中医药临床杂志, 2015, 27（4）: 500-502.

[78] 覃俏峰. 消渴安胶囊和阿卡波糖对糖耐量减低患者空腹血糖及糖耐量的影响[J]. 中国医药导报, 2012, 9（29）: 101-102+105.

[79] 南征, 南红梅, 何泽, 等. 消渴安胶囊治疗 2 型糖尿病 920 例临床与实验研究[J]. 长春中医学院学报, 2005（01）: 13-15.

[80] 常桂荣, 廖明波, 王多佳, 等. 消渴降糖胶囊治疗糖尿病 95 例[J]. 吉林中医药, 1996（04）: 15.

[81] 王卫红, 孙立娟. 消渴降糖胶囊治疗肥胖 2 型糖尿病的临床观察[J]. 中国老年学杂志, 2005（11）: 131-132.

[82] 李英, 王战建, 旋志刚, 等. 消渴降糖胶囊治疗非胰岛素依赖型糖尿病临床观察[J]. 河北中医, 1999（02）: 79-81.

[83] 余坷坪, 王成剑, 李里, 等. 消渴康颗粒联合甘精胰岛素对糖尿病患者的临床疗效[J]. 中成药, 2019, 41（06）: 1272-1276.

[84] 唐冰霜. 二甲双胍联合消渴康颗粒治疗 2 型糖尿病疗效分析[J]. 名医, 2019（03）: 269.

[85] 顾春涯, 赵沛缪. 消渴康颗粒与利拉鲁肽联用治疗 2 型糖尿病的疗效[J]. 深圳中西医结合杂志, 2018, 28（23）: 145-147.

[86] 张磊, 洪兵. 消渴康颗粒联合盐酸吡咯列酮片治疗 2 型糖尿病阴虚热盛型临床观察[J]. 辽宁中医药大学学报, 2014, 16（12）: 117-119.

[87] 封银曼, 张小平, 王军. 消渴灵胶囊治疗 2 型糖尿病气阴两虚夹瘀证的临床研究[J]. 河南中医, 1998（06）: 354-355, 401.

[88] 戴敏, 彭代银, 訾晓梅, 等. 消渴灵胶囊的降血糖作用[J]. 基层中药杂志, 1998（02）: 38-40.

[89] 龙拥军. 黄连素和养阴降糖片联合治疗 2 型糖尿病疗效观察[J]. 中国社区医师, 2018, 34（08）: 96+98.

[90] 杨丽华, 吕维斌. 养阴降糖片干预糖尿病前期患者 60 例临床观察[J]. 云南中医中药杂志, 2014, 35（7）: 49-50.

[91] 王敬民, 徐青, 陈菊仙, 等. 养阴降糖片联合银杏叶片对早期 2 型糖尿病氧化应激与胰岛素抵抗的干预[J]. 中华中医药学刊, 2013, 31（08）: 1677-1679.

[92] 叶励民. 养阴降糖片治疗 2 型糖尿病胰岛素抵抗的临床观察[J]. 中国民族民间医药, 2009, 18（19）: 74.

[93] 张爱荣. 甘精胰岛素联合益津降糖口服液对老年糖尿病疗效的影响[J]. 中国医学工程, 2015, 23（12）: 33.

[94] 翟传义, 陈子胜. 益肾消渴胶囊治疗 2 型糖尿病 46 例[J]. 浙江中西医结合杂志, 2009, 19（05）: 298-299.

[95] 李兴, 常红叶. 玉兰降糖胶囊治疗 2 型糖尿病临床疗效观察[J]. 中西医结合心脑血管病杂志, 2010, 8（09）: 1046-1048.

[96] 侯光明, 李兴. 玉兰降糖胶囊治疗糖尿病视网膜病变临床研究[J]. 中国医药指南, 2010, 8（11）: 108-110.

[97] 颜文盛. 玉泉颗粒联合沙格列汀和二甲双胍治疗 2 型糖尿病的临床研究[J]. 现代药物与临床, 2017, 32（01）: 76-79.

[98] 郝秀珍, 曲家珍, 王文娟, 等. 玉泉颗粒、益心舒胶囊联合曲美他嗪治疗 2 型糖尿病伴稳定型心绞痛临床研究[J]. 陕西中医, 2016, 37（7）: 868-869.

[99] 吴波, 郑长青. 玉泉颗粒治疗 2 型糖尿病 84 例疗效分析[J]. 湖南中医药大学学报, 2011, 31（04）: 54-55.

[100] 姚晓伟. 玉泉颗粒治疗 2 型糖尿病临床疗效观察[J]. 海峡药学, 2009, 21（1）: 122-123.

[101] 景晓琦, 王凌伟, 原曙春. 玉泉丸治疗 2 型糖尿病的临床效果和治疗安全性分析[J]. 糖尿病新世界, 2019, 22（09）: 65-66.

[102] 王华. 玉泉丸用于控糖效果不佳 2 型糖尿病的疗效及对丙二醛和超敏 C 反应蛋白水平的影响[J]. 中国药业, 2017, 26（24）: 58-60.

[103] 彭聪, 高明松, 孔彩霞, 等. 玉泉丸联合盐酸贝那普利对 2 型糖尿病肾病患者保护作用的机制研究[J]. 湖北中医药大学学报, 2016, 18（6）: 40-42.

[104] 彭聪, 孔彩霞, 高明松, 等. 玉泉丸对 2 型糖尿病肾病患者内皮细胞保护作用的临床观察[J]. 中国中西医结合肾病杂志, 2015, 16（11）: 973-975.

[105] 高翌, 骆天炯, 叶晨玉. 玉泉丸对气阴两虚型接受胰岛素治疗的糖尿病患者血糖波动的影响[J]. 中草药, 2015, 46（15）: 2275-2278.

[106] 林源, 高海燕, 郭亚菊, 等. 珍芪降糖胶囊联合西格列汀片治疗 2 型糖尿病[J]. 吉林中医药, 2017, 37（06）: 560-563.

[107] 陈鼎, 翁雪燕. 瑞格列奈联合珍芪降糖胶囊对老年 2 型糖尿病患者 B 细胞功能的影响研究[J]. 中国生化药物杂志, 2015, 35（08）: 136-139.

[108] 章鸿富. 降糖胶囊治疗 2 型糖尿病 180 例疗效观察[J]. 智慧健康, 2017, 3（15）: 26-28.

[109] 李振衡, 阳梅, 唐丹, 等. 降糖胶囊结合西药治疗气阴两虚型 2 型糖尿病 102 例临床观察[J]. 中医药导报, 2011, 17（02）: 34-36.

[110] 艾淑珍, 粟一欣, 陈小平, 等. 降糖胶囊加格列喹酮对糖尿病的疗效研究[J]. 长沙医学院学报, 2008（2）: 23-28.

[111] 王娟, 张汝学, 贾正平, 等. 降糖胶囊对 2 型糖尿病的治疗作用[J]. 第四军医大学学报, 2008（20）: 1873-1875.

[112] 高永喜, 徐彦博, 姚萍, 等. 山药参芪丸治疗糖尿病的临床及实验研究[J]. 中华中医药学刊, 2011, 29（09）: 1958-1961.

[113] 闫宗敬. 中药消渴丸用于气阴两虚型 2 型糖尿病治疗疗效观察[J]. 糖尿病新世界, 2019, 22（06）: 97-98.

[114] 李伟, 胡亚耘, 段苗, 等. 消渴丸联合艾塞那肽治疗 2 型糖尿病的临床研究[J]. 现代药物与临床, 2018, 33（10）: 2581-2584.

[115] 林凡源. 二甲双胍联合消渴丸在治疗初诊 2 型糖尿病中的效果分析[J]. 临床合理用药杂志, 2018, 11（26）: 47-48.

[116] 赵红磊. 消渴丸联合加味黄芪乌梅汤对 2 型糖尿病患者血糖控制及生活质量的影响[J]. 现代医药卫生, 2018, 34（14）: 2215-2217.

[117] 李志建, 周玉萍. 消渴丸与阿卡波糖结合对老年糖尿病的治疗效果评价[J]. 现代诊断与治疗, 2017, 28（17）: 3162-3164.

[118] 郭传. 消渴丸治疗 2 型糖尿病疗效与安全性的系统评价[D]. 北京中医药大学, 2017.

[119] 刘菊香. 消糖灵胶囊治疗气阴两虚兼瘀型糖尿病 44 例[J]. 中国药业, 2005（9）: 79.

[120] 王元松, 苏秀海, 李文东, 等. 消糖灵胶囊对 2 型糖尿病胰岛素抵抗的影响[J]. 中国中医药信息杂志, 2003（03）:（17-18）+79.

[121] 路志敏, 曹清慧, 杨艳玲, 等. 消糖灵胶囊合二甲双胍治疗 2 型糖尿病 150 例疗效观察[J]. 河北中医, 2002（08）: 563-565.

第 二 章　甲状腺疾病

概　述

　　甲状腺疾病是指所有甲状腺部位在结构上或者功能上的异常，可以分类为甲状腺功能异常（甲状腺功能亢进症或减退症）、甲状腺肿瘤（甲状腺结节、甲状腺癌）和甲状腺炎症（自身免疫甲状腺炎、亚急性甲状腺炎）等。其中亚临床甲状腺疾病发病隐袭，缺乏特异的临床症状，是近年来甲状腺学界关注的热点。

　　中医对甲状腺疾病的认识早在公元前三世纪已有记载，战国时期的《庄子·德充符》即有"瘿"的病名。瘿病，是以颈前喉结两旁结块肿大为主要临床特征的一类疾病，古籍中有称瘿、瘿气、瘿瘤、瘿囊等，主要由情志内伤、饮食及水土失宜引起，并与体质有密切关系。气滞、痰凝、血瘀壅结颈前是瘿病的基本病理。临床常见证型有气滞痰阻、痰结血瘀、肝火旺盛、心肝阴虚四种，以上四种证型之间常发生转化。现代医学以甲状腺肿大为主要临床表现的疾病可参照瘿病辨证论治，如单纯性甲状腺肿、甲状腺功能亢进症、甲状腺炎、甲状腺腺瘤、甲状腺癌等。

　　西医对甲状腺疾病的治疗药物主要有抗甲状腺药物（包括硫脲类药物、碘剂、肾上腺素能阻滞剂、含碘造影剂、放射性碘）和甲状腺激素（包括甲状腺片、左甲状腺素、碘塞罗宁）。中医对甲状腺疾病的治疗原则主要是理气化痰、消瘿散结、活血软坚、滋阴降火，可针对不同的证候选用适当的方药，瘿肿质地较硬及有结节者，配合活血化瘀药；火郁阴伤而表现阴虚火旺者，以滋阴降火为主。对本病的预防应防止情志内伤并注意饮食调摄。

第一节 中 成 药

128　复方夏枯草膏

【药物来源】《中华人民共和国药典临床用药须知·中药成方制剂卷》

【处方组成】 夏枯草、香附（制）、甘草、僵蚕（麸炒）、白芍（麸炒）、当归、陈皮、桔梗、川芎、红花、昆布（漂）、浙贝母、玄参、乌药。

【功能主治】 清火散结，用于瘿瘤瘰疬、结核作痛。

【用法用量】 温开水冲服，每次 9～15g，每日 2 次。

【注意事项】 感冒时暂停服用。

129　甲亢灵片

【药物来源】《中华人民共和国药典临床用药须知·中药成方制剂卷》

【处方组成】 夏枯草、墨旱莲、龙骨（煅）、牡蛎（煅）、丹参、山药。

【功能主治】 平肝潜阳，软坚散结。用于阴虚阳亢所致的心悸、汗多、烦躁、易怒、咽干，以及甲状腺功能亢进见上述证候者。

【用法用量】 口服，每次 6～7 片，每日 3 次。

【注意事项】 ①气郁痰阻所致瘿病慎用。②孕妇慎用。③服药期间饮食宜清淡，忌辛辣食物。

【用药参考】 甲亢灵片具有平肝潜阳、活血软坚散结之功，在改善症状、减慢心率、降低基础代谢率和降低 TT_3、TT_4 方面具有确切的疗效。研究显示，甲亢灵片单用或联合其他药物治疗甲亢患者，以临床症状改善为评价，总有效率可达 82.8%～95.0%[1-2]。

130　五海瘿瘤丸

【药物来源】《中华人民共和国卫生部药品标准·中药成方制剂》

【处方组成】 海带、海藻、海螵蛸、蛤壳、昆布、白芷、木香、海螺（煅）、夏枯草、川芎。

【功能主治】 软坚消肿。用于痰核瘿瘤，瘰疬，乳核。

【用法用量】 口服，每次 1 丸，每日 2 次。

【注意事项】 孕妇忌服，忌食生冷、油腻、辛辣。

【用药参考】 应用本药治疗甲状腺腺瘤，能够显著改善患者的临床症状，增强疗效，能有效调节血清甲状腺激素和免疫炎性因子水平[3]。

131　夏枯草口服液

【药物来源】《中华人民共和国药典》（2015 年版）

【处方组成】 夏枯草。

【功能主治】 清火，散结，消肿，用于火热内蕴所致的头痛、眩晕、瘰疬、瘿瘤、乳痈肿痛、甲状腺肿大、淋巴结核以及乳腺增生见上述证候者。

【用法用量】 口服，每次 10ml，每日 2 次。

【用药参考】

1. 临床疗效 应用本品治疗甲状腺肿、甲状腺炎、甲状腺结节等疾病，有效率可达 66.7%～96.4%。

2. 应用要点 本品为夏枯草的有效成分提取物，具有清肝散郁、化痰散结的功效，现代药理学也证实，夏枯草提取物具有良好的抗炎、抗肿胀、抗病毒、免疫调节作用，还能够抑制肿瘤细胞增殖；此外，本品还能够影响甲状腺炎患者的甲状腺大小和促甲状腺受体抗体，改善甲状腺功能减退的症状。

3. 配伍用药 在临床研究中，夏枯草口服液可联合激素、左甲状腺素钠片、甲状腺片、吲哚美辛等治疗甲状腺炎、甲状腺功能减退症、甲亢等，疗效确切，而且无明显增加的不良反应发生[4-5]。

132　消瘰夏枯草膏

【药物来源】 《中华人民共和国卫生部药品标准·中药成方制剂》

【处方组成】 夏枯草、玄参、昆布、浙贝母、桔梗、甘草、当归、白芍（炒）、川芎、红花、香附（制）、陈皮、乌药、僵蚕。

【功能主治】 清火化痰，调气散结。用于瘰疬、瘿瘤。

【用法用量】 口服，每次 15g，每日 2 次。

133　消瘿气瘰丸

【药物来源】 《中华人民共和国卫生部药品标准·中药成方制剂》

【处方组成】 夏枯草、海藻、昆布、海螵蛸、蛤壳（煅）、海胆、陈皮、枳壳（去瓤麸炒）、黄芩、玄参。

【功能主治】 消瘿化痰。用于肝郁痰结引起的瘿瘤肿胀、瘰疬结核。

【用法用量】 口服，每次 6g，每日 2 次。

134　消　瘿　丸

【药物来源】 《中华人民共和国药典》（2015 年版）

【处方组成】 昆布、海藻、蛤壳、浙贝母、桔梗、夏枯草、陈皮、槟榔。

【功能主治】 散结消瘿。用于痰火郁结所致的瘿瘤初起，以及单纯型地方性甲状腺肿见上述证候者。

【用法用量】 口服，每次 1 丸，每日 3 次，饭前服用；小儿酌减。

【用药参考】 本品理气化痰、活血化瘀、软坚散结的功用，应用本品治疗单纯性或地方性甲状腺肿患者，具有确切的疗效，而且无不良反应发生[6]。

135 消瘿五海丸

【药物来源】 《中华人民共和国卫生部药品标准·中药成方制剂》
【处方组成】 夏枯草、海藻、海带、海螺（煅）、昆布、蛤壳（煅）、木香、川芎。
【功能主治】 消瘿软坚，破瘀散结。用于淋巴腺结核、地方性甲状腺肿大。
【用法用量】 口服，每次 1 丸，每日 2 次，小儿酌减。
【注意事项】 孕妇忌服，忌与甘草同用。
【用药参考】 本品具有消瘿软坚、破瘀散结的功效，联合甲巯咪唑片治疗毒性弥漫性甲状腺肿，总有效率达 96.7%，可显著改善患者的症状体征，提高疗效[7]。

136 小 金 胶 囊

【药物来源】 《中华人民共和国药典》（2015 年版）
【处方组成】 人工麝香、木鳖子（去壳去油）、制草乌、枫香脂、醋乳香、醋没药、五灵脂（醋炙）、酒当归、地龙、香墨。
【功能主治】 散结消肿，化瘀止痛。用于阴疽初起、皮色不变、肿硬作痛、多发性脓肿、瘿瘤、瘰疬、乳岩、乳癖。
【用法用量】 口服，每次 3～10 粒，每日 2 次。小儿酌减。
【注意事项】 孕妇禁用。
【用药参考】

1. 临床疗效　应用本品治疗结节性甲状腺肿、桥本甲状腺炎等症，有效率可达 80%～96.7%，疗效显著。

2. 应用要点　小金胶囊具有温通、活血、消肿、散结、化痰之功，而且现代药理研究也表明本品具有一定的抗炎、免疫调节等作用。治疗痰结血瘀型结节性甲状腺肿患者，能够缩小结节，提高疗效，降低中医症状体征积分，改善症状，应用过程无明显的不良反应和毒副作用。

3. 配伍用药　应用本品联合左甲状腺素钠片治疗结节性甲状腺肿患者，可显著改善患者的甲状腺功能，改善患者症状与体征，降低甲状腺自身抗体，疗效明显。且无明显的不良反应发生，安全可靠[8-9]。

137 小 金 片

【药物来源】 《中华人民共和国药典》（2015 年版）
【处方组成】 人工麝香、木鳖子（去壳去油）、制草乌、枫香脂、醋乳香、醋没药、五灵脂（醋炙）、酒当归、地龙、香墨。
【功能主治】 散结消肿，化瘀止痛。用于阴疽初起、皮色不变、肿硬作痛、多发性脓肿、瘿瘤、瘰疬、乳岩、乳癖。

【用法用量】　口服，每次 2～3 片，每日 2 次。小儿酌减。

【注意事项】　孕妇禁用。

【用药参考】　同"136 小金胶囊"。

138　抑　亢　丸

【药物来源】　《中华人民共和国卫生部药品标准·中药成方制剂》

【处方组成】　羚羊角、白芍、天竺黄、桑椹、延胡索（醋炙）、青皮（醋炙）、香附、玄参、石决明、黄精、黄药子、天冬、女贞子、地黄。

【功能主治】　育阴潜阳，豁痰散结，降逆和中。用于瘿病（甲状腺功能亢进）引起的突眼、多汗心烦、心悸怔忡、口渴、多食、肌体消瘦、四肢震颤等。

【用法用量】　口服，每次 1 丸，每日 2 次。

【用药参考】

1. 临床疗效　应用本品治疗桥本甲状腺性甲亢，其治疗总有效率可达 88.5%～94.92%。

2. 应用要点　本品具有育阴潜阳、豁痰散结、降逆和中的功效，现代药理研究表明，抑亢丸可以对甲状腺功能进行抑制，缓解甲亢症状，调节机体免疫功能，积极促进淋巴细胞转化，增强自身免疫力。

3. 配伍用药　临床多应用本品联合硒、甲巯咪唑等药治疗甲亢（桥本甲状腺炎性甲亢）患者，不仅疗效显著，而且能够调节机体的免疫功能，促进患者康复。而通过用药期间的肝肾功能、血常规检测，患者无明确的不良反应发生[10-13]。

第二节　西　药

一、甲状腺激素

甲状腺分泌 T_4 和 T_3，其分泌受腺垂体促甲状腺激素（TSH）所调节，而 TSH 又受下丘脑促甲状腺素释放激素（TRH）的兴奋刺激作用。外周 T_3、T_4 以及 T_4 在垂体经 5′脱碘酶转变的 T_3 可反馈抑制 TSH 分泌，故 TRH-TSH-TH（T_4、T_3）轴是指下丘脑-垂体-甲状腺三者自上而下的刺激兴奋作用与下级腺体对上级腺体的负反馈抑制作用，该作用在诊断和防治甲状腺疾病中均起重要作用，为诊断和治疗奠定理论基础。

【适应病症】

1. 各种原因引起的甲状腺激素缺乏（甲状腺功能减退症或黏液性水肿）的替代治疗，但亚急性甲状腺炎恢复期出现的暂时性亚临床甲状腺功能减退症一般不需要替代治疗。

2. 非地方性单纯性甲状腺肿。

3. 预防和治疗甲状腺结节进一步肿大。

4. 促甲状腺激素依赖性甲状腺癌的辅助治疗，甲状腺癌术后替代治疗和抑制肿瘤生长。

5. 抗甲状腺治疗过程中的辅助用药，以防止甲状腺功能减退症状的发生和甲状腺进一步肿大以及突眼。

6. 防止颈部放疗患者甲状腺癌的发生。

7. 防止某些药物如碳酸锂、水杨酸盐及磺胺类药物所致甲状腺肿作用。

8. 甲状腺功能试验的抑制剂，此用途限于 T_3。

【药理作用】

成人甲状腺每日约分泌 T_4 80～100μg，T_3 20～30μg。血液循环中的甲状腺素全部来源于甲状腺合成，T_3 大部分是 T_4 在肝、肾等脏器中转化而成。在循环中绝大部分与血浆蛋白[主要是甲状腺素结合球蛋白（TBG）]结合，仅约 0.03% 的 T_3 和 0.3% 的 T_4 以游离形式存在，只有游离型甲状腺激素才能进入靶细胞而发挥生物效应。

T_3 与其受体的亲和力较 T_4 高 10 倍，作用增强 4 倍，故 T_3 是主要的具有活性的甲状腺激素，而 T_4 则被视为激素原，游离 T_4 进入靶细胞后转化为 T_3 发挥作用。T_4 半衰期为 6～8 天而 T_3 为 1 天。

甲状腺激素不断脱碘而降解，少量甲状腺激素在肝内降解并与葡萄糖醛酸和硫酸结合后，通过胆汁排泄。

甲状腺激素对机体的作用广泛，具有促进分解代谢（生热作用）和合成代谢的作用，对人体正常代谢及生长发育有重要影响，对婴幼儿中枢神经的发育甚为重要，其可促进神经元和轴突的生长以及突触的形成。

甲状腺激素的基本作用是诱导新生蛋白质包括特殊酶系的合成，调节蛋白质、糖类和脂肪三大营养物质以及水、盐和维生素的代谢。由于甲状腺激素诱导细胞 Na^+-K^+ 泵（Na^+，K^+-ATP 酶）的合成并增强其活力，使能量代谢和氧化磷酸化增强。甲状腺激素（主要是 T_3）与核内特异性受体相结合，后者发生构型变化，形成二聚体，激活的受体与 DNA 甲状腺激素应答元件上特异的序列相结合，从而调控基因（甲状腺激素的靶基因）的转录和 mRNA 表达，促进新的蛋白质（主要为酶）合成。

【不良反应】
甲状腺激素如用量适当一般无任何不良反应。使用过量则引起心动过速、心悸、心绞痛、心律失常、头痛、神经质、兴奋、不安、失眠、骨骼肌痉挛、肌无力、震颤、出汗、潮红、怕热、发热、腹泻、呕吐、体重减轻等类似甲状腺功能亢进的症状。T_3 起效快、半衰期短，故 T_3 过量时不良反应的发生较 T_4 或甲状腺素干片快，减量或停药可使所有症状消失。T_4 半衰期长，T_4 过量所致不良反应者的症状消失较缓慢。甲状腺激素长期慢性过量可导致骨质疏松症。

【药物相互作用】
1. 糖尿病患者服用甲状腺激素应适当增加胰岛素或降糖药剂量。
2. 甲状腺激素与抗凝药如双香豆素合用时，后者的抗凝作用增强，可能引起出血，应根据凝血酶原时间调整抗凝药剂量。
3. 本类药与三环类抗抑郁药合用时，两类药的作用效应及不良反应均有所增强，应注意调整剂量。
4. 服用雌激素或避孕药者，因血液中甲状腺素结合球蛋白水平增加，合用时甲状腺激素剂量应适当增加，以保证游离型甲状腺激素的供给。
5. 考来烯胺或考来替泊可以减弱甲状腺激素的作用，两类药配伍使用时，应间隔 4～5 小时服用，并定期测定甲状腺功能。
6. 较大剂量 β 肾上腺素受体拮抗药可减少外周组织 T_4 向 T_3 的转化，与 L～T_4 合用时应予注意。

【注意事项】
1. 因甲状腺激素只有极少量可透过胎盘屏障，由乳汁排泄亦甚微，故妊娠期妇女和哺乳期妇女用甲状腺激素替代治疗时对胎儿或婴儿无不良影响。而妊娠期甲状腺激素不足对胎儿不利，必须积极补充。
2. 老年患者对甲状腺激素较敏感，超过60岁者甲状腺激素替代需要量比年轻人约低25%。
3. 下列情况应慎用：①心血管疾病，包括冠心病、心绞痛、动脉硬化、高血压、心肌梗死等患者。②对病程长、病情重的甲状腺功能减退症或液性水肿患者使用本类药物应谨慎小心，开始用小剂量，以后缓慢增加直至生理替代剂量。③伴有腺垂体功能减退症或肾上腺皮质功能不全患者应先用糖皮质激素，待肾上腺皮质功能恢复正常后再同用本类药，以免发生肾上腺危象。

【给药说明】
1. 用药应高度个体化，正确掌握剂量，每日按时服药，甲状腺功能减退症者一般要终身替代治疗；治疗期间应根据症状、体征及有关实验室检查（包括 T_3、T_4 或 FT_3、FT_4，超敏 TSH）的结果调整剂量，以维持 FT_3 或 FT_4 以及超敏 TSH 在正常范围时的剂量为最适剂量。
2. 避免与其他药物同时服用，以免可能干扰甲状腺激素作用。
3. 各种常用甲状腺激素制剂的等效剂量为：甲状腺素干片 60mg，左甲状腺素钠 50～60μg，三碘甲腺原氨酸钠 20～25μg。甲状腺素干片中的甲状腺激素含量不恒定，其实际效应一般为其标定剂量的 90%～110%，T_3、T_4 二者的比值也不稳定，T_3 含量相对较大。甲状腺激素替代治疗一般用左甲状腺素钠（T_4），而三碘甲腺原氨酸钠（T_3）因其血药浓度不稳定，仅用于黏液性水肿昏迷，甲状腺激素抵抗综合征或外周甲状腺激素代谢障碍者。甲状腺素干片目前已较少应用。

4. 伴有心血管疾病的甲状腺功能减退症患者，替代治疗要注意心肌缺血或心律失常的出现，防止加药过快或过量。

139　碘塞罗宁钠（三碘甲腺原氨酸钠）
Liothyroninesodium（T_3）

【适应病症】　各种原因引起的甲状腺功能减退症、甲状腺危象。

【药理作用】　在甲状腺功能正常情况下，T_3 在血中 $t_{1/2}$ 约为 1 天，在甲状腺功能减退症时略延长，在甲状腺功能亢进症时约为 0.6 天。

【给药说明】　T_3 主要用于治疗需要迅速见效的甲状腺功能减退症患者，但在一般替代治疗中应首选 T_4。T_3 作用快，用药后数小时即发挥效应，24～72 小时作用达高峰，停药后作用持续 24～72 小时，每日剂量宜分 2～3 次口服。

【注意事项】　美国 FDA 妊娠期用药安全性分级为口服给药 A。

【用法与用量】

1. 口服。①治疗甲状腺功能减退症：开始剂量为一日 10～25μg，分 2～3 次，每 1～2 周递增 10～25μg，直至甲状腺功能恢复正常。维持量为一日 25～50μg。对于年龄偏大、心功能不全或严重长期甲状腺功能减退症患者，开始剂量宜小、增加剂量时幅度应小、加量速度要慢。②诊断甲状腺功能亢进症（T_3 抑制试验）：一日 80μg，分 3～4 次，连用 7～8 天，服药前、后进行放射性碘摄取试验。甲状腺功能亢进症者，甲状腺对碘的摄取不被抑制，而正常人则受到抑制。本试验已为超敏 TSH 测定所取代，而毒性结节性甲状腺肿可为放射性碘摄取试验所证实。

2. 静脉注射，对黏液性水肿昏迷患者，首次剂量 40～120μg，以后每 6 小时 5～15μg，直到患者清醒后改为口服。

【制剂与规格】　碘塞罗宁钠片：20μg。

注射用碘塞罗宁钠：20μg。

140　左甲状腺素钠
Levothyroxine Sodium（L～T_4）

【适应病症】　各种原因引起的甲状腺功能减退症、甲状腺癌术后。

【药理作用】　在甲状腺功能正常时，T_4 在血中 $t_{1/2}$ 为 6～7 天，甲状腺功能减退症时为 9～10 天，甲状腺功能亢进症时为 3～4 天。T_4 在周围组织中脱碘形成 T_3 而生物效应加强，形成反 T_3 而失去活性，T_3 也通过脱碘而失活。部分甲状腺素在肝脏中代谢，代谢产物由胆汁排泄。

【注意事项】

1. 甲状腺激素不易透过胎盘，因此甲状腺功能减退症患者在妊娠期间无需停药，微量的甲状腺激素可从乳汁排出。

2. 美国 FDA 妊娠期用药安全性分级为口服给药 A。

【给药说明】　T_4 用于治疗甲状腺功能减退症，由于其半衰期长，口服后 1～2 周才能达到最高疗效，停药后作用可持续 1～3 周，每日只需服药 1 次，由于其吸收不规则，最好在空腹时服用。

【用法与用量】

1. 口服。①一般开始剂量为一日 25～50μg，每 2～4 周增加 25μg，直到完全替代剂量，一般为 100～150μg；维持量一日 75～125μg。足量替代时 T_3、T_4 和 TSH 均恢复正常。②高龄患者、心功能不全者及严重黏液性水肿患者，开始剂量应减为一日 12.5～25μg，以后每 4～8 周递增 25μg，不必要求达到完全替代剂量，一般一日 75～100μg 即可。

2. 静脉注射，适用于黏液性水肿昏迷患者，首次剂量宜较大，为 200～400μg，以后一日 50～100μg，直到患者清醒后改为口服。

【儿科用法与用量】　婴儿及儿童甲状腺功能减退症：必须尽早足量替代治疗，以保证体格及智力正常发育。每日完全替代剂量：6 个月以内按体重 6～8μg/kg，6～12 个月 6μg/kg，1～5 岁 5μg/kg，6～12 岁 4μg/kg。开始时应用完全替代剂量的 1/3～1/2，以后每 2 周逐渐增量。

【制剂与规格】　左甲状腺素钠片：①25μg；②50μg；③100μg。

左甲状腺素钠注射液：①1ml：100μg；②2ml：200μg；③5ml：500μg。

二、抗甲状腺药

甲状腺功能亢进症（简称甲亢）可因甲状腺激素产生和释放过多所致，也可因服用甲状腺激素过多所引起。最常见的原因为自身免疫性甲状腺病（Graves 病、桥本甲状腺炎）、亚急性甲状腺炎，也可为毒性多结节性甲状腺肿、碘甲亢、高功能甲状腺腺癌、垂体 TSH 瘤引起。除有甲亢表现外，甲状腺功能检测显示 TT4、FT4、TT3、FT3 增加，而 TSH 降低显著（垂体 TSH 瘤时 TSH 增高）。Graves 病时甲状腺自身抗体如 TSI、TPO 抗体可增加、甲状腺摄碘率增加；毒性腺瘤扫描可显示热结节，但炎症和肉芽肿甲亢时摄碘率可减低，所以后者不必用抗甲状腺药物，可用 β 肾上腺素受体拮抗药消除症状。对于因甲状腺素产生过多者可用抗甲状腺药，抗甲状腺药包括硫脲类的甲硫氧嘧啶及丙硫氧嘧啶，咪唑类的甲巯咪唑（他巴唑）及卡比马唑。本类药是治疗甲亢所必需的，可单独用于治疗甲亢，或作为甲状腺次全切除的术前准备，或为放射性碘治疗的辅助治疗。β 肾上腺素受体拮抗药如普萘洛尔可作为甲亢治疗的辅助药物。抑制甲状腺激素释放过多可用碘化物或碳酸锂等，仅限于特殊情况。

【药理作用】抗甲状腺药抑制甲状腺激素的合成，其作用机制是抑制甲状腺内过氧化物酶，从而阻碍吸聚到甲状腺内碘化物的氧化和有机化及碘酪氨酸的偶联，阻碍甲状腺素（T_4）和三碘甲腺原氨酸（T_3）的合成。丙硫氧嘧啶在外周组织中抑制 T_4 转变为 T_3。硫脲类和咪唑类抗甲状腺药除阻碍甲状腺激素合成外，还有轻度的免疫抑制作用，可抑制 B 淋巴细胞合成抗体，降低血循环中甲状腺刺激性抗体水平，使抑制性 T 细胞功能恢复正常，这些作用可能是促使

Graves 病中免疫紊乱得到缓解的原因。丙硫氧嘧啶与血浆蛋白结合率可达 75%，通过胎盘较少，血浆半衰期为 75 分钟，可聚集于甲状腺内，丙硫氧嘧啶还能抑制 T_4 转换成 T_3。甲巯咪唑不与血浆蛋白结合，主要聚集于甲状腺，血浆半衰期为 4～6 小时；肝病时代谢消除降低，血药浓度升高，而通过胎盘屏障和乳汁的药量亦稍多。

【不良反应】 硫脲类抗甲状腺药物的不良反应大多发生在用药的最初 2 个月。

1. 较多见的不良反应 皮疹或皮肤瘙痒，此时需根据情况停药或减量，并加用抗过敏药物，待过敏反应消失后再重新由小剂量开始，必要时更换一种制剂。

2. 严重不良反应 血液系统异常，轻度白细胞减少较多见；严重的粒细胞缺乏症较少见，可无先兆症状即发生，有时可出现发热、咽痛，应及时停药并查血常规，及早处理。再生障碍性贫血也可能发生。因此，在治疗过程中，尤其是最初 2 个月应定期检查血象，并嘱患者一旦出现发热、咽痛症状时即刻来诊。

3. 红斑狼疮样综合征 表现为发热、间质性肺炎伴咳嗽气促、肾炎和累及肾脏的脉管炎等，更多见于服用丙硫氧嘧啶者。

4. 肝损害 可发生氨基转移酶增高、黄疸，停药后黄疸可持续 10 周。丙硫氧嘧啶可以引起致命性的暴发性肝坏死。

5. 其他少见的血液系统并发症 血小板减少症、凝血酶原减少或因子Ⅶ减少。

6. 其他不良反应 味觉减退、恶心、呕吐、上腹部不适、关节痛等。

【药物相互作用】

1. 硫脲类抗甲状腺药物之间存在交叉过敏反应。

2. 与抗凝药合用，可增强抗凝作用。

3. 高碘食物或药物的摄入可使甲亢病情加重，使抗甲状腺药需要量增加或用药时间延长。

【注意事项】

1. 妊娠期用药 甲巯咪唑、丙硫氧嘧啶等可透过胎盘屏障并引起胎儿甲状腺功能减退症及甲状腺肿大，甚而在分娩时造成难产、窒息。另一方面，有明显甲亢的妊娠期妇女如不加以控制，对母亲及胎儿皆有不利的影响。如果抗甲状腺药物的剂量较小，甲巯咪唑<15mg/d 或丙硫氧嘧啶<150mg/d（后者因通过胎盘屏障较少而首选），则发生甲状腺肿和甲状腺功能减退症的风险并不高，因此对患甲亢的妊娠期妇女宜采用最小有效剂量。在判断妊娠期妇女甲亢是否控制时，应考虑正常妊娠期妇女心率偏快、代谢率较高、血清总 T_4 因甲状腺素结合球蛋白增多而偏高等因素。妊娠期妇女在妊娠后期，甲亢病情可减轻，此时可减少抗甲状腺药物的用量。部分患者于分娩前 2～3 周可停药。分娩后不久甲亢的病情还可重新明显起来。

2. 哺乳期用药 甲巯咪唑和丙硫氧嘧啶可由乳汁分泌，哺乳期妇女服用较大剂量抗甲状腺药物时，可能引起婴儿甲状腺功能减退症，故不宜哺乳。但也有认为不受影响，适用于哺乳期妇女。目前尚无确切定论，有待进一步研究。

3. 小儿和老年人用药 小儿用药应根据病情调节用量，甲亢控制后及时减量，避免出现甲状腺功能减退症。老年人尤其是肾功能减退者，用药量应减少。如发生甲状腺功能减退症，应及时减量或加用甲状腺素片。

4. 下列情况应慎用 ①外周血白细胞计数偏低。②对硫脲类药物过敏。③肝功能异常。

【给药说明】

1. 用药剂量应个体化，根据病情、治疗反应及甲状腺功能检查结果随时调整。

2. 每日剂量分次口服，间隔时间尽可能平均。

3. 甲亢手术前 7～10 天应加用碘化物，以减轻甲状腺充血、胶质增多、质地变硬，便于手术。

4. 放射性碘治疗前应停用抗甲状腺药，以减少对放射性碘摄取的干扰。放射性碘治疗后 3～7 天可恢复用药，以促使甲状腺功能恢复正常。

5. 如出现甲状腺功能减退（甲减）症状和体征，应减量并辅以甲状腺激素制剂。

6. 如出现粒细胞缺乏或肝炎的症状和体征，应停止用药，并予以对症支持疗法。轻度白细胞减少不必停药，但应加强观察、复查血象。严重粒细胞缺乏时，应给予刺激白细胞生长制剂并预防感染。

7. 出现严重皮疹或颈淋巴结肿大时应停药观察。

8. 疗效观察及疗程 经适量抗甲状腺药物治疗约 2 周，症状开始好转；经 8～12 周后，病情可得到控制。此时应减量，否则会出现甲状腺功能减退症。减量期可历时约 8 周，先减至原用量的 2/3，然后减至 1/2，如病情稳定，可继续减至维持量。维持量应根据病情适当增减。疗程一般为 12～18 个月。达到此阶段后，如病情控制良好，所需维持量甚小，甲状腺肿大减轻，血管杂音减弱或消失，血中甲状腺自身抗体（甲状腺兴奋性抗体）转为阴性，则停药后持续缓解的可能性较大，反之则停药后复发的可能性大。对于后一类患者宜延长抗甲状腺药物的疗程，或考虑改用甲状腺手术或放射性碘治疗。

141 丙硫氧嘧啶
Propylthiouracil

【适应病症】 用于甲状腺功能亢进症，参阅"甲巯咪唑"。

【药理作用】 丙硫氧嘧啶口服后由胃肠道迅速吸收，经代谢后广泛分布于全身，但浓集于甲状腺。丙硫氧嘧啶的血浆蛋白结合率为 76.2%，在血中半衰期甚短（1～2 小时），但生物作用时间较长。丙硫氧嘧啶及其代谢产物由尿排泄，能较少透过胎盘屏障，并经乳汁分泌。

【注意事项】

1. 可引起粒细胞减少及肝功能损害。基线水平时，中性粒细胞计数小于 $0.5×10^9/L$ 或肝氨基转移酶升高大于正常高限的 3 倍，不宜选用抗甲状腺药物治疗。甲状腺功能亢进症本身可导致肝功能轻度异常，丙硫氧嘧啶可能引起约 1/3 患者暂时性血清氨基转移酶升高，可引起 3%患者的氨基转移酶高于正常高限 3 倍，发生率高于甲巯咪唑。丙硫氧嘧啶引起不良反应无剂量依赖性。

2. 丙硫氧嘧啶会引起抗中性粒细胞胞浆抗体（ANCA）阳性的小血管炎，发生风险随着用药时间延长而增加。

3. 美国 FDA 妊娠期用药安全性分级为口服给药 D。

【用法与用量】 口服，成人开始剂量一般为一日 300mg，视病情轻重一日 150～400mg，分次口服，丙硫氧嘧啶的作用时间较短，根据甲状腺功能亢进的严重程度，常需每日 2～3 次给药。临床症状和甲状腺功能检查恢复正常后，丙硫氧嘧啶常减量至 50mg/次×（2～3）次/日维持。甲状腺危象时剂量一日 600～800mg，此时需每隔 6 小时一次，以减少 T_4 转换成 T_3。病情控制后逐渐减量，维持量一日 50～150mg，视病情调整。

【儿科用法与用量】 口服，小儿开始剂量按体重一日 4mg/kg，分次口服；维持量酌减。

【儿科注意事项】 用药过程中须定期复查血常规和肝功能，避免不良反应。

【制剂与规格】 丙硫氧嘧啶片：①50mg；②100mg。

142　甲巯咪唑（他巴唑）
Methimazole

【适应病症】 用于各种类型的甲状腺功能亢进症，包括 Graves 病（伴自身免疫功能紊乱、甲状腺弥散性肿大可有突眼）、甲状腺腺瘤、结节性甲状腺肿及甲状腺癌所引起者。在 Graves 病中，尤其适用于以下患者：

1. 病情较轻，甲状腺轻至中度肿大患者。

2. 青少年及儿童、老年患者。

3. 甲状腺手术后复发，又不适于用放射性 ^{131}I 治疗者。

4. 手术前准备。

5. 作为 ^{131}I 放疗的辅助治疗。

【药理作用】 本品口服后由胃肠道迅速吸收，吸收率为 70%～80%，广泛分布于全身，但浓集于甲状腺，在血液中不和蛋白质结合，$t_{1/2}$ 约 3 小时（也有报道为 4～14 小时），其生物学效应能持续相当长时间。甲巯咪唑及代谢产物的 75%～80% 经尿排泄。易通过胎盘并能经乳汁分泌。

【注意事项】

1. 使用抗甲状腺药物的患者出现发热性疾病和咽炎时应检查白细胞分类计数。尽管粒细胞缺乏症的发生频率很低，但常突然发生且严重。

如在使用甲巯咪唑或丙硫氧嘧啶过程中出现粒细胞缺乏症或严重的副作用，更换为另一种药物是绝对禁忌，因为两种药物制剂的不良反应风险存在交叉。两药交叉反应的发生率约为 50%。

2. 典型的甲巯咪唑肝毒性是引起胆汁淤积，肝细胞疾病罕见。

3. 甲巯咪唑引起的不良反应呈剂量依赖性。

4. 美国 FDA 妊娠期用药安全性分级为口服给药 D。使用了甲巯咪唑的母亲所分娩婴儿罕见出现头部皮肤发育不良。在妊娠开始 3 个月使用甲巯咪唑可能会引起包括后鼻孔、食管闭锁的胚胎先天性发育缺陷。

【用法与用量】 口服，成人，开始用量一般为一日 20～30mg，可按病情轻重在一日 15～40mg 范围内调整，分次口服；病情控制后，逐渐减量；维持量按病情需要一日 5～15mg，疗程一般 12～18 个月。

【儿科用法与用量】 口服，开始时剂量为按体重一日 0.4mg/kg，分次口服，维持量按病情决定。

【儿科注意事项】　用药过程中须定期复查血常规，避免不良反应。

【制剂与规格】　甲巯咪唑片：①5mg；②10mg。

143　甲巯咪唑软膏
Thamazol Ointment

【适应病症】　治疗甲状腺功能亢进症的外用靶向治疗药物，治疗甲状腺功能亢进症以及用于甲状腺功能亢进症患者在甲状腺次全切除术或放射性碘治疗之前的症状改善。

【药理作用】　主要通过抑制甲状腺激素合成而治疗甲状腺功能亢进，不阻断甲状腺中及血液中已合成的甲状腺激素，也不影响口服或注射途径给予的甲状腺激素。

【不良反应】

1. 局部皮肤不良反应　瘙痒、灼热、脱屑、丘疹等，大多较轻，1~2周后可自行消失。

2. 全身不良反应　少于口服途径给药，主要为肝功能异常及白细胞减少。

【药物相互作用】

1. 硫脲类抗甲状腺药物之间存在交叉过敏反应。

2. 与抗凝药合用，可增强抗凝作用。

3. 高碘食物和药物摄入可使甲亢加重，用药剂量可能需增加，用药时间应延长。

4. 与能减少粒细胞药物合用可增加粒细胞减少的风险。

【注意事项】

1. 为减少局部不良反应，注意保持颈部皮肤清爽；涂敷软膏轻轻搓揉；局部尽可能不用肥皂或用碱性较小的香皂；若局部反应较重，须暂停用药并请皮肤科协助治疗。

2. 定期检查肝功能和血象，有严重不良反应及时停药并进行对症治疗。肝功能不全及白细胞计数较低者慎用。

3. 不可与其他外用涂抹剂在局部同时应用。

4. 妊娠期及哺乳期用药　妊娠期妇女用药可通过胎盘屏障而对胎儿造成不良影响，妊娠期妇女使用本品前应权衡利弊。甲巯咪唑可经乳汁分泌，因缺乏相关临床资料故乳母禁用。

5. 儿童用药　尚无研究资料，不推荐使用。

【禁忌证】　对本品高敏及局部皮肤有破损者禁用。

【用法与用量】　局部透皮给药：用定量泵每次按压挤出软膏0.2g（含甲巯咪唑10mg）均匀涂敷于颈前甲状腺表面皮肤（在喉结及胸骨上窝之间，甲状腺明显肿大者局部隆起部位），用手指在局部轻轻搓揉3~5分钟以使药物进入甲状腺内。经随机临床研究证实局部涂抹本品"每日3次，每次10mg"的临床疗效与口服甲巯咪唑片"每日3次，每次10mg"相似。

【制剂与规格】　甲巯咪唑软膏　10g：0.5g甲巯咪唑。

144　卡比马唑
Carbimazole

【适应病症】　用于甲状腺功能亢进症，参阅"甲巯咪唑"。现已较少应用。

【药理作用】 甲巯咪唑的前体——卡比马唑在体内快速转换为甲巯咪唑（10mg 的卡比马唑转换成 6mg 的甲巯咪唑），甲巯咪唑和卡比马唑的作用方式是相同的。本品在体内逐渐水解成甲巯咪唑后发挥作用，故作用缓慢，疗效维持时间较长。

【禁忌证】 美国 FDA 妊娠期用药安全性分级为口服给药 D。

【用法与用量】 口服，成人开始剂量一般一日 30mg，视病情轻重调整为一日 15～40mg，分次口服，病情控制后逐渐减量。维持量按病情需要一日 5～15mg，疗程一般 12～18 个月。

【儿科用法与用量】 口服，开始时用量按体重 0.4mg/（kg·d），分次口服，维持量约减半，按病情决定。

【制剂与规格】 卡比马唑片：5mg。

145　普萘洛尔
Propranolol

抗甲状腺药物 ATD 控制甲亢症状需 6～12 周甚至更长时间，与甲状腺不断分泌甲状腺激素有关。患者交感神经系统处于兴奋状态，儿茶酚胺分泌并不增加，但对儿茶酚胺敏感的 β 肾上腺素受体数量上调，故有心悸、心动过速、焦虑、神经质和出汗过多，可用 β 肾上腺素受体拮抗药解除其症状。

【适应病症】 治疗甲状腺功能亢进症主要用于以下情况：

1. 甲状腺危象或危象先兆。

2. 甲状腺次全切除术的术前准备。

3. 对病情较重的甲亢患者在抗甲状腺药物或放射性碘治疗尚未起效前用以控制症状。

【药理作用】 甲亢时甲状腺激素分泌过多，导致 β 肾上腺素能效应亢进，此时儿茶酚胺的释放并不增多。甲亢的许多症状系 β 肾上腺素能效应过高所引起，应用普萘洛尔后，甲亢的症状可得到控制，甲状腺激素的分泌并不减少，但外周组织中 T_4 向 T_3 的转变减少，从而减轻症状。

【禁忌证】

1. 支气管哮喘、慢性阻塞性肺疾病、心脏传导阻滞患者禁用。

2. 对本品过敏者禁用。

【给药说明】

1. 甲亢性心脏病合并心功能不全、心率明显加快者也可应用，但本品可使心脏收缩功能减弱，故需慎重。

2. 术前准备　其优点为起效快、疗程短，往往数天至 1 周左右即可控制症状，使心率降至正常范围。由于本品作用时间往往短暂，故必须一直用药到手术当日清晨，在手术中必要时需静脉注射，手术后也需继续应用，一直到 T_4、T_3 水平降至正常。单用本品做手术前准备不如抗甲状腺药物加碘剂可靠，故主要用于不能耐受抗甲状腺药物者及急需紧急手术者。

【用法与用量】

1. 甲状腺功能亢进　口服，一般甲亢患者，一次 10～20mg，一日 3 次；甲状腺危象者，一次 20～80mg，每 4～6 小时 1 次。

2. 术前准备　一次 20～40mg，每 6 小时口服 1 次，必要时加量，直到甲亢症状控制、心率降至正常范围，手术当日清晨还需服药 1 次，手术后需继续服用数日；以后根据病情逐渐减量，如病情稳定，可在 1 周后停药。剂量较大时注意可能发生直立性低血压。

【制剂与规格】　盐酸普萘洛尔片：10mg。

盐酸普萘洛尔注射液　5ml：5mg。

三、碘与碘制剂

146　碘
Iodine

【适应病症】

1. 地方性甲状腺肿的治疗和预防。

2. 甲状腺手术前准备。

3. 甲状腺危象。

4. 核泄漏意外事件中可防止放射性碘进入甲状腺而致癌变。

【药理作用】　碘为合成甲状腺激素的原料之一，正常人每日需碘 100～150μg。甲状腺具有浓集碘的能力，甲状腺内含碘量约为人体内总碘量的 80%，缺碘可引起甲状腺激素合成不足、甲状腺功能减退、甲状腺代偿性肿大；碘过量则可引起甲状腺功能亢进，所谓碘甲亢；但也有引起甲减和甲状腺肿大者。

【不良反应】

1. 过敏反应不常见。可在服药后立即发生或数小时后出现血管性水肿，表现为上肢、下肢、颜面部、口唇、舌或喉部水肿，也可出现皮肤红斑或风疹、发热、不适。

2. 关节疼痛、嗜酸性粒细胞增多、淋巴结肿大，但不常见。

3. 长期服用可出现口腔与咽喉部烧灼感、流涎、金属味、牙齿和牙龈疼痛、胃部不适、剧烈头痛等碘中毒症状；也可出现高钾血症，表现为神志模糊、心律失常、手足麻木刺痛、下肢沉重无力。

4. 腹泻、恶心、呕吐和胃痛等消化道不良反应，不常见。

5. 周围动脉炎、类白血病样嗜酸性粒细胞增多，罕见。

【药物相互作用】

1. 与抗甲状腺药物合用，可能导致甲状腺功能减退症和甲状腺肿大。

2. 与血管紧张素转换酶抑制药合用以及与留钾利尿药合用时，易致高钾血症，应监测血钾。

3. 与锂盐合用时，可能引起甲状腺功能减退症和甲状腺肿大。

4. 与 ^{131}I 合用时，将减少甲状腺组织对 ^{131}I 的摄取。

【注意事项】

1. 有口腔疾病患者慎用，因浓碘液可致唾液腺肿胀、触痛，口腔与咽喉部烧灼感、流涎、金属味，牙齿和牙龈疼痛。

2. 急性支气管炎、肺水肿、肺结核、高钾血症、甲状腺功能亢进症、肾功能受损者慎用。

3. 应用本品能影响甲状腺功能，影响甲状腺摄碘率的测定，甲状腺核素扫描显像结果亦受影响，这些检查均宜安排在应用本品前进行。

4. 碘化物能通过胎盘，造成胎儿甲状腺功能异常和（或）甲状腺肿大，妊娠期妇女使用应慎重。

【禁忌证】

1. 对碘化物过敏者禁用。

2. 碘化物能分泌入乳汁，哺乳易致婴儿皮疹、甲状腺功能受到抑制，故妇女哺乳期间禁用。

3. 婴幼儿使用碘液易致皮疹，影响甲状腺功能，除缺碘患者外应禁用。

【给药说明】 短期内给予大量碘化物可抑制甲状腺激素的合成和释放，在甲状腺危象时，给予大剂量碘剂可迅速见效。碘能使肿大增生的甲状腺血液供应减少，使甲状腺体积缩小、质地变硬，在甲状腺功能亢进症中用作手术前准备。碘不应作为治疗甲亢的常规用药，因碘的作用主要为抑制甲状腺激素的释放，而抑制甲状腺内碘的有机化只是暂时的，用碘数周后即出现"脱逸"现象。地方性甲状腺肿用碘治疗，应避免剂量过大，以免诱发甲亢。

【用法与用量】 为减少刺激可用冷开水稀释后服用或与食物同服。成人和青少年常用量如下：

1. 甲状腺切除术的术前用药　与抗甲状腺药物合用，术前10～14天开始口服复方碘溶液，一日3次，一次3～5滴（0.1～0.3ml）。

2. 救治甲状腺危象　口服，每6小时30～45滴（1.5～2.0ml），应在服抗甲状腺药物1小时后给予。如病情紧急，有条件时可用该药注射剂静脉滴注。危象缓解后，及早手术治疗。

3. 预防地方性甲状腺肿　根据当地缺碘情况而定，一般一日100μg。

4. 治疗地方性甲状腺肿　早期患者口服碘化钾一日15mg，20日为一个疗程，隔3个月再服一个疗程；或口服复方碘溶液，一日0.1～0.5ml，2周为一个疗程。

【制剂与规格】 复方碘溶液：碘5%，碘化钾10%。

碘注射液　2ml：碘0.2g、碘化钾0.2g。

147　碘 化 油
Iodinatedoil

【适应病症】 预防和治疗地方性甲状腺肿、地方性克汀病。

【药理作用】 本品能防治因缺碘所致的甲状腺组织形态学改变和甲状腺功能异常。

【药物相互作用】 参阅"碘"。

【注意事项】 严重慢性病患者和严重消化道溃疡患者慎用。

【禁忌证】 甲状腺功能亢进症患者禁用。

【用法与用量】 颗粒剂于饭后用温开水冲服。一次0.4～0.6g，每2～3年服1次，或采用胶丸制剂。1岁以下儿童减半。

【制剂与规格】 碘化油颗粒：0.2g（按含碘量计算）。

碘化油胶丸：①0.2g；②0.2g（按含碘量计算）。

148 碘 酸 钾
Potassiumlodate

【适应病症】　预防地方性甲状腺肿和地方性克汀病等碘缺乏病。动物实验研究显示本品对碘缺乏所致脑细胞发育障碍有一定的作用。

【药理作用】本品所含碘可参与甲状腺素的构成,缺碘时可致甲状腺肿及功能减退。此外,动物实验表明本品对碘缺乏所致脑细胞发育障碍具有一定的作用。

【禁忌证】　本品禁用于甲状腺功能亢进症及对碘过敏者。

【给药说明】

1. 正常人每日供碘量因年龄及某些生理状况而有所差别，4岁以下儿童30～105μg，4岁以上及成人75～225μg，妊娠期妇女及乳母150～300μg。对缺碘人群进补时需考虑食物中所提供的碘量，并适当补充碘制剂，需在内分泌专科医师指导下使用。碘缺乏及碘过多对人体均有害。

2. 长时间补碘时，应定期测定尿碘，以了解补碘量是否恰当。

【用法与用量】　口服。

1. 片剂　一日1次。4岁以上及成人服1片；4岁以下半片；妊娠期妇女及哺乳期妇女服1片，或遵医嘱。

2. 颗粒剂　一日1次。4岁以下儿童1包；4岁以上及成人1～2包；妊娠期妇女及哺乳期妇女2～3包，或遵医嘱。

【制剂与规格】　碘酸钾片：①0.3mg（含碘177.9μg）；②0.4mg（含碘237.2μg）。
碘酸钾颗粒：0.15mg（含碘88.95μg）。

参 考 文 献

[1] 黄日新. 心得安、丙硫氧嘧啶联合甲亢灵治疗甲亢的疗效观察[J]. 中国现代医生，2010，48（28）：119-120.
[2] 李凤玲. 甲亢灵联合剂量他巴唑治疗Graves病疗效观察[J]. 右江医学，2006，34（2）：128-129.
[3] 周俊宇，师义. 五海瘿瘤丸联合左旋甲状腺素钠片治疗甲状腺腺瘤的疗效及对血清甲状腺激素和免疫炎性因子的影响[J]. 现代中西医结合杂志，2017，26（18）：2011-2014.
[4] 邹耀武. 夏枯草口服液对Graves病患者甲状腺大小及促甲状腺素受体抗体的影响[J]. 现代中西医结合杂志，2016，25（24）：2711-2713.
[5] 章宪忠. 夏枯草口服液联合吲哚美辛治疗老年亚急性甲状腺炎的临床观察[J]. 中国药房，2014，25（12）：1087-1089.
[6] 刘颖，景文利. 消瘿丸治疗甲状腺良性结节52例[J]. 中医药信息，2000（05）：48.
[7] 刘艳，季杰. 消瘿五海丸联合甲巯咪唑片治疗毒性弥漫性甲状腺肿临床观察[J]. 新中医，2018，50（7）：100-102.
[8] 杨胖男. 小金胶囊治疗结节性甲状腺肿的临床疗效观察[D]. 湖北中医药大学，2018.
[9] 任意，赵铁铮，王玉文，等. 小金胶囊联合左甲状腺素钠片对桥本氏甲状腺炎伴结节患者甲状腺抗体的临床十顿[J]. 河北医药，2018，40（14）：（2179-2181），2185.
[10] 刘斌，胡忠惠. 硒联合抑亢丸、甲巯咪唑治疗桥本甲状腺炎性甲亢的疗效观察[J]. 现代诊断与治疗，2017，28（24）：4523-4525.
[11] 冷春松. 硒联合抑亢丸、甲巯咪唑治疗桥本甲状腺炎性甲亢的疗效分析[J]. 实用妇科内分泌杂志（电子版），2017，4（15）：18-19.
[12] 李晨芳. 桥本甲状腺炎性甲亢行硒联合抑亢丸、甲巯咪唑治疗效果及突眼改善情况[J]. 中外医疗，2016，35（02）：147-149.
[13] 李翔. 硒联合抑亢丸与甲巯咪唑治疗桥本甲状腺炎性甲亢的临床体会[J]. 深圳中西医结合杂志，2014，24（11）：38-39.

第三章 痛　风

概　述

　　现代医学认为，痛风性关节炎是一种由于嘌呤代谢紊乱、畸形为主的疾病。高尿酸血症及诱发炎性因子介导下的关节炎症反应是急性痛风性关节炎发病基础。中医对本病的认识，根据其主症的不同，分别归属于"热痹""着痹""痛风""历节"范畴。中医和现代医学关于痛风概念是不同的。中医"痛风"包括西医痛风性关节炎、类风湿关节炎等疾病。随着现代医学的研究进展，中医痛风概念的内涵与外延已经缩小，以趾、指关节红肿疼痛，或伴有发热等为主要表现。

　　中医将痛风归为"热痹""着痹""历节""痛风"等病的范畴。《金匮要略》中记载："诸肢节疼痛，身体尪羸，脚肿如脱，头眩短气，温温欲吐者，治用桂枝芍药知母汤。"朱丹溪著《格致余论》，曾列痛风专篇，云："痛风者，大率因血受热已自沸腾，其后或涉水或立湿地……寒凉外搏，热血得寒，汗浊凝滞，所以作痛，夜则痛甚，行于阳也。"说明痛风之病因是血分受热，污浊凝涩，郁于阴分。《丹溪心法》曰："肥人肢节痛，多湿与痰饮流注经络而痛，瘦人肢节痛，是血虚。"说明胖人多痰湿互结，阻滞经络。张景岳《景岳全书》中论述其病因病机，认为外则感受阴寒水湿，令湿邪袭人皮肉筋脉；内由平素肥甘过度，湿壅下焦；寒与湿邪相结郁而化热，停留肌肤，病变部位红肿灼热，久则骨蚀。综上所述，痛风多为湿浊、痰瘀、血虚等病理因素引起。结合其好发人群及发病诱因来看，其基本病机为素体肝肾阴虚，筋脉失养，复加思虑伤脾，多食伤胃，运化失职，滋生湿浊，内蕴化热，煎津成痰，久则入络为瘀。在此基础上，兼以感受外邪或过度疲劳，浊邪凝聚，气机逆乱，痰瘀相并，气滞血瘀而发病。

　　对于此病的治疗，中药的应用应辨证论治，概括地说，痛风是湿热内蕴与外邪侵袭交互作用的结果，初病在经在络，以邪实为主、热痹在先，湿热痰瘀是关键；久则深入筋骨、累及脏腑，致肝肾不足、脾胃虚弱。在急性期，中药以清热祛湿、通络降浊为主；在缓解期，以补益肝肾、健脾祛湿、活血祛风为主。

第一节 中 成 药

149 豹骨木瓜酒

【药物来源】《中华人民共和国卫生部药品标准·中药成方制剂》

【处方组成】 豹骨*（制）、防风、秦艽、天麻、当归、红花、川芎、茄根、续断、玉竹、五加皮、木瓜、川牛膝、桑枝。

【功能主治】 祛风定痛、除湿散寒。用于筋脉拘挛、四肢麻木、骨节酸痛、历节风痛。

【用法用量】 口服，每次 10～15ml，每日 2 次。

【注意事项】 孕妇忌服。

150 当归拈痛丸

【药物来源】《中华人民共和国药典》（2015 年版）

【处方组成】 当归、粉葛、党参、苍术（炒）、升麻、苦参、泽泻、白术、知母、防风、羌活、黄芩、猪苓、茵陈、甘草。

【功能主治】 清热利湿，祛风止痛。用于湿热闭阻所致的痹病，症见关节红肿热痛或足胫红肿热痛；亦可用于疮疡。

【用法用量】 口服，每次 9g，每日 2 次。

【注意事项】 孕妇及风寒湿闭阻痹病者慎用；忌食辛辣油腻食物。

【用药参考】 本品具有疏风清热利湿、消肿止痛的功效，对急性期痛风性关节炎的治疗可以达到表里同治、内外兼顾，疗效确切。则现代药理研究得出，本品可以有效缓解局部充血水肿引起的疼痛，改善局部韧带组织痉挛、松解粘连，促进炎性物质的吸收与局部水肿，恢复病变组织。而且在临床持续应用过程中，患者不良反应轻微（多见腹胀、腹泻），未经处理即可自行消失，未影响治疗[1-3]。

151 二 妙 丸

【药物来源】《中华人民共和国药典临床用药须知·中药成方制剂卷》

【处方组成】 黄柏（炒）、苍术（炒）。

【功能主治】 燥湿清热。用于湿热下注、足膝红肿热痛、下肢丹毒、白带、阴囊湿痒。

【用法用量】 口服，每次 6～9g，每日 2 次。

【注意事项】 服药期间，宜食用清淡易消化食物，忌食辛辣。

---

*：按国家规定，禁止珍稀濒危动物入药，现多以狗骨代替。

152 风湿圣药胶囊

【药物来源】 《中华人民共和国药典临床用药须知·中药成方制剂卷》

【处方组成】 土茯苓、黄柏、威灵仙、羌活、独活、防风、防己、青风藤、穿山龙、蚕沙、绵萆薢、桃仁、红花、当归、桂枝、人参、五味子、玉竹。

【功能主治】 清热祛湿，散风通络。用于湿热瘀阻所致的痹病，症见关节红肿热痛、屈伸不利、肢体困重；风湿性关节炎、类风湿性关节炎见上述证候者。

【用法用量】 口服，每次4～6粒，每日3次。

【注意事项】 ①寒湿痹病慎用。②服药期间饮食宜清淡，忌食辛辣和忌饮酒。

153 风痛安胶囊

【药物来源】 《中华人民共和国药典临床用药须知·中药成方制剂卷》

【处方组成】 石膏、黄柏、防己、薏苡仁、连翘、木瓜、滑石粉、通草、桂枝、姜黄、忍冬藤、海桐皮。

【功能主治】 清热利湿，活血通络。用于湿热阻络所致的痹病，症见关节红肿热痛、肌肉酸楚，以及风湿性关节炎见上述证候者。

【用法用量】 口服，每次3～5粒，每日3次。

【注意事项】 ①寒湿痹阻、脾胃虚寒者慎用。②年老体弱者慎用。

154 滑膜炎胶囊

【药物来源】 《中华人民共和国药典》（2015年版）

【处方组成】 夏枯草、女贞子、枸骨叶、黄芪、防己、薏苡仁、土茯苓、丝瓜络、泽兰、丹参、当归、川牛膝、豨莶草。

【功能主治】 清热祛湿，活血通络。用于湿热闭阻、瘀血阻络所致痹病，症见关节肿胀疼痛、痛有定处、屈伸不利；急、慢性滑膜炎及膝关节术后见上述证候者。

【用法用量】 口服，每次3粒，每日3次。

【注意事项】 糖尿病患者忌服。孕妇慎用。

155 滑膜炎颗粒

【药物来源】 《中华人民共和国药典》（2015年版）

【处方组成】 夏枯草、女贞子、枸骨叶、黄芪、防己、薏苡仁、土茯苓、丝瓜络、泽兰、丹参、当归、川牛膝、豨莶草。

【功能主治】 清热祛湿，活血通络。用于湿热闭阻、瘀血阻络所致的痹病，症见关节肿胀疼痛、痛有定处、屈伸不利；急、慢性滑膜炎及膝关节术后见上述证候者。

【用法用量】 口服，每次 1 袋，每日 3 次

【注意事项】 糖尿病患者忌服。孕妇慎用。

156　滑 膜 炎 片

【药物来源】 《中华人民共和国药典》（2015 年版）

【处方组成】 夏枯草、女贞子、枸骨叶、黄芪、防己、薏苡仁、土茯苓、丝瓜络、泽兰、丹参、当归、川牛膝、豨莶草。

【功能主治】 清热祛湿，活血通络。用于湿热闭阻、瘀血阻络所致的痹病，症见关节肿胀疼痛、痛有定处、屈伸不利；急、慢性滑膜炎及膝关节术后见上述证候者。

【用法用量】 口服，每次 3 片，每日 3 次。

【注意事项】 糖尿病患者忌服。孕妇慎用。

157　克痹骨泰胶囊

【药物来源】 《国家食品药品监督管理局国家药品标准新约转止标准》

【处方组成】 石见穿、白花蛇舌草、延胡索、没药（制）、血竭、土鳖虫、巴戟天。

【功能主治】 清热化湿，祛风通络，活血止痛。用于风湿热痹、瘀血痹痛以及类风湿性关节炎。

【用法用量】 口服，每次 4 粒，每日 2 次，早晚饭后用温开水送服，一个疗程为 8 周；或遵医嘱。

【注意事项】 个别患者用药后可见胃肠反应和皮疹。虚寒者忌用，孕妇及妇女行经期宜慎用。

158　三 妙 丸

【药物来源】 《中华人民共和国药典临床用药须知·中药成方制剂卷》

【处方组成】 黄柏（炒）、苍术（炒）、牛膝。

【功能主治】 清热燥湿。用于湿热下注所致的痹病，症见足膝红肿热痛、下肢沉重、小便黄少。

【用法用量】 口服，每次 6～9g，每日 2～3 次。

【注意事项】 寒湿痹阻、脾胃虚寒者慎用；服药期间，宜食清淡食物，忌食辛辣食物。

【用药参考】 本品是一种专治下焦湿热痹证的经典方，具有清热通络、祛风胜湿之功，临床加味治疗痛风性关节炎有很好的疗效[4-5]。

159　湿热痹胶囊

【药物来源】 《中华人民共和国药典》（2015 年版）

【处方组成】　苍术、忍冬藤、地龙、连翘、黄柏、薏苡仁、防风、威灵仙、防己、川牛膝、粉萆薢、桑枝。

【功能主治】　祛风除湿，清热消肿，通络定痛。用于湿热痹阻证，其症状为肌肉或关节红肿热痛、有沉重感、步履艰难、发热、口渴不欲饮、小便短赤。

【用法用量】　口服，每次4粒，每日3次。

【注意事项】　素有脾胃虚寒者慎用；应用本品时忌食辛辣油腻之物。

【用药参考】　湿热痹胶囊具有清热利湿、化瘀排浊的功效，临床研究证实，本品能够减轻受累关节红肿热痛，降低尿酸、缓解炎症指标，而且不良反应轻微，未经处理即可自愈[6]。

160　湿热痹颗粒

【药物来源】　《中华人民共和国药典》（2015年版）

【处方组成】　苍术、忍冬藤、地龙、连翘、黄柏、薏苡仁、防风、威灵仙、防己、川牛膝、粉萆薢、桑枝。

【功能主治】　祛风除湿，清热消肿，通络定痛。用于湿热痹阻证，其症状为肌肉或关节红肿热痛、有沉重感、步履艰难、发热、口渴不欲饮、小便短赤。

【用法用量】　口服，开水冲服。每次1袋，每日3次。

【注意事项】　素有脾胃虚寒者慎用；应用本品时忌食辛辣油腻之物。

【用药参考】　同"159 湿热痹胶囊"。

161　湿热痹片

【药物来源】　《中华人民共和国药典》（2015年版）

【处方组成】　苍术、忍冬藤、地龙、连翘、黄柏、薏苡仁、防风、威灵仙、防己、川牛膝、粉萆薢、桑枝。

【功能主治】　祛风除湿，清热消肿，通络定痛。用于湿热痹阻证，其症状为肌肉或关节红肿热痛、有沉重感、步履艰难、发热、口渴不欲饮、小便短赤。

【用法用量】　口服，每次6片，每日3次。

【注意事项】　素有脾胃虚寒者慎用；应用本品时忌食辛辣油腻之物。

【用药参考】　同"159 湿热痹胶囊"。

162　四妙丸

【药物来源】　《中华人民共和国药典》（2015年版）

【处方组成】　苍术、牛膝、盐黄柏、薏苡仁。

【功能主治】　清热利湿。用于湿热下注所致的痹病，症见足膝红肿、筋骨疼痛。

【用法用量】　口服，每次6g，每日2次。

【注意事项】　孕妇慎用。

【用药参考】 四妙丸具有清热利湿、祛风通络、舒筋利痹的功效，治疗痛风性关节炎疗效确切，而现代研究也证明，本品清热利湿，调控体内炎症因子，参与氧化应激反应，同时可以调控尿酸代谢，还可以改善患者关节肿痛症状。应用本品辅助别嘌醇治疗痛风性关节炎患者，可以明显减少症状发作次数，使尿酸水平下降、平稳[7-8]。

163 痛风定胶囊

【药物来源】 《中华人民共和国药典》（2015 年版）

【处方组成】 秦艽、黄柏、延胡索、赤芍、川牛膝、泽泻、车前子、土茯苓。

【功能主治】 清热祛湿，活血通络定痛。用于湿热瘀阻所致的痹病，症见关节红肿热痛，伴有发热、汗出不解、口渴心烦、小便黄、舌红苔黄腻、脉滑数，以及痛风见上述证候者。

【用法用量】 口服，每次 4 粒，每日 3 次。

【注意事项】 孕妇慎用；服药后不宜立即饮茶。

【用药参考】

1. 临床疗效 单用本品或联用其他药物治疗痛风性关节炎患者，以临床症状、关节功能、尿酸水平等为评价指标，其治疗总有效率达 90% 以上，疗效确切。

2. 应用要点 本品是在传统中医药理论指导下并经临床验证的中成药，具有清热祛湿、活血通络定痛的功效。

3. 配伍用药 本品联合苯溴马隆或别嘌醇治疗痛风性关节炎患者，可以更加显著地改善患者的临床症状与体征，改善急性期症状、显著降低血尿酸水平，调节脏腑功能，降低复发率，提高治疗效果[9-11]。

164 无 敌 药 酒

【药物来源】 《中华人民共和国卫生部药品标准·中药成方制剂》

【处方组成】 黄芪、当归、熟地黄、赤芍、人参、白术、菟丝子、川芎、杜仲、桂枝、肉桂、桃仁、覆盆子、女贞子、金樱子、葫芦巴、骨碎补、肉苁蓉、血竭、白芷、枸杞子、乳香（制）、没药（制）、炮象皮、穿山甲、桑寄生、续断、熟地黄、细辛、紫丹参、牡丹皮、黄精（制）、葛根、三棱、地龙、鸡血藤、木瓜、丝瓜络、秦艽。

【功能主治】 气血双补，滋补肝肾，强筋健骨，止痛消肿，祛风除湿。用于急、慢性扭挫伤、风湿关节炎、痛风、骨质增生、肩背腰痛、骨折、老年体虚、腰酸腿痛。

【用法用量】 口服，每次 20ml，每日 2 次。早餐及临睡前服。

【注意事项】 孕妇忌服。

165 五味甘露药浴散

【药物来源】 《国家食品药品监督管理局国家药品标准新药转正标准》

【处方组成】 麻黄、刺柏、大籽蒿、水柏枝、烈香杜鹃。

【功能主治】 发汗，消炎，止痛，平黄水，活血通络。用于痹病（风湿性关节炎、类风湿性关节炎）、痛风、偏瘫等。

【用法用量】 外用。将本品 1 袋用适量的水溶散后倒入浴盆中，加水 25～30 升，保持水温约 40℃，浸泡全身，或每升水中加入本品 1.5g，浸泡患病部位。每日 2 次，每次约 20 分钟，浴后卧床，保温发汗。

【注意事项】 高血压、心脏病、高烧患者及妊娠期、月经期妇女禁止药浴。有眼病、胆囊疾病、浮肿、睾丸病、低血压、低血糖、传染病的患者不宜药浴。

【用药参考】 本品是传统藏药组方，具有消肿止痛、舒筋活络、化瘀血、通经脉之功效，应用本品治疗痛风关节炎患者，能够明显改善患者的关节肿胀、疼痛、压痛等症状和体征，优化关节功能，且无不良反应发生[12]。

166 豨酮胶囊

【药物来源】 《中华人民共和国药典临床用药须知·中药成方制剂卷》

【处方组成】 豨莶草、臭梧桐叶。

【功能主治】 清热祛湿，散风止痛。用于风湿热痹，症见关节红肿热痛，以及风湿性关节炎见上述证候者。

【用法用量】 口服，每次 2～3 粒，每日 3 次。

【注意事项】 ①寒湿痹病慎用。②服药期间饮食宜清淡。忌食猪肝、羊肉、羊血、番薯和辛辣食物，并忌酒。

167 豨酮丸

【药物来源】 《中华人民共和国药典临床用药须知·中药成方制剂卷》

【处方组成】 豨莶草、臭梧桐叶。

【功能主治】 清热祛湿，散风止痛。用于风湿热痹，症见关节红肿热痛，以及风湿性关节炎见上述证候者。

【用法用量】 口服，每次 10 粒，每日 3 次。

【注意事项】 ①寒湿痹病慎用。②服药期间饮食宜清淡。忌食猪肝、羊肉、羊血、番薯和辛辣食物，并忌酒。

168 瘀血痹胶囊

【药物来源】 《中华人民共和国药典临床用药须知·中药成方制剂卷》

【处方组成】 乳香（炙）、没药（炙）、威灵仙、丹参、川芎、当归、红花、川牛膝、姜黄、香附（炙）、炙黄芪。

【功能主治】 活血化瘀，通络止痛。用于瘀血阻络所致的痹病，症见肌肉关节剧痛、痛处拒按、固定不移，可见硬节或瘀斑。也可用于治疗瘀血痹阻引起的痛风、骨关节病、强直性脊柱炎。

【用法用量】 口服，每次4粒，每日3次；或遵医嘱。

【注意事项】①脾胃虚弱者慎用。②月经过多者慎用。③出血性溃疡或非确有瘀血者慎用。④本品应在医生指导下使用，不可过量服用。⑤本品宜饭后服用。⑥本品含马钱子有大毒，不可过服、久服，如出现中毒症状时，应立即停药并采取相应急救措施。

169 瘀血痹颗粒

【药物来源】《中华人民共和国药典临床用药须知·中药成方制剂卷》

【处方组成】乳香（炙）、没药（炙）、威灵仙、丹参、川芎、当归、红花、川牛膝、姜黄、香附（炙）、炙黄芪。

【功能主治】 活血化瘀，通络止痛。用于瘀血阻络所致的痹病，症见肌肉关节剧痛、痛处拒按、固定不移，可见硬节或瘀斑。也可用于治疗瘀血痹阻引起的痛风、骨关节病、强直性脊柱炎。

【用法用量】 口服，每次4粒，每日3次；或遵医嘱。

【注意事项】 同"168 瘀血痹胶囊"。

第二节　西　药

　　抗痛风药针对痛风的不同临床阶段分为两大类：控制急性关节炎症状和抗高尿酸血症。后一类药物通过抑制尿酸的生成或促使尿酸通过肾脏排出降低血尿酸，从而达到控制和预防痛风反复发作的目的。控制痛风性关节炎症状的药物有 NSAIDS、糖皮质激素和秋水仙碱；抑制尿酸生成的有别嘌醇和非布司他；促进尿酸排出的有苯溴马隆和丙磺舒。

170　苯　溴　马　隆
Benzbromarone

　　【适应病症】　本品为强有力的促尿酸排泄药，适用于反复发作的痛风性关节炎伴高尿酸血症及痛风石。

　　【药理作用】　本品作用机制与丙磺舒相似，即抑制肾小管对尿酸的重吸收而达到降低高尿酸血症和组织中尿酸结晶的沉着，亦促进尿酸结晶的重新溶解。本品促尿酸排出的作用比丙磺舒强，并与丙磺舒有协同作用。

　　【不良反应】

　　1. 胃肠反应　恶心、腹泻及腹部不适等。

　　2. 引起肾结石形成和肾绞痛。

　　3. 偶见粒细胞减少，激发关节炎急性发作。

以上不良反应都不常见。其他如发热、皮疹和肝肾功能损害则更为少见。

　　【药物相互作用】

　　1. 本品的促尿酸排泄作用可因水杨酸盐、吡嗪酰胺等拮抗而减弱。

　　2. 本品可增强口服抗凝药的作用，故合用时应调整后者剂量。

　　【注意事项】

　　1. 服用过程中应多饮水，碱化尿液。对肾功能下降、血肌酐大于 130μmol/L 者仍然有效，但必须保持每日尿量在 2000ml 以上。

　　2. 定期检测肾功能以及血尿酸和尿尿酸的变化。长期用药应定期检测肝功能。

　　3. 必须在痛风性关节炎的急性症状控制后方能应用本品。

　　【禁忌证】　对本品过敏者、肾结石者（肾小球滤过率＜20ml/min）、妊娠期妇女及哺乳期妇女禁用。

　　【给药说明】

　　1. 轻中度肾功能不全者需增加本品剂量。严重的肾功能不全者慎用。

　　2. 在用本品过程中如有痛风性关节炎急性发作，可加用 NSAIDs。

　　【用法与用量】　口服，成人：由小剂量开始，一次 25mg，一日 1 次，无不良反应可逐渐递增至一日 100mg。早餐后服，同时加服碳酸氢钠 3g。

　　【制剂与规格】　苯溴马隆片：50mg。

苯溴马隆胶囊：50mg。

171 别 嘌 醇
Allopurinol

【适应病症】

1. 原发性和继发性高尿酸血症，尤其是尿酸生成过多而引起的高尿酸血症。

2. 反复发作或慢性痛风者。

3. 痛风石。

4. 尿酸性肾结石和（或）尿酸性肾病。

5. 伴有肾功能不全的高尿酸血症。

【药理作用】 本品为黄嘌呤氧化酶抑制药，是目前唯一能抑制尿酸合成的药物，可控制高尿酸血症。别嘌醇及其代谢产物氧嘌呤醇均能抑制黄嘌呤氧化酶，阻止次黄嘌呤和黄嘌呤代谢为尿酸，从而减少了尿酸的生成。使血和尿中的尿酸含量降低到溶解度以下水平，防止尿酸形成结晶沉积在关节及其他组织内，也有助于痛风患者组织内的尿酸结晶重新溶解。别嘌醇亦通过对次黄嘌呤-鸟嘌呤磷酸核酸转换酶的作用抑制体内新的嘌呤的合成。

【不良反应】 发生率为 5%～20%，其中约有半数需停药，停药后一般均能恢复正常。

1. 皮疹 发生率为 3%～10%，可呈瘙痒性丘疹或荨麻疹。如皮疹广泛而持久、经对症处理无效、并有加重趋势时，必须停药。

2. 胃肠道反应 发生率为 1%～3%，包括腹泻、恶心、呕吐和腹痛等。

3. 白细胞减少、血小板减少、贫血或骨髓抑制都应停药。

4. 周围神经炎 如手、足麻木、刺痛或疼痛等，发生率小于 1%。

5. 其他 脱发、头痛、嗜睡、眩晕、乏力、发热、淋巴结肿大、肝毒性、间质性肾炎及过敏性血管炎等。

6. 国外曾报道数例患者在服用本品期间发生原因未明的突然死亡。

【药物相互作用】

1. 乙醇、氯噻酮、依他尼酸、呋塞米、美托拉宗（metolazone）、吡嗪酰胺或噻嗪类利尿药均可增加血清中尿酸含量。本品与上述药物同用或饮酒就会降低其控制痛风和高尿酸血症的效力，应用本品要注意用量的调整。对高血压或肾功能差的患者，本品与噻嗪类利尿药同用时，有发生肾功能衰竭及出现过敏的报道。

2. 与氨苄西林同用时，皮疹的发生率增多，尤其在高尿酸血症患者。

3. 与抗凝药如双香豆素、茚满二酮衍生物等同用时，后者的效应可加强，应注意调整剂量。

4. 与硫唑嘌呤或巯嘌呤同用时，因酶的氧化受阻更显著，用量一般要减少 1/4～1/3。

5. 与环磷酰胺同用时，对骨髓的抑制可更明显。

6. 与尿酸化药同用时，可增加肾结石形成的可能。

【注意事项】

1. 本品必须由小剂量开始，逐渐递增至有效量维持正常血尿酸和尿尿酸水平。以后逐渐减量，用最小有效量维持较长时间。

2. 与排尿酸药合用可加强疗效。

3. 不用于痛风性关节炎的急性发作期，因为本品促使尿酸结晶重新溶解时可再次诱发并加重关节炎急性期症状。

4. 用药前及用药期间要定期检查血尿酸及 24 小时尿尿酸水平，以此作为调整药物剂量的依据。

5. 有肾、肝功能损害者及老年人应谨慎用药，并应减少每日用量。

6. 用药期间应定期检查血象及肝肾功能。

【禁忌证】

1. 美国 FDA 妊娠期药物安全性分级为口服及肠道外给药 C。

2. 哺乳期妇女。

3. 对本品有过敏史者。

【给药说明】

1. 本品不能控制痛风性关节炎的急性炎症症状，不能作为抗炎药使用。

2. 本品必须在痛风性关节炎的急性炎症症状消失后（一般在发作后 2 周左右）方开始应用。

3. 用本品期间可发生尿酸转移性痛风性关节炎发作，如有发生应采用急性发作期的治疗方法。

4. 用药期间出现不良反应应停药。

5. 本品适用于血尿酸和 24 小时尿尿酸过多，或有痛风石或有泌尿系结石及不宜用促尿酸排出药者。

【用法与用量】 口服，成人，初次剂量一次口服 50mg，一日 1～2 次，以后每周可递增 50～100mg，至一日 200～300mg，分 2～3 次服。每 2 周测血和尿酸水平，如已达正常水平，则不再增量，如仍高可再递增。但一日最大量一般不超过 600mg。维持量：一次 100～200mg，一日 2～3 次。

【儿科用法与用量】继发性高尿酸血症：口服，6 岁以下每次 50mg，6～10 岁每次 100mg，一日 1～3 次。

【儿科注意事项】 不良反应：偶有腹泻、间歇性腹痛、低热、肝酶升高、皮疹、齿龈出血、胃及口腔溃疡等。

【制剂与规格】 别嘌醇片：0.1g。

别嘌醇缓释片：0.25g。

别嘌醇缓释胶囊：0.25g。

172　丙　磺　舒
Probenecid

【适应病症】适用于发作频繁的痛风性关节炎伴高尿酸血症者及痛风石，但必须满足以下条件：

1. 肾小球滤过率大于 50～60ml/min。

2. 无肾结石或肾结石史。

2. 酸性尿不强。

3. 不服用水杨酸类药物者。

【药理作用】 本品抑制近端肾小管对尿酸盐的重吸收、使尿酸排出增加，从而降低血尿酸浓度，减少尿酸沉积。

【不良反应】

1. 胃肠道症状如恶心或呕吐等，见于约 5%的服用者。偶有引起胃溃疡。

2. 能促进肾结石形成，故必须保证尿 pH 值在 6.0～6.5，大量饮水并同服枸橼酸钾，以防止形成肾结石

3. 呼吸困难、发热、皮肤瘙痒、皮疹等过敏反应。

4. 偶引起白细胞减少、骨髓抑制及肝坏死等少见不良反应。

【药物相互作用】

1. 应用本品时可抑制肾小管对青霉素、吲哚美辛、萘普生及氨苯砜的排出，使它们的血药浓度增高而加大毒性。

2. 本品与水杨酸盐和阿司匹林并用时可抑制本品的排尿酸作用。

3. 本品可影响利福平和肝素的代谢，使后者的毒性增大。

4. 有痛风石的患者同时使用本品与别嘌醇时，本品可加速别嘌醇的排出，而别嘌醇则可延长本品的半衰期。因此别嘌醇的有效剂量需适当增高，而本品发挥的疗效则有增加。

5. 利尿药可增加血尿酸浓度，与本品同用时需调整本品剂量。

6. 与氨甲蝶呤同用可使氨甲蝶呤血药浓度增高，毒性加大。

7. 与磺胺同用时使磺胺排出减慢，血浓度升高。

8. 与口服降糖药同用时，使降糖药的效应增强。

【注意事项】

1. 本品与磺胺有交叉过敏反应，包括皮疹、皮肤瘙痒及发热等，但少见。

2. 老年人、伴肿瘤的高尿酸血症、肝功能不全、活动性消化性溃疡或有消化性溃疡病史及肾结石者不宜服用。

3. 痛风性关节炎急性发作症状尚未控制时不宜用本品。

4. 服用本品时应保持摄入足量水分（日 2500ml 左右），保持尿流通畅，防止形成肾结石，必要时同时服用枸橼酸钾。

5. 服用本品期间不宜服水杨酸类制剂。

6. 定期检测血和尿 pH、肝肾功能及血尿酸和尿尿酸等。

7. 根据临床表现及血和尿尿酸水平调整药物用量。原则上以最小有效量维持较长时间。

【禁忌证】

1. 有磺胺药过敏史及对本品过敏者。

2. 肾功能不全者，尤其是肾小球滤过率低于 30ml/min 者。

3. 2 岁以下儿童。

4. 美国 FDA 妊娠期药物安全性分级为口服给药 C。

【给药说明】

1. 用本品前应检测肾功能。

2. 为了调整药物达到有效治疗量，应定期（如 2～4 周）做血尿酸和 24 小时尿尿酸浓度测定。

3. 为减少痛风患者尿酸结石形成的危险，摄入的液体量每天不小于 2500～3000ml，并适当补充碳酸氢钠以维持尿液呈碱性，或补充枸橼酸钾，预防肾结石。

4. 治疗痛风性关节炎，有轻度肾功能不全，而 24 小时尿酸排泄量又未超过 700mg 的患者，一般每天剂量不超过 2g。

【用法与用量】 口服，成人：治疗痛风，开始一次 0.25g，一日 2 次，共 1 周；以后一次口服 0.5g，一日 2 次；1 周后可增至一次 0.5～1.0g，一日 2 次，一日最大剂量 2.0g。老年患者因肾功能减退，用量应适当减少。

【儿科用法与用量】 口服，1.5 岁以上首次 25mg/kg，维持量每次 10mg/kg，每 6 小时 1 次。

【儿科注意事项】 不良反应：可有轻度胃肠道反应、药物热和皮疹等。不可以与水杨酸钠同服。肾功能减退者忌用。

【制剂与规格】 丙磺舒片：0.25g。

173　非布司他
Febuxostat

【适应病症】 适用于痛风患者高尿酸血症的长期治疗。

【药理作用】 本品为 2-芳基噻唑衍生物，是一种黄嘌呤氧化酶抑制剂，通过抑制尿酸合成降低血清尿酸浓度。非布司他常规治疗浓度下不会抑制其他参与嘌呤和嘧啶合成与代谢的酶。

【不良反应】

1. 肝异常　肝功能衰竭（有些是致命的）、黄疸、肝功能检查结果严重异常、肝脏疾病。

2. 免疫系统　过敏反应。

3. 肌肉骨骼和结缔组织　横纹肌溶解症。

4. 精神异常　包括攻击性倾向的精神病行为。

5. 泌尿系统　肾小管间质性肾炎。

【药物相互作用】

1. 黄嘌呤氧化酶底物类药物　非布司他是一种黄嘌呤氧化酶（XO）抑制剂。由非布司他引起的 XO 抑制可能会提高这些药物在血浆中的浓度，从而导致中毒。因此非布司他禁用于正在接受硫唑嘌呤或巯嘌呤治疗的患者。

2. 非布司他与秋水仙碱、萘普生、吲哚美辛、氢氯噻嗪、华法林、地昔帕明合用时无显著相互作用。因此，非布司他可与这些药物联用。

【注意事项】

1. 痛风发作　为预防治疗初期的痛风发作，建议同时服用非甾体类抗炎药或秋水仙碱。

在非布司他治疗期间，如果痛风发作，无须中止非布司他治疗。应根据患者的具体情况，对痛风进行相应治疗。

2. 心血管事件　用药时注意监测心肌梗死和脑卒中的症状及体征。

3. 肝脏的影响　首次使用非布司他之前患者应该进行一次肝功能测试，将此结果作为基线水平。

如果患者被发现有肝功能异常（ALT超过参考范围上限的3倍以上），应该中止服药，并调查以确定可能的原因。

4. 继发性高尿酸血症　不建议将本品应用于尿酸盐大量升高的患者（如恶性疾病、Lesch-Nyhan综合征）。少数病例显示，尿中黄嘌呤浓度明显升高后可在泌尿道沉积。

【禁忌证】　本品禁用于正在接受硫唑嘌呤、巯嘌呤治疗的患者。

【用法与用量】　口服，推荐40mg或80mg一日一次，起始剂量为40mg，一日一次。如果2周后，血尿酸水平仍不低于6mg/100ml（约360μmol/L），建议剂量增至80mg，一日一次。

【制剂与规格】　非布司他片：①40mg；②80mg。

174　秋水仙碱
Colchicine

【适应病症】　适用于痛风性关节炎急性发作、预防复发性痛风性关节炎的急性发作、家族性地中海热。

【药理作用】

1. 本品与中性白细胞微管蛋白的亚单位结合而改变细胞膜功能，包括抑制中性白细胞的趋化、黏附和吞噬作用。

2. 抑制磷脂酶 A_2，减少单核细胞和中性白细胞释放前列腺素和白三烯。

3. 抑制局部细胞产生IL-6等，从而达到控制关节局部的疼痛、肿胀及炎症反应。

【不良反应】　与剂量大小有明显相关性，口服较静脉注射安全性高。

1. 胃肠道症状　腹痛、腹泻、呕吐及食欲缺乏为常见的早期不良反应，发生率可达80%，严重者可造成脱水及电解质紊乱等表现。长期服用者可出现严重的出血性胃肠炎或吸收不良综合征。

2. 肌肉、周围神经病变　有近端肌无力和（或）血清肌酸磷酸激酶增高。在肌细胞受损同时可出现周围神经轴突性多神经病变，表现为麻木、刺痛和无力。肌神经病变并不多见，往往在预防痛风而长期服用者和有轻度肾功能不全者出现。

3. 骨髓抑制　出现血小板减少，中性粒细胞下降，甚至再生障碍性贫血。口服者少见，多见于静脉用药者，有时是致命性危险。

4. 休克　表现为少尿、血尿、抽搐及意识障碍，死亡率高，多见于静脉用药及老年人。

5. 对生育影响　长期用药女性痛经或闭经，男性精子减少或消失。

6. 静脉炎、蜂窝织炎　多发生在本品经静脉注射的部位。

7. 致畸　文献报道2例Down综合征婴儿的父亲均因家族性地中海热而有长期服用秋水仙碱。

8. 其他　脱发、皮疹、肝损伤及发热等。

【药物相互作用】

1. 本品可导致可逆性的维生素 B_{12} 吸收不良。

2. 本品可使中枢神经系统抑制药增效，拟交感神经药的反应性加强。

3. 本品可降低口服抗凝药、降压药的作用，合用时需调整剂量。

【注意事项】

1. 尽量避免静脉注射和长期口服给药。即使在痛风发作期也不要静脉和口服途径并用。

2. 对老年人及肾和肝功能有潜在损害者应减少剂量。因为本品的中毒量常与其体内蓄积剂量有关，当肾排泄功能下降时容易造成积蓄中毒。本品又需经肠肝循环解毒，肝功能不良时解毒能力下降，易促使毒性加重。

3. 秋水仙碱可抑制细胞的正常分裂，对胎儿有致畸作用。服药夫妇必须在停药数月后方能妊娠。

4. 消化性溃疡、炎症性肠炎、心功能不全者慎用。

5. 患者在服药期间必须进行血常规及肝和肾功能的定期监测。

【禁忌证】

1. 美国 FDA 妊娠期药物安全性分级为口服及肠道外给药 D。

2. 哺乳期妇女。

3. 对本品过敏者。

4. 骨髓增生低下及肾和肝功能不全者。

【给药说明】

1. 本品过量口服和静脉给药时会出现严重的毒性反应甚至导致死亡。为预防痛风长期服用本品可引起肌炎和周围神经病变，后者往往不易恢复，目前已不主张将本品作为长期预防痛风性关节炎发作的药物。

2. 静脉注射本品只用于禁食患者，如手术后有痛风发作。药物一定要适量地稀释（如用 0.9%氯化钠注射液 20ml 稀释），在 10～20 分钟内注入，否则会引起局部静脉炎。

3. 出现胃肠道症状时可适当给予对症治疗，补充液体和纠正电解质紊乱。

4. 有严重不良反应者要立即停药，对症抢救。

【用法与用量】　口服，成人：急性期常用量为：一次 1mg，一日 3 次，症状缓解后酌情减量。或每 1～2 小时服 0.5～1mg，直到关节症状缓解，或出现腹泻或呕吐。治疗量 24 小时内不宜超过 6mg，并在 48 小时内不需服本品。以后每日量为 0.5～1.5mg，分次服用，共 7～14 日。

【制剂与规格】　秋水仙碱片：①0.5mg；②1mg。

参 考 文 献

[1] 高宏敏，李庆海. 当归拈痛丸联合尼美舒利治疗幼年反应性关节炎临床研究[J]. 中医学报，2015，30（09）：1341-1343.

[2] 孙维晰，卫四来. 当归拈痛丸配合水调散治疗急性期痛风性关节炎 51 例[J]. 实用中医内科杂志，2011，25（2）：65-66.

[3] 孙维晰. 当归拈痛丸配合水调散治疗急性期痛风性关节炎的疗效观察[D]. 辽宁中医药大学，2011.

[4] 何麒，邵华. 邵华教授运用三妙丸治疗痛风的经验[J]. 中国中医药现代远程教育，2019，17（11）：42-44.

[5] 陈杰. 三妙丸加味治疗痛风性关节炎临床观察[J]. 中国中医急症, 2014, 23 (3): 532-533.

[6] 罗勇, 郭明阳, 郭玲林. 湿热痹胶囊治疗急性痛风性关节炎临床观察[J]. 中国中医急症, 2012, 21 (05): 838-839.

[7] 马菲菲, 张萍, 任通, 等. 联合应用四妙丸水丸治疗急性痛风性关节炎的临床观察[J]. 实用中西医结合临床, 2019, 19 (09): (1-2), 145.

[8] 向珍蛹, 邓钰敏, 谭海灯. 四妙丸联合别嘌醇对痛风性关节炎的疗效[J]. 河南医学研究, 2019, 28 (14): 2628-2630.

[9] 王倩. 别嘌呤醇联合痛风定胶囊对痛风患者炎症因子、肝肾功能及痛风相关指标的影响分析[J]. 中国现代药物应用, 2019, 13 (12): 134-135.

[10] 万丹. 苯溴马隆与痛风定胶囊联合治疗痛风性关节炎的临床效果[J]. 中国农村卫生, 2018 (01): 61, 62.

[11] 唐莉. 别嘌呤醇联合痛风定胶囊对痛风患者炎症因子、肝肾功能及相关指标的影响研究[J]. 海南医学院学报, 2016, 22 (21): 2551-2554.

[12] 梁宏达, 王吉波, 潘琳, 等. 五味甘露药浴颗粒治疗急性痛风关节炎的临床观察[J]. 中华全科医学, 2011, 9 (12): 1863-1865.

第四章 多囊卵巢综合征

概　述

　　多囊卵巢综合征（PCOS）是生育年龄妇女常见的一种复杂的内分泌代谢异常所致的疾病，以慢性无排卵（排卵功能紊乱或丧失）和高雄激素血症（妇女体内男性激素产生过剩）为特征，主要临床表现为月经周期不规律、不孕、多毛和（或）痤疮，是最常见的女性内分泌疾病。

　　中医虽无多囊卵巢综合征病名，但根据其临床症状运用中医辨证与辨病结合的方法进行本病的治疗，临床疗效尚可。本病具有多种症状，中医又多以症状为病名，其分属于多种中医病证，如不孕症、月经后期、闭经、癥瘕等，故在治疗时可辨病辨证治疗。

　　对于本病的治疗，西药方法包括改善胰岛素抵抗、抗高雄激素及抑制雄激素、诱发排卵等；而中医药以解决闭经、月经失调、不孕为主导方向，辨证论治、专方施治，或者药物、针灸合用治疗，治疗效果良好。而随着对此病治疗的不断探索，也取得了一定的研究成果，如在西药治疗的同时加用中医药处理，具有增加卵巢促排卵的敏感性、有效缓解卵巢过度刺激、改善某些药物副作用等效果，其治疗方案也逐渐被患者接受。但是其治疗的时期选择以及远期疗效的不确定性仍有待研究和探索。

第一节　中　成　药

175　阿胶养血颗粒

【药物来源】　《中华人民共和国卫生部药品标准·中药成方制剂》

【处方组成】　当归、党参、白芍、甘草（蜜炙）、茯苓、黄芪、熟地黄、川芎、阿胶。

【功能主治】　补养气血。用于气血亏虚、面色萎黄、眩晕乏力、肌肉消瘦、经闭、赤白带下。

【用法用量】　口服，每次10g，每日3次。

176　八宝坤顺丸

【药物来源】　《中华人民共和国药典》（2015年版）

【处方组成】　熟地黄、地黄、白芍、当归、川芎、人参、白术、茯苓、甘草、益母草、黄芩、牛膝、橘红、沉香、木香、砂仁、琥珀。

【功能主治】　益气养血调经。用于气血两虚所致的月经不调、痛经，症见经期后错、经血量少、行经腹痛。

【用法用量】　口服，每次1丸，每日2次。

177　八珍益母胶囊

【药物来源】　《中华人民共和国药典》（2015年版）

【处方组成】　益母草、党参、炒白术、茯苓、甘草、当归、酒白芍、川芎、熟地黄。

【功能主治】　益气养血，活血调经。用于气血两虚兼有血瘀所致的月经不调，症见月经周期错后、行经量少、淋漓不净、精神不振、肢体乏力。

【用法用量】　口服，每次3粒，每日3次。

【用药参考】　本品补而不滞、补中有破，补益药在活血药的作用下更能发挥补气养血的功效，具有健脾益气、补血调经的功效。对于月经后期气血亏虚症具有显著的改善作用，有效率可达90.9%，还能够调节患者的性激素水平，并且安全性良好[1]。

178　八珍益母丸

【药物来源】　《中华人民共和国药典》（2015年版）

【处方组成】　益母草、党参、炒白术、茯苓、甘草、当归、酒白芍、川芎、熟地黄。

【功能主治】　益气养血，活血调经。用于气血两虚兼有血瘀所致的月经不调，症见月经周期错后、行经量少、淋漓不净、精神不振、肢体乏力。

【用法用量】　口服，每次 6g，每日 3 次。

【用药参考】　同"177 八珍益母胶囊"。

179　巴戟口服液

【药物来源】　《中华人民共和国药典临床用药须知·中药成方制剂卷》

【处方组成】　巴戟天、狗脊、杜仲、续断、淫羊藿、仙茅、肉苁蓉、覆盆子、党参、黄芪、何首乌、熟地黄、当归、枸杞子、金樱子、甘草。

【功能主治】　补肾壮腰，固精止遗，调经。用于肾阳虚所致的神疲乏力、阳痿、早泄、滑泄、夜尿频繁、腰膝软弱、月经不调、闭经。

【用法用量】　口服，每次 10ml，每日 3 次。

【注意事项】　①阴虚火旺者慎用。②感冒者慎服。③服药期间，忌食辛辣、油腻食物。

180　补血调经片

【药物来源】　《中华人民共和国卫生部药品标准·中药成方制剂》

【处方组成】　鸡血藤、阿胶、岗稔子、肉桂、党参、艾叶（炒）、益母草（制）、金樱子、五指毛桃、香附（制）、豆豉姜、高良姜、苍术、千斤拔、桑寄生、白背叶、荠菜、甘草（炙）。

【功能主治】　补血理气，调经。用于妇女贫血、面色萎黄、赤白带下、经痛、经漏、闭经等症。

【用法用量】　口服，每次 3 片，每日 2～3 次。

181　春血安胶囊

【药物来源】　《中华人民共和国药典》（2015 年版）

【处方组成】　熟地黄、盐车前子、茯苓、柴胡、牛膝、五味子（酒蒸）、肉桂、泽泻、三七、附片（黑顺片）、山药、黄连、牡丹皮。

【功能主治】　益肾固冲，调经止血。用于肝肾不足，冲任失调所致的月经失调、崩漏、痛经，症见经行错后、经水量多或淋漓不净、经行小腹冷痛、腰部疼痛；青春期功能失调性子宫出血、上节育环后出血见上述证候者。

【用法用量】　口服，每次 4 粒，每日 3 次；或遵医嘱。

182　醋制香附丸

【药物来源】　《中华人民共和国卫生部药品标准·中药成方制剂》

【处方组成】　香附（醋制）、益母草、当归、熟地黄、白芍、柴胡、川芎、延胡索（醋制）、乌药、红花、干漆（炭）、三棱（醋制）、莪术（醋制）、艾叶（炭）、牡丹皮、丹参、乌梅。

【功能主治】　调气和血，逐瘀生新。用于气滞血瘀、癥瘕积聚、行经腹痛、月经不调。

【用法用量】　口服，每次 1 丸，每日 2 次。

【注意事项】　孕妇忌服。

183　大黄䗪虫丸

【药物来源】　《中华人民共和国药典》（2015 年版）

【处方组成】　熟大黄、土鳖虫（炒）、水蛭（制）、虻虫（去翅足，炒）、蛴螬（炒）、干漆（煅）、桃仁、炒苦杏仁、黄芩、地黄、白芍、甘草。

【功能主治】　活血破瘀，通经消癥。用于瘀血内停所致的癥瘕、闭经，症见腹部肿块、肌肤甲错、面色黧黑、潮热羸瘦、经闭不行。

【用法用量】　口服，水蜜丸每次 3g，小蜜丸每次 3～6 丸，大蜜丸每次 1～2 丸，每日 1～2 次。

【注意事项】　孕妇禁用；皮肤过敏者停服。

184　丹　参　膏

【药物来源】　《中华人民共和国卫生部药品标准·中药成方制剂》

【处方组成】　丹参。

【功能主治】　祛瘀止痛，活血通经，清心除烦。用于月经不调、经闭痛经、癥瘕积聚、腹痛刺痛、热痹疼痛、疮疡肿痛、心烦不眠、肝脾肿大、心绞痛。

【用法用量】　口服，每次 9g，每日 2 次。

【注意事项】　忌食生冷、辛辣、油腻之物。

185　得　生　丸

【药物来源】　《中华人民共和国药典》（2015 年版）

【处方组成】　益母草、当归、白芍、柴胡、木香、川芎。

【功能主治】　养血化瘀，舒肝调经。用于气滞血瘀所致的月经不调、痛经，症见月经量少有血块、经行后期或前后不定、经行小腹胀痛，或有癥瘕痞块。

【用法用量】　口服，每次 1 丸，每日 2 次。

【注意事项】　孕妇忌服。

186　如　康　宁　片

【药物来源】　《中华人民共和国药典》（2015 年版）

【处方组成】　白芍、香附、当归、三七、醋艾炭、麦冬、党参、益母草。

【功能主治】　养血理气，活血调经。用于血虚气滞所致的月经不调，症见月经周期后错、经水量少、有血块、经期腹痛。

【用法用量】 口服，每次 8 片，每日 2～3 次；或经前 4～5 天服用。

【注意事项】 孕妇慎用。

187 妇科十味片

【药物来源】 《中华人民共和国药典》（2015 年版）

【处方组成】 醋香附、川芎、当归、醋延胡索、白术、甘草、大枣、白芍、赤芍、熟地黄、碳酸钙。

【功能主治】 养血舒肝，调经止痛。用于血虚肝郁所致月经不调、痛经、月经前后诸证，症见行经后错、经水量少、有血块，行经小腹疼痛、血块排出痛减，经前双乳胀痛、烦躁、食欲不振。

【用法用量】 口服，每次 4 片，每日 3 次。

188 妇科通经丸

【药物来源】 《中华人民共和国药典》（2015 年版）

【处方组成】 巴豆（制）、干漆（炭）、醋香附、红花、大黄（醋炙）、沉香、木香、醋莪术、醋三棱、郁金、黄芩、艾叶（炭）、醋鳖甲、硇砂（醋制）、醋山甲。

【功能主治】 破瘀通经，软坚散结。用于气血瘀滞所致的闭经、痛经、癥瘕，症见经水日久不行、小腹疼痛、拒按、腹有癥块、胸闷、喜叹息。

【用法用量】 每早空腹，小米汤或黄酒送服。每次 3g，每日 1 次。

【注意事项】 气血虚弱引起的经闭腹痛、便溏及孕妇忌服；服药期间，忌食生冷、辛辣食物及荞麦面等。

189 妇科万应膏

【药物来源】 《中华人民共和国药典临床用药须知·中药成方制剂卷》

【处方组成】 当归、川芎、苏木、泽兰、茺蔚子、红花、九香虫、小茴香、青皮、干姜、胡芦巴（炒）、艾叶、石楠藤、白芷、拳参、白蔹、桉油。

【功能主治】 理气活血，温经散寒。用于寒凝血瘀所致痛经、闭经，症见经前或经期腹痛、得热则舒、经色紫黯有血块，或经水数月不行。

【用法用量】 外用。穴位贴敷，贴于关元、气海、肾俞等强壮穴位，1 天更换一次，连续用药 2～3 周，痛经患者，可在经前一周即开始使用。

【注意事项】 ①热证痛经者慎用。②对胶布过敏者慎用。③忌食生冷食物。

190 妇科养坤丸

【药物来源】 《中华人民共和国药典》（2015 年版）

【处方组成】　熟地黄、甘草、地黄、川芎（酒）、当归（酒蒸）、延胡索（酒醋制）、酒黄芩、郁金、木香、盐杜仲、香附（酒醋）、酒白芍、蔓荆子（酒蒸）、砂仁。

【功能主治】　疏肝理气，养血活血。用于血虚肝郁所致的月经不调、闭经、痛经、经期头痛。

【用法用量】　口服，水蜜丸每次 7.5g，大蜜丸每次 1 丸，每日 2 次。

191　复方当归注射液

【药物来源】　《中华人民共和国药典临床用药须知·中药成方制剂卷》

【处方组成】　当归、川芎、红花。

【功能主治】　活血通经，祛瘀止痛。用于瘀血阻络所致的痛经、经闭、跌打损伤、风湿痹痛。

【用法用量】　肌内、穴位或鞘内注射。肌内注射：每次 1～2 支，每日 1 次；穴位注射：每穴 0.3～1ml，每次 2～6 穴，每日或隔日 1 次；腱鞘内注射：用注射用水稀释至浓度为 5%～10% 后使用，每次 1～5ml。

【注意事项】　①有出血倾向者及妇女月经过多者慎。②热证者不宜使用。③用药期间忌食生冷食物。④患有外感时停用。⑤若发现浑浊、沉淀、变色、漏气或瓶身细微破裂，均不得使用。

192　复方滇鸡血藤膏

【药物来源】　《中华人民共和国药典》（2015 年版）

【处方组成】　滇鸡血藤膏粉、川牛膝、续断、红花、黑豆。

【功能主治】　活血养血，益肾。用于瘀血阻络、肾失所养所致的月经不调，症见经水后错、经量少、有血块，腰酸、小腹下坠、手足麻木、关节酸痛。

【用法用量】　将膏研碎，用水、酒各半炖化服。每次 6～10g，每日 2 次。

【注意事项】　孕妇慎用。

193　复方乌鸡口服液

【药物来源】　《中华人民共和国药典临床用药须知·中药成方制剂卷》

【处方组成】　乌鸡、炙黄芪、党参、山药、白术、当归、熟地黄、白芍（酒炒）、川芎、茯苓、牡丹皮、五味子（酒制）。

【功能主治】　益气养血，滋补肝肾。用于气血两虚、肝肾不足所致的月经不调，症见经期错后、量少色淡，以及脾虚湿阻所致带下病，症见带下量多、色白清稀。

【用法用量】　口服，每次 10ml，每日 2 次。月经不调者于月经干净后服用，12 天为一疗程，可连用 3 个疗程；带下病，10 天为一个疗程，可连用 1 个月。

194　复方益母草膏

【药物来源】　《中华人民共和国药典临床用药须知·中药成方制剂卷》

【处方组成】　益母草、当归、川芎、白芍、地黄、木香。

【功能主治】　养血调经，化瘀生新。用于血虚血瘀引起的月经不调、痛经、产后恶露不绝，症见经水量少、有血块、月经错后、行经腹痛、产后恶露不净。

【用法用量】　口服，每次 10～20g，每日 2～3 次。

【注意事项】　孕妇禁用。

195　宫瘤宁胶囊

【药物来源】　《中华人民共和国药典临床用药须知·中药成方制剂卷》

【处方组成】　海藻、三棱、石见穿、蛇莓、半枝莲、拳参、党参、山药、谷芽、甘草。

【功能主治】　软坚散结，活血化瘀，扶正固本。用于治疗气滞血瘀所致的癥瘕，症见经期延长、经量过多、经色紫黯有块、小腹或乳房胀痛等。

【用法用量】　口服，每次 4 粒，每日 3 次，3 个月经周期为一疗程。

【注意事项】　①阴道出血量多者慎用。②服药期间，忌食辛辣食物。

196　宫瘤清胶囊

【药物来源】　《中华人民共和国药典》（2015 年版）

【处方组成】　熟大黄、土鳖虫、水蛭、桃仁、蒲黄、黄芩、枳实、牡蛎、地黄、白芍、甘草。

【功能主治】　活血逐瘀，消癥破积。用于瘀血内停所致的妇女癥瘕，症见小腹胀痛、经色紫暗有块、经行不爽，以及子宫肌瘤见上述证候者。

【用法用量】　口服，每次 3 粒，每日 3 次；或遵医嘱。

【注意事项】　经期停服，孕妇禁用。

197　宫瘤清片

【药物来源】　《中华人民共和国药典》（2015 年版）

【处方组成】　熟大黄、土鳖虫、水蛭、桃仁、蒲黄、黄芩、枳实、牡蛎、地黄、白芍、甘草。

【功能主治】　活血逐瘀，消癥破积。用于瘀血内停所致的妇女癥瘕，症见小腹胀痛、经色紫暗有块、经行不爽，以及子宫肌瘤见上述证候者。

【用法用量】　口服，每次 3 片，每日 3 次。或遵医嘱。

【注意事项】　经期停服，孕妇禁用。

198　桂枝茯苓胶囊

【药物来源】　《中华人民共和国药典》（2015 年版）

【处方组成】　桂枝、茯苓、牡丹皮、桃仁、白芍。

【功能主治】　活血，化瘀，消癥。用于妇人瘀血阻络所致癥块、经闭、痛经、产后恶露不尽；子宫肌瘤、慢性盆腔炎包块、痛经、子宫内膜异位症、卵巢囊肿见上述证候者；也可用于女性乳腺囊性增生病属瘀血阻络证，症见乳房疼痛、乳房肿块、胸胁胀闷；或用于前列腺增生属瘀阻膀胱证，症见小便不爽、尿细如线、或点滴而下、小腹胀痛者。

【用法用量】　口服，每次 3 粒，每日 3 次，饭后服。前列腺增生疗程 8 周，其余适应证疗程 12 周，或遵医嘱。

【注意事项】　孕妇忌服，或遵医嘱；经期停服；偶见药后胃脘不适、隐痛，停药后可自行消失。

【用药参考】

1. 临床疗效　本品治疗多囊卵巢综合征不孕症，疗效确切，能够调节患者性激素相关水平，促进排卵和妊娠。

2. 应用要点　本品具有强健脾胃、活血化瘀、补肾益气等功效，现代药理研究表明，本品可有效改善性激素分泌水平及微循环功能，保护血管内皮细胞，加速受损子宫内膜的再生，促进内膜形态的改善，利于排卵。应用本品治疗多囊卵巢综合征具有多靶点、多成分、多途径的特性，与多遗传、多因素、多基因诱导的多囊卵巢综合征发病的综合效应机制相吻合。

3. 配伍用药　应用本品联合其他药物（如炔雌醇环丙孕酮片、血府逐瘀汤等），能够显著增强治疗效果[2-5]。

199　桂枝茯苓片

【药物来源】　《中华人民共和国药典》（2015 年版）

【处方组成】　桂枝、茯苓、牡丹皮、桃仁、白芍。

【功能主治】　活血，化瘀，消癥。用于妇人瘀血阻络所致癥块、经闭、痛经、产后恶露不尽；子宫肌瘤、慢性盆腔炎包块、痛经、子宫内膜异位症、卵巢囊肿见上述证候者；也可用于女性乳腺囊性增生病属瘀血阻络证，症见乳房疼痛、乳房肿块、胸胁胀闷；或用于前列腺增生属瘀阻膀胱证，症见小便不爽、尿细如线、或点滴而下、小腹胀痛者。

【用法用量】　口服，每次 3 片，每日 3 次，饭后服。前列腺增生疗程 8 周，其余适应证疗程 12 周，或遵医嘱。

【注意事项】　孕妇忌服，或遵医嘱；经期停服；偶见药后胃脘不适、隐痛，停药后可自行消失。

【用药参考】　同 "198 桂枝茯苓胶囊"。

200　桂枝茯苓丸

【药物来源】　《中华人民共和国药典》（2015 年版）

【处方组成】　桂枝、茯苓、牡丹皮、桃仁、白芍。

【功能主治】　活血，化瘀，消癥。用于妇人瘀血阻络所致癥块、经闭、痛经、产后恶露不尽；子宫肌瘤、慢性盆腔炎包块、痛经、子宫内膜异位症、卵巢囊肿见上述证候者；也可用于女性乳腺囊性增生病属瘀血阻络证，症见乳房疼痛、乳房肿块、胸胁胀闷；或用于前列腺增生属瘀阻膀胱证，症见小便不爽、尿细如线、或点滴而下、小腹胀痛者。

【用法用量】　口服，每次 3 丸，每日 3 次，饭后服。前列腺增生疗程 8 周，其余适应证疗程 12 周，或遵医嘱。

【注意事项】　孕妇忌服，或遵医嘱；经期停服；偶见药后胃脘不适、隐痛，停药后可自行消失。

【用药参考】　同"198 桂枝茯苓胶囊"。

201　加味八珍益母膏

【药物来源】　《中华人民共和国药典临床用药须知·中药成方制剂卷》

【处方组成】　益母草、人参、茯苓、白术（炒）、甘草、熟地黄、当归、赤芍、川芎、桃仁（制）、红花、丹参、泽兰、炮姜、香附（制）。

【功能主治】　活血养血、补气调经。用于瘀血内阻、气血不足所致的月经不调、闭经、痛经、产后恶露不绝，症见经期错后、经水量少、有血块或淋漓不净、经闭不行、行经腹痛、拒按、产后恶露不净。

【用法用量】　口服，每次 10～15g，每日 2 次。

202　七制香附丸

【药物来源】　《中华人民共和国药典》（2015 年版）

【处方组成】　醋香附、地黄、茯苓、当归、熟地黄、川芎、炒白术、白芍、益母草、艾叶（炭）、黄芩、酒萸肉、天冬、阿胶、炒酸枣仁、砂仁、醋延胡索、艾叶、粳米、盐小茴香、人参、甘草。

【功能主治】　舒肝理气，养血调经。用于气滞血虚所致的痛经、月经量少、闭经，症见胸胁胀痛、经行量少、行经小腹胀痛、经前双乳胀痛、经水数月不行。

【用法用量】　口服，每次 6g，每日 2 次。

【用药参考】　本品具有开郁顺气、调经养血的功效，联合坤灵丸、金刚藤胶囊治疗输卵管阻塞性不孕症疗效显著，可有效改善患者的血液流变学指标，减轻炎症反应，促进输卵管通畅[6]。

203　少腹逐瘀丸

【药物来源】　《中华人民共和国药典》（2015 年版）

【处方组成】　当归、蒲黄、五灵脂（醋炒）、赤芍、小茴香（盐炒）、延胡索（醋制）、没药（炒）、川芎、肉桂、炮姜。

【功能主治】　温经活血，散寒止痛。用于寒凝血瘀所致的月经后期、痛经、产后腹痛，症见行经后错、行经小腹冷痛、经血紫暗、有血块、产后小腹疼痛喜热、拒按。

【用法用量】　温黄酒或温开水送服，每次 1 丸，每日 2～3 次。

【注意事项】　孕妇忌服。

204　十二温经丸

【药物来源】　《中华人民共和国卫生部药品标准·中药成方制剂》

【处方组成】　吴茱萸、当归、川芎（酒制）、白芍、阿胶珠、肉桂、牡丹皮、生姜、党参、半夏（制）、麦冬、甘草（蜜炙）。

【功能主治】　温经散寒，养血祛瘀。用于冲任虚寒、瘀血阻滞、月经不调、或先或后、或多或少、小腹冷痛以及宫寒不孕。

【用法用量】　口服，每次 6～9g，每日 2 次。

205　十一味能消丸

【药物来源】　《中华人民共和国药典》（2015 年版）

【处方组成】　藏木香、小叶莲、干姜、沙棘膏、诃子肉、蛇肉（制）、大黄、方海、北寒水石（制）、硇砂、碱花（制）。

【功能主治】　化瘀行血，通经催产。用于经闭、月经不调、难产、胎盘不下、产后瘀血腹痛。

【用法用量】　研碎后开水送服，每次 1～2 丸，每日 2 次。

【注意事项】　孕妇忌服。

206　薯蓣丸

【药物来源】　《中华人民共和国药典临床用药须知·中药成方制剂卷》

【处方组成】　山药、人参、地黄、白术（麸炒）、茯苓、甘草、大枣（去核）、当归、白芍、阿胶、麦冬、川芎、六神曲（麸炒）、干姜、苦杏仁（去皮，炒）、桔梗、桂枝、柴胡、防风、白蔹、大豆黄卷。

【功能主治】　调理脾胃，益气和营。用于气血两虚、脾肺不足所致的虚劳、胃脘痛、痹病、闭经、月经不调。

【用法用量】 口服，每次 2 丸，每日 2 次。

【注意事项】 服药期间宜清淡易消化，忌食生冷。

207 四 物 膏

【药物来源】 《中华人民共和国药典临床用药须知·中药成方制剂卷》

【处方组成】 熟地黄、当归、白芍、川芎、蔗糖、山梨酸钾。

【功能主治】 调经养血。用于血虚血滞之各种病证，如痛经、闭经、崩漏及产后恶露不绝。

【用法用量】 口服，每次 14～21g，每日 3 次。

【注意事项】 ①血热所致月经提前、月经过多者不宜使用。②本品为膏剂，糖尿病患者慎用。③服药时忌食生冷、油腻食物。

208 调经促孕丸

【药物来源】 《中华人民共和国药典》（2015 年版）

【处方组成】 鹿茸（去毛）、炙淫羊藿、仙茅、续断、桑寄生、菟丝子、枸杞子、覆盆子、山药、莲子（去芯）、茯苓、黄芪、白芍、钩藤、丹参、赤芍、鸡血藤。

【功能主治】 温肾健脾，活血调经。用于脾肾阳虚、瘀血阻滞所致的月经不调、闭经、痛经、不孕，症见月经错后、经水量少、有血块、行经小腹冷痛、经水日久不行、久不受孕、腰膝冷痛。

【用法用量】 口服，每次 5g（50 丸），每日 2 次。自月经周期第五天起连服 20 天；无周期者每月连服 20 天，连服三个月或遵医嘱。

【注意事项】 阴虚火旺、月经量过多者不宜服用。

【用药参考】

1. 临床疗效 应用本品治疗多囊卵巢综合征不孕患者，以受孕率、性激素水平、子宫内膜状态、卵泡大小等为评价指标，有效率为 80.0%～87.1%。

2. 应用要点 本品具有温肾健脾、活血调经的功效，能有效改善脾肾阳虚、瘀血阻滞所致月经后期、经水量少等症；而现代药理学研究表明，调经促孕丸具有兴奋卵巢、调节机体内分泌、促排卵及诱导排卵的作用。

3. 配伍用药 本品联合其他药物（如克罗米芬、枸橼酸氯米芬、地屈孕酮、炔雌醇环丙孕酮）治疗多囊卵巢综合征性不孕症，可通调与补养并用，整体调节机体的内分泌功能，还能克服西药的一些不足和副作用，达到协同作用[7-9]。

209 调经健胃丸

【药物来源】 《中华人民共和国卫生部药品标准·中药成方制剂》

【处方组成】 大黄、五灵脂、红花、百草霜。

【功能主治】 活血调经，消积化滞。用于月经失调、瘀血积聚、行经腹痛、赤白带下、经血闭止、癥瘕痞块、鼓胀膨闭、气滞食积、红白痢疾、胃气疼痛。

【用法用量】　口服，一次 15g，晚临睡前服，十至十五岁减半。

【注意事项】　孕妇忌服，年老体虚者慎用。服药期间忌食生冷、腥荤及不易消化的食物。

210　调　经　丸

【药物来源】　《中华人民共和国药典》（2015 年版）

【处方组成】　当归、酒白芍、川芎、熟地黄、醋艾炭、醋香附、陈皮、清半夏、茯苓、甘草、炒白术、制吴茱萸、盐小茴香、醋延胡索、醋没药、益母草、牡丹皮、续断、酒黄芩、麦冬、阿胶。

【功能主治】　理气活血，养血调经。用于气滞血瘀所致月经不调、痛经，症见月经延期、经期腹痛、经血量少、或有血块，或见经前乳胀、烦躁不安、崩漏带下。

【用法用量】　口服，水蜜丸每次 6g，大蜜丸每次 1 丸，每日 2 次。

【注意事项】　孕妇禁服。

211　调经止痛片

【药物来源】　《中华人民共和国药典》（2015 年版）

【处方组成】　当归、党参、川芎、香附（炒）、益母草、泽兰、大红袍。

【功能主治】　益气活血，调经止痛。用于气虚血瘀所致的月经不调、痛经、产后恶露不绝，症见经行后错、经水量少、有血块、行经小腹疼痛、产后恶露不净。

【用法用量】　口服，每次 6 片，每日 3 次。

【注意事项】　孕妇禁用。

212　通经甘露丸

【药物来源】　《中华人民共和国药典临床用药须知·中药成方制剂卷》

【处方组成】　当归、桃仁（去皮）、红花、三棱（麸炒）、莪术（醋炙）、牡丹皮、牛膝、大黄（酒炒）、干漆（煅）、肉桂（去粗皮）。

【功能主治】　活血祛瘀，散结消癥。用于瘀血阻滞所致的闭经、痛经、癥瘕，症见经水日久不行，或经行小腹疼痛、腹有结块。

【用法用量】　温黄酒或温开水送服，每次 6g，每日 2 次。

【注意事项】　孕妇禁用。

213　痛经宁糖浆

【药物来源】　《中华人民共和国药典临床用药须知·中药成方制剂卷》

【处方组成】　香附（制）、当归（炒）、川楝子（炒）、延胡索（炒）、川芎（炒）、丹参、红花、白芍（炒）、炙甘草。

【功能主治】 活血理气止痛。用于气滞血瘀所致月经不调、痛经，症见经行后错、经水量少、有血块、行经小腹疼痛、经水畅行后则痛减、经前烦躁。

【用法用量】 口服，每次 25ml，每日 2 次。空腹时温服，用于经前 7 天开始服用，连续10 天。

【注意事项】 ①气血亏虚所致月经不调、痛经者不宜使用。②忌食生冷、辛辣刺激食物。③注意保持良好心态，避免情志刺激，加重病情。

214　温经养血合剂

【药物来源】 《中华人民共和国卫生部药品标准·中药成方制剂》

【处方组成】 吴茱萸、当归、川芎、白芍、党参、桂枝、阿胶、牡丹皮、甘草、生姜、姜半夏、麦冬。

【功能主治】 温经散寒，养血祛瘀。用于冲任虚寒、瘀血阻滞引起的少腹冷痛、月经不调、痛经、崩漏、不孕等。

【用法用量】 口服，每次 10～20ml，每日 3 次。

215　五　瘕　丸

【药物来源】 《中华人民共和国卫生部药品标准·中药成方制剂》

【处方组成】 三棱（醋炒）、莪术（醋煮）、当归、赤芍、延胡索（醋炒）、槟榔、陈皮、青皮、枳壳（麸炒）、枳实（麸炒）、五灵脂（醋炒）、山楂、干漆（炭）、干姜、木香、吴茱萸（甘草炙）、使君子（去壳）、雷丸、牵牛子（炒）、莱菔子（炒）、牛膝、六神曲（麸炒）、红曲、大黄、硇砂（醋制）、芒硝、大腹皮。

【功能主治】 消积开郁，舒肝调气，活血调经。用于各种积聚、痞块、胸膈满闷、两胁攻心作痛、妇女月经不调、闭经。

【用法用量】 临睡时口服，每次 3g，每日 1 次。

【注意事项】 忌食生冷油腻物。孕妇及感冒者忌服。

216　益　母　丸

【药物来源】 《中华人民共和国药典》（2015 年版）

【处方组成】 益母草、当归、川芎、木香。

【功能主治】 行气活血，调经止痛。用于气滞血瘀所致的月经量少、错后、有血块、小腹疼痛、经行痛减、产后恶露不净。

【用法用量】 口服，小蜜丸每次 9g（45 丸），大蜜丸每次 1 丸，每日 2 次。

【注意事项】 孕妇及月经过多者禁用。

217 止痛化癥胶囊

【**药物来源**】《中华人民共和国药典》（2015 年版）

【**处方组成**】党参、炙黄芪、炒白术、丹参、当归、鸡血藤、三棱、莪术、芡实、山药、延胡索、川楝子、鱼腥草、北败酱、蜈蚣、全蝎、土鳖虫、炮姜、肉桂。

【**功能主治**】益气活血，散结止痛。用于气虚血瘀所致的月经不调、痛经、癥瘕，症见行经后错、经量少、有血块、经行小腹疼痛、腹有癥块；慢性盆腔炎见上述证候者。

【**用法用量**】口服，每次 4～6 粒，每日 2～3 次。

【**注意事项**】孕妇忌用。

218 子宫锭

【**药物来源**】《中华人民共和国卫生部药品标准·中药成方制剂》

【**处方组成**】乳香（制）、儿茶、钟乳石、硼砂、硇砂、蛇床子、没药（制）、雄黄、血竭、红月、冰片、麝香、白矾。

【**功能主治**】活血化瘀、化腐生肌，消肿止痛，燥湿收敛，解毒杀虫。用于治疗妇女带下、阴痒及不孕症。

【**用法用量**】外用，纳入阴道内或遵医嘱。

【**注意事项**】外用药，切勿入口，未婚者忌用。

第二节　西　药

由于 PCOS 患者不同的年龄和治疗需求、临床表现的高度异质性，因此，临床处理应该根据患者主诉、治疗需求、代谢改变，采取个体化对症治疗措施，以达到缓解临床症状、解决生育问题、维护健康和提高生命质量的目的。

根据 PCOS 的不同症状，治疗药物可以分为以下几类：①雌激素、孕激素类药物。②糖皮质激素类药物。③促排卵药物。④促性腺激素。⑤胰岛素增敏剂等。

一、雌激素、孕激素类药物

219　地屈孕酮
Dyaroyesterone

【适应病症】　①痛经。②子宫内膜异位症。③继发性闭经。④月经周期不规则。⑤功能失调性子宫出血。⑥经前期紧张综合征。⑦孕激素缺乏所致先兆流产或习惯性流产。⑧黄体功能不全所致不孕症。

【药理作用】　地屈孕酮是一种口服孕激素，使子宫内膜进入完全分泌期，防止由雌激素引起的子宫内膜不典型增生和癌变。地屈孕酮无雌激素、雄激素及肾上腺皮质激素作用，对脂代谢无影响。

【不良反应】

1. 良性、恶性及未详细说明的肿瘤（包括囊肿和息肉）：孕激素依赖性肿瘤大小的增加（例如：脑膜瘤）。

2. 精神疾病：抑郁情绪、精神紧张。

3. 呕吐、性欲改变。

4. 生殖系统和乳腺疾病。

5. 与雌激素～孕激素治疗相关性不良反应：乳腺癌、子宫内膜增生、子宫内膜癌、性激素依赖性肿瘤（恶性/良性）、静脉血栓形成、心肌梗死、心血管意外。

【注意事项】

1. 用药前、后及用药期间，应定期全面体检，重点是妇科及乳房检查、肝肾功能检查。

2. 至今尚无地屈孕酮不能在妊娠期间使用的证据。研究表明，妊娠前不久或妊娠早期应用孕激素（主要是黄体酮）的母亲，其所分娩男婴患有 2 度或 3 度尿道下裂的风险至少增加 2 倍。两者间的因果关系尚不清楚，因为妊娠期间需要使用黄体酮的原因可能是导致尿道下裂的潜在危险因子。地屈孕酮导致尿道下裂的风险不详。哺乳期女性的乳汁中可见地屈孕酮的分泌，不能排除对乳儿的风险，因此母乳喂养期间不应使用地屈孕酮。

3. 由于安全性和有效性的资料不充分，不推荐 18 岁以下的儿童使用本品。

【禁忌证】

1. 已知对本品过敏者。

2. 已知或疑有孕激素依赖性肿瘤。

3. 不明原因阴道出血。

4. 严重功能障碍：肝脏肿瘤（现病史或既往史）、Dubin-Johnson 综合征、Rotor 综合征、黄疸。

5. 妊娠期或应用性激素时产生或加重的疾病或症状，如严重瘙痒症、阻塞性黄疸、妊娠期疱疹、血卟啉症和耳硬化症。

【给药说明】

1. 用于先兆流产或习惯性流产保胎时，应注意胎儿是否存活。

2. 用药期间出现阴道出血，应做进一步诊断。

3. 本药与雌激素合用，如出现肝肾功能异常、血栓形成、血压升高时，应停药。

【用法与用量】　口服，子宫内膜异位症：月经周期第 5～25 日服用，一次 10mg，一日 2～3 次。

【制剂与规格】　地屈孕酮片：10mg。

220　环丙孕酮
Cyproterone

【成分】　本品主要与戊酸雌二醇或炔雌醇配伍形成复方片剂。

【适应病症】

1. 围绝经期综合征的激素替代疗法，与戊酸雌二醇联合序贯应用。

2. 与炔雌醇组成复方片剂，用于避孕或拮抗多囊卵巢综合征的高雄激素症状。

【药理作用】　醋酸环丙孕酮除有孕激素作用外，尚有抗雄激素作用。

【不良反应】　偶有乳房胀痛、头痛、胃肠道不适、体重改变、水肿。

【注意事项】

1. 应在医生指导下应用，用药前应做全面体格检查。

2. 如长期使用，应每半年做一次体检，重点检查乳房和子宫内膜厚度。

3. 如首次出现偏头痛和发作频繁的头痛、突发的视觉或听觉障碍，首次出现血栓性静脉炎或血栓栓塞性疾病的症状，出现黄疸、全身瘙痒、血压明显升高应立即停药。

【禁忌证】　有雌激素或孕激素禁忌证者禁用。

【给药说明】　停药 7 天后，立即开始下一个疗程，不必考虑出血与否。

【用法与用量】

1. 激素替代疗法　①未绝经妇女，月经周期第 5 日开始与激素同用，一日 1 片，共服 21 日，停药 7 日后再继续服用。②已绝经妇女，随时可以开始与雌激素同时使用，一日 1 片，共服 21 日，停药 7 日后再继续服用。

2. 避孕或多囊卵巢综合征　一日 1 片，共服 21 日，停药 7 日后再继续服用。

【制剂与规格】　复方戊酸雌二醇片：戊酸雌二醇 2mg、醋酸环丙孕酮 1mg。

复方口服避孕片（达英-35）：炔雌醇 35μg、醋酸环丙孕酮 2mg。

221　黄体酮（孕酮）
Progesterone

【适应病症】　用于月经失调，如闭经和功能失调性子宫出血、黄体功能不全、先兆流产和习惯性流产及经前期紧张综合征的治疗；用于激素替代疗法与雌激素联合应用；亦用于宫内节育器缓释孕激素药物。

【药理作用】　具有孕激素的一般作用。作用于子宫内膜，能使雌激素所引起的增殖期转化为分泌期，为孕卵着床及早期胚胎的营养提供有利条件并维持妊娠。

【不良反应】

1. 较常见　①胃肠道反应，胃纳差。②痤疮。③液体潴留和水肿。④体重增加。⑤过敏性皮肤炎症。⑥精神压抑。⑦乳房疼痛。⑧女性性欲改变。⑨月经紊乱、不规则出血或闭经。

2. 少见　头痛；胸、臀、腿部，特别是腓肠肌处疼痛；手臂和足无力、麻木或疼痛；突发原因不明的呼吸短促；突发失语或发音不清；突然视力改变、复视，不同程度失明等。

3. 长期应用可引起　①肝功能异常。②缺血性心脏病发病率上升。

4. 早期妊娠时应用可能发生　①某些雄激素活性高的孕激素可引起女性后代男性化。②后代发生泌尿生殖道畸形，多见尿道下裂。

【禁忌证】　心血管疾病和高血压者、肝肾功能损害者、糖尿病患者、哮喘患者、癫痫患者、偏头痛患者、未明确诊断的阴道出血患者、有血栓栓塞病史（晚期癌瘤治疗除外）患者、胆囊疾病患者禁用。

【给药说明】

1. 目前常用天然黄体酮治疗先兆流产和习惯性流产。人工合成的孕酮因有胎儿致畸问题必须慎用。

2. 经前期紧张综合征患者是否存在孕酮缺乏尚无定论，故使用黄体酮治疗尚有争议，但目前临床仍有使用。

3. 长期给予孕激素应按 28 天周期计算孕激素的用药日期。

4. 长期使用孕激素妇女不宜吸烟。

5. 美国 FDA 妊娠期用药安全性分级为口服给药 B。

【用法与用量】

1. 口服，与雌激素联合应用，每日 100mg，连续使用 25 日。如尚未绝经，于月经第 5 日开始用雌激素；使用 14 日后加用黄体酮胶囊，每日 200～300mg，共用 12 日。

2. 肌内注射。一日 10～20mg，连用 5～10 日。如在用药期间月经来潮，应立即停药。

【制剂与规格】　黄体酮胶囊：100mg。

黄体酮注射液：①1ml：10mg；②1ml：20mg。

222 甲羟孕酮（安宫黄体酮）
Medroxyprogesterone

【适应病症】 用于月经不调、功能失调性子宫出血及子宫内膜异位症等。注射剂可用作长效避孕药，亦可用于绝经期后乳腺癌及子宫内膜癌。

【药理作用】 参阅"黄体酮"。作用于子宫内膜，促进增殖内膜的分泌。通过对下丘脑的负反馈作用，抑制垂体前叶促黄体生成激素的释放，使卵泡不能发育成熟，抑制卵巢的排卵过程。抗癌作用可能与抗雌激素作用有关。

【不良反应】 治疗肿瘤时，治疗剂量过大时可出现类库欣（Cushing）综合征。其他参阅"黄体酮"。

【禁忌证】 美国 FDA 妊娠期用药安全性分级为肠道外给药 X。

【用法与用量】 一日 10mg，一日 1 次。

【制剂与规格】 醋酸甲羟孕酮片：①2mg；②4mg；③10mg；④250mg；⑤500mg。注射用醋酸甲羟孕酮：①100mg；②150mg。

223 炔 雌 醇
Ethinyl Estradiol

【适应病症】

1. 与孕激素类药物合用，能抑制排卵，可作为避孕药。

2. 用于晚期前列腺癌的治疗。

3. 补充雌激素不足，治疗女性性腺功能减退症、闭经、围绝经期综合征等。

【药理作用】 炔雌醇为雌二醇的 17α-乙炔基衍生物，口服时其生物活性较雌二醇高 $10\sim30$ 倍。对下丘脑和垂体有正、负反馈作用。小剂量可刺激促性腺激素分泌；大剂量则抑制其分泌，从而抑制卵巢的排卵，起到避孕作用。

【注意事项】 美国 FDA 妊娠期用药安全性分级为口服给药 X。

【用法与用量】 口服：

1. 避孕 常与孕激素组成复方口服避孕片，每日用量为 $0.02\sim0.035$mg。

2. 性腺发育不全 一次 $0.01\sim0.02$mg，每晚 1 次，连服 3 周。第 3 周配伍应用孕激素进行人工周期治疗，可用 $1\sim3$ 个周期。

3. 围绝经期综合征 一日 0.005mg，连服 21 日，间隔 7 日后再用。有子宫的妇女，于周期后期服用孕激素 $10\sim14$ 日。

4. 前列腺癌 一次 $0.05\sim0.5$mg，一日 $3\sim6$ 次。

【制剂与规格】 炔雌醇片：①0.005mg；②0.0125mg；③0.5mg。

224　戊酸雌二醇
Estradiol Valerate

【适应病症】

1. 补充雌激素不足，如萎缩性阴道炎、女性性腺功能减退症、外阴阴道萎缩、绝经期血管舒缩症状、卵巢切除、原发性卵巢衰竭等。

2. 晚期前列腺癌（乳腺癌、卵巢癌患者禁用）。

3. 与孕激素类药物合用，能抑制排卵，可作避孕药。

【药理作用】戊酸雌二醇能促使细胞合成 DNA、RNA 和相应组织内各种不同的蛋白质。雌激素能过减少下丘脑促性腺激素释放激素（gonado-tropin releasing hormone，GnRH）的释出，导致卵泡刺激素（follicle stimulating hormone，FSH）和黄体生成激素（luteinizing hormone，LH）从垂体的释放也减少，从而抑制排卵。男性 LH 分泌减少可使睾丸分泌睾酮降低。

【用法与用量】

1. 口服　一日 1 次，一次 1mg。

2. 肌内注射　①补充雌激素不足：一次 5mg，每 4 周 1 次。②前列腺癌：一次 30mg，每 1～2 周 1 次，按需调整用量。

【制剂与规格】　戊酸雌二醇片：①0.5mg；②1mg。

戊酸雌二醇注射液：①1ml：5mg；②1ml：10mg。

二、糖皮质激素类药物

225　地塞米松（氟米松）
Dexamethasone

【适应病症】　肾上腺皮质激素类药。主要用于过敏性与自身免疫性炎症性疾病。本品还可用于预防新生儿呼吸窘迫综合征、降低颅内高压、缓解肿瘤所致脑水肿以及库欣综合征的诊断与病因学鉴别诊断。

【药理作用】　本品极易自消化道吸收，其血浆 $t_{1/2}$ 为 190 分钟，组织 $t_{1/2}$ 为 3 日，肌内注射地塞米松磷酸钠或地塞米松醋酸酯后分别于 1 小时或 8 小时达血药浓度峰值。本品血浆蛋白结合率较其他糖皮质激素类药物为低，易于通过多种生理屏障。本品 0.75mg 的抗炎活性相当于 5mg 泼尼松龙。

【给药说明】

1. 本品为长效制剂，其抗炎、抗毒和抗过敏作用比泼尼松更为显著。

2. 其潴钠作用微弱，不宜用作肾上腺皮质功能减退症的替代治疗。

3. 本品较大剂量易引起糖尿病和类库欣综合征症状。

4. 本品对下丘脑-垂体-肾上腺轴抑制作用较强。

【用法与用量】

1. 口服，开始剂量，一次 0.75～3mg，一日 2～4 次。维持剂量，一日 0.75mg，视病情而定。

2. 静脉给药　①用于危重疾病。如严重休克等的治疗，静脉注射地塞米松磷酸钠，一般剂量一次 2～20mg；静脉滴注时，应以 5%葡萄糖注射液稀释，可 2～6 小时后重复给药直至病情稳定，但大剂量连续给药一般不超过 72 小时。②用于缓解恶性肿瘤所致脑水肿，首剂静脉推注 10mg，随后每 6 小时肌内注射 4mg，一般 12～24 小时后患者可有所好转，于 2～4 天后逐渐减量，5～7 天停药。对于不宜手术的脑肿瘤患者，首剂可静脉推注 50mg，以后每 2 小时重复给予 8mg，数天后再逐渐减至每日 2mg，分 2～3 次静脉给予。

3. 鞘内注射或关节腔、软组织等损伤部位内注射：用地塞米松醋酸酯和地塞米松磷酸钠，鞘内注射量为一次 5～10mg，间隔 1～3 周注射 1 次；关节腔内注射量一般为一次 0.8～4mg，按关节腔大小而定。

【制剂与规格】　地塞米松片：0.75mg。

地塞米松磷酸钠注射液：①1ml：1mg；②1ml：2mg；③1ml：5mg。

三、醛固酮类似物

226　螺　内　酯
Spironolactone

【适应病症】　适用于短效避孕药（COC）治疗效果不佳、有 COC 禁忌或不能耐受 COC 的高雄激素患者。

【药理作用】　本品的利尿作用较弱，口服 1 日左右起效，2～3 日利尿作用达高峰，停药后作用仍可维持 2～3 日。

本品结构与醛固酮相似，为醛固酮受体的竞争性抑制药。作用于末端远曲小管和集合管的醛固酮受体，阻断 Na^+-K^+ 和 Na^+-H^+ 交换，使 Na^+、Cl^- 和水排泄增多，K^+、Mg^{2+}、H^+ 排泄减少，对 Ca^{2+} 和 $H_2PO_4^-$ 的作用不定。由于本药仅作用于末端远曲小管和集合管，对肾小管其他各段无作用，故利尿作用较弱。另外，本药对肾小管以外的醛固酮受体也有作用。

【不良反应】

1. 常见不良反应　①高钾血症最为常见，尤其是单独用药、进食高钾饮食、与钾剂或含钾药物如青霉素钾等合用以及存在肾功能损害、少尿、无尿时。即使与噻嗪类利尿药合用，高钾血症的发生率仍可达 8.6%～26%，且常以心律失常为首发表现，故用药期间必须密切随访血钾和心电图；②胃肠道反应如恶心、呕吐、胃痉挛和腹泻，尚有报道可致荨麻疹、消化性溃疡。

2. 少见不良反应　①低钠血症，单独应用时少见，与其他利尿药合用时发生率增高。②抗雄激素样作用或对其他内分泌系统的影响，长期服用本药可致男性乳房发育、阳痿、性功能低下，可致女性乳房胀痛、声音变粗、毛发增多、月经失调、性功能下降。③中枢神经系统表现，长期或大剂量服用本药可发生行走不协调、头痛、嗜睡、昏睡、精神错乱等。

3. 罕见不良反应　①过敏反应，出现皮疹甚至呼吸困难。②暂时性血肌酐、尿素氮升高，主要与过度利尿、有效血容量不足、肾小球滤过率下降有关。③轻度高氯性酸中毒。④肿瘤，个别患者长期服用本药和氢氯噻嗪后发生乳腺癌。⑤皮肤溃疡。⑥胃炎、胃出血。⑦粒细胞缺乏。⑧系统性红斑狼疮。⑨乳腺癌。

【药物相互作用】

1. 肾上腺皮质激素（尤其是具有较强盐皮质激素作用者）、促肾上腺皮质激素能减弱本药的利尿作用，并拮抗本药的留钾作用。

2. 雄激素可引起水钠潴留，从而减弱本药的利尿作用。

3. 非甾体抗炎药，尤其是吲哚美辛，能降低本药的利尿作用，且合用时肾毒性增加。

4. 与激动 α 受体的拟肾上腺素药合用可降低本药的降压作用。

5. 治疗剂量的多巴胺可加强本药的利尿作用。

6. 与引起血压下降的药物合用，利尿和降压作用均加强。

7. 与依普利酮或氨苯蝶啶等其他留钾利尿药合用，留钾的作用相加，引起高钾血症的风险增加，属禁忌。

8. 与下列药物合用时，发生高钾血症的概率增高，如含钾药物、库存血（含钾 30mmol/L，如库存 10 日以上含钾高达 65mmol/L）、血管紧张素转换酶抑制药、血管紧张素 Ⅱ 受体拮抗药、精氨酸、他克莫司和环孢素等。有报道与卡托普利、依那普利或精氨酸合用引起致死性心脏事件。

9. 与三氧化二砷、氟哌利多、左醋美沙多、索他洛尔合用，如患者发生低血钾或低血镁，则增加 Q-T 间期延长的风险。

10. 与葡萄糖胰岛素注射液、碱剂、钠型降钾交换树脂合用，可减少发生高钾血症的机会。

11. 本药使地高辛半衰期延长而导致中毒。

12. 与氯化铵、考来烯胺合用易发生代谢性酸中毒。

13. 甘珀酸钠、甘草类制剂具有醛固酮样作用，合用可降低本药的利尿作用；而本药可减弱甘珀酸钠对溃疡的愈合作用。

14. 与锂盐合用，锂排出减少，血锂浓度增高。

15. 与噻嗪类利尿药或氯磺丙脲合用，可引起低钠血症。

16. 与华法林合用，抗凝作用减弱。

【注意事项】

1. 本品在动物的慢性毒性试验中可致瘤，因此应避免扩大适应证使用。

2. 可引发严重的高钾血症，宜监测之。一旦出现，须暂停或停止使用并可能需医学处理。

3. 避免补钾、应用富钾的食物或应用钾盐类替代物。

4. 肾功能损害者可发生高钾血症。

5. 严重心衰患者使用本品可引起严重或致死性的高钾血症，须监测。

6. 可引发或加重稀释性低钠血症，尤其对于合用利尿药治疗或高温气候下的水肿性患者。

7. 失代偿性肝硬化患者使用本品，即使肾功能正常，也可发生高氯性代谢性酸中毒，但可逆转。

8. 严重呕吐或接受输液的患者，出现水和电解质不平衡的风险增加。

9. 本药的代谢物坎利酮可从乳汁分泌，哺乳期妇女应慎用。

10. 老年人用药较易发生高钾血症和利尿过度。

11. 对诊断的干扰：①使荧光法测定血浆皮质醇浓度升高，故取血前 4～7 日应停用本药或改用其他测定方法。②使血肌酐和尿素氮（尤其在原有肾功能损害时）、血浆肾素、血镁、血钾测定值升高，尿钙排泄可能增多，而尿钠排泄减少。

12. 下列情况慎用：①乳房增大或月经失调者。②肝功能不全，因本药引起电解质紊乱可诱发肝昏迷。③低钠血症。④酸中毒，可加重酸中毒或促发本药所致高钾血症。

【禁忌证】

1. 对本药或对其他磺酰脲类药物过敏者。

2. 高钾血症患者。

3. 急性肾功能不全者。

4. 无尿者。

5. 肾功能严重损害者。

6. 美国 FDA 妊娠期用药安全性分级为口服给药 C；D（如用于妊娠高血压）。

【给药说明】

1. 给药应个体化，从最小有效剂量开始使用，根据电解质变化逐渐增至有效剂量，以减少电解质紊乱等不良反应的发生。

2. 如每日服药一次，应于早晨服药，以免夜间排尿次数增多。

3. 用药前应了解患者血钾浓度，但在某些情况下血钾浓度并不能代表机体内钾含量，如酸中毒时钾从细胞内转移至细胞外而易出现高钾血症，酸中毒纠正后血钾即可下降。

4. 本药起效较慢，而维持时间较长，故首日剂量可增加至常规剂量的 2～3 倍，以后酌情调整剂量。与其他利尿药合用时，可先于其他利尿药 2～3 日服用。在已应用其他利尿药再加用本药时，其他利尿药剂量在最初 2～3 日可减量 50%，以后酌情调整剂量，在停药时，本药应先于其他利尿药 2～3 日停药。

5. 应于进食时或餐后服药，以减少胃肠道反应，并可能提高本药的生物利用度。

【用法与用量】　每日剂量 50～200mg，推荐剂量为 100mg/d，至少使用 6 个月才见效。但在大剂量使用时，需注意高钾血症，建议定期复查血钾。育龄期患者在服药期间建议采取避孕措施。

【制剂与规格】　螺内酯胶囊：20mg。

螺内酯片：①4mg；②12mg；③20mg。

四、促排卵药物

227　来　曲　唑
Letrozole

【适应病症】　可作为 PCOS 诱导排卵的一线用药；并可用于氯米芬抵抗或失败患者的治疗。

【药理作用】　本品是一种高选择性非甾体类芳香化酶抑制剂，通过竞争性地与细胞色素

P_{450} 酶亚单位的血红素结合，从而抑制芳香化酶，导致雌激素在所有组织中的生物合成减少。在健康绝经后女性中，单次应用 0.1mg、0.5mg、2.5mg 的本品，可以分别从基线水平将雌酮和雌二醇的血清浓度降低 75%～78% 和 78%。在 48～78 小时可达到最强效果。在绝经后晚期乳腺癌患者中，所有接受一日 0.1～5mg 剂量的患者，其血浆雌二醇、雌酮水平可以分别从基线水平下降 75%～95%，抑制雌激素对肿瘤生长的刺激作用。未观察到对肾上腺皮质激素合成的抑制作用。因此，不必补充糖皮质激素和盐皮质激素。本品抑制雌激素的生物合成并不会导致雄激素前体的聚集。本品对血浆黄体生成素（LH）和促卵泡刺激素（FSH）水平亦无负面影响，通过促甲状腺激素（TSH）、四碘甲状腺原氨酸（T_4）和三碘甲状腺原氨酸（T_3）的摄取实验证实，它同样不会对甲状腺功能产生影响。

【不良反应】

1. 主要为轻度或中度的恶心、骨关节痛、潮热、疲倦和体重增加。

2. 其他反应　便秘、腹泻、瘙痒、皮疹、头疼、背痛、胸痛、腹痛、乳房痛、失眠、头晕、水肿、高血压、心律失常、血栓形成、呼吸困难、阴道流血等，较少见。

【药物相互作用】经细胞色素 P_{450}（CYP）3A4 酶代谢的药物有可能影响本品的生物转化。与经 CYP2C19 酶代谢的药物合用时应非常谨慎，而与经 CYP2A6 酶代谢的药物合用时不太可能产生临床相互作用。尚无与其他抗肿瘤药物合用的临床资料。

【注意事项】

1. 肝功能和（或）肾功能不全（肌酐清除率≥10ml/min）者无须调整剂量，尚无肌酐清除率＜10ml/min 女性患者用药临床资料。

2. 服用时可不考虑进食时间，即来曲唑可在进食前、后或同时服用。

3. 老年患者无须调整剂量。

4. 本品对患者驾驶和机械操作能力无明显影响，但若服药过程中出现疲乏和头晕时，应提醒注意。

【禁忌证】　对本品过敏的患者禁用；妊娠期和哺乳期妇女禁用；儿童禁用。

【给药说明】　应选择绝经后的乳腺癌患者。

【用法与用量】　口服，从自然月经或撤退性出血的第 2～5 天开始，一次 2.5mg，一日 1 次，共 5 天，可在三餐的餐前、餐后或进餐同时服用。如无排卵则每周期增加 2.5mg，直至 5.0～7.5mg/d。

【制剂与规格】　来曲唑片：2.5mg。

228　氯　米　芬
Clomiphene

【适应病症】

1. 治疗无排卵或少排卵的女性不孕症，适于体内有一定雌激素水平者。

2. 治疗黄体功能不全。

3. 测试卵巢功能。

4. 探测男性下丘脑-垂体-性腺轴的功能异常。

5. 治疗精子过少的男性不育症。

【药理作用】　本品刺激排卵的机制尚不完全明了。由于本品为选择性雌激素受体调节药，刺激排卵可能是在下丘脑部位，首先拮抗占优势，通过竞争性占据下丘脑雌激素受体，干扰内源性雌激素的负反馈，起抗雌激素作用，促使黄体生成激素与卵泡刺激素的分泌增加，继之刺激卵泡生长。卵泡成熟后，雌激素的释放量增加，通过正反馈作用而激发排卵前促性腺激素的释放达峰值，于是排卵。治疗男性不育可能与 FSH 和 LH 升高有关。

【不良反应】

1. 在规定的用量范围内，不良反应少见。用量过大或用药期限过长，则严重的不良反应常有发生，停药后才可逐渐消失。用氯米芬进行治疗，多胎的发生率增加。

2. 较常见的不良反应：胃痛、盆腔或下腹部肿胀疼痛（卵巢增大、囊肿形成或卵巢纤维瘤增大，较明显的卵巢增大一般发生在停药后数天）。

3. 较少见的不良反应：视物模糊、复视、眼前感到闪光、眼睛对光敏感、视力减退、皮肤和巩膜黄染。

4. 下列反应持续存在时应予以注意：潮热、乳房不适、便秘或腹泻、头晕或眩晕、头痛、月经量增多或阴道不规则出血、食欲亢进和体重增加、毛发脱落、精神抑郁、神经紧张、好动、失眠、疲倦、恶心、呕吐、皮肤红疹、过敏性皮炎、风疹、尿频等，也可导致体重减轻。

【注意事项】

1. 动物实验证明本品可致畸胎。在用药期间应每日测量基础体温，以监测患者的排卵与受孕情况，一旦受孕立即停药。

2. 曾有报道，治疗中发现乳腺癌 2 例、睾丸癌 1 例。

3. 用药期间按需进行下列指标测定：①卵泡刺激素（FSH）及黄体生成激素（LH）。②长期用药者测定血浆内 24-去氢胆固醇含量，查明用药对胆固醇合成有无影响。③血浆内的皮质激素传递蛋白（transcortin）含量。④血清甲状腺素含量。⑤性激素结合球蛋白含量。⑥磺溴酞钠（BSP）肝功能试验。⑦甲状腺素结合球蛋白含量（可能增多）。

4. 多囊卵巢综合征患者慎用。

5. 用药期间需注意检查：每一疗程开始前须正确估计卵巢大小；每天测量基础体温；必要时测定血清雌激素及孕酮水平；黄体期子宫内膜组织学检查；测定尿内孕二醇含量，判断有无排卵；治疗前需测定肝功能；治疗 1 年以上者，需进行眼底镜及裂隙灯检查。

【禁忌证】　原因不明的不规则阴道出血、子宫内膜异位症、子宫肌瘤、卵巢囊肿、肝功能损害、精神抑郁、血栓性静脉炎等患者应禁用。

【给药说明】

1. 自月经周期第 3～5 日开始，每日必须在同一时间服药 1 次，若漏服应立即补服。如已接近下次服药时间，该次药量要加倍。

2. 因雌激素不足致月经周期延长者，应先给予雌激素补充治疗，使子宫内膜发育良好，为受精卵创造适当的着床条件。氯米芬开始治疗前，雌激素治疗应及时停止。

3. 氯米芬治疗　疗程，期间应以 B 超监测卵泡发育。当卵泡直径发育达 20mm 左右时，可注射绒毛膜促性腺激素（HCG）5000～10000U，有利于刺激月经中期排卵前的 LH 日释放达峰值。

4. 制定疗程计划务必因人而异，对垂体促性腺激素敏感者选用氯米芬治疗，则应疗程短、用量小。

5. 治疗过程中若发现卵巢增大或囊肿形成（下腹或盆腔内疼痛），必须立即停药，观察卵巢恢复到治疗前大小。在下一次的疗程中，氯米芬的用量要减小。

6. 服用氯米芬后卵泡发育差者，下个周期给药量可加至每日 100～150mg，连服 5 日。

7. 当患者感到视力障碍，应立即停药，并进行眼科检查，一般在停药后数天或数周，视力应恢复正常。

8. 排卵一般在一个疗程末次用药后 6～10 天内。若服用氯米芬后基础体温呈双相，并且于体温升高后 15～16 天月经仍不来潮，第二个疗程应推迟，以了解是否妊娠。只有在确定患者未曾妊娠后，方可开始下次的疗程。

9. 若使用大量的氯米芬治疗 3～4 个周期后仍无排卵，或治疗已停止 3～6 个月后患者尚未妊娠，应重新考虑诊断问题。肝功能不全患者及患有不规则阴道流血患者，未确知原因时不应使用氯米芬。服用氯米芬期间应记录体温，注意监测视力、头晕或眩晕等不良反应，按期随访，适时停药。

【用法与用量】　口服，一日 50mg，共 5 日。于月经周期的第 3～5 天开始服药。若患者系闭经，则可于任何时候开始治疗。患者在治疗后有排卵但未受孕，可重复原治疗的疗程，直到受孕，一般需重复 3～4 个疗程。若患者在治疗后无排卵，在下一次的疗程中剂量可增加到一日 100mg，共 5 日。有些患者每日药量达 250mg 时方才能排卵。

【制剂与规格】　枸橼酸氯米芬片：50mg。

五、促性腺激素

229　戈舍瑞林
Goserelin

【适应病症】

1. 前列腺癌　适用于可用激素治疗的前列腺癌。

2. 乳腺癌　适用于可用激素治疗的绝经前期及绝经期妇女的乳腺癌。

3. 子宫内膜异位症。

4. 子宫肌瘤。

5. 性早熟。

6. 也可用于辅助生育技术。

【药理作用】　本品为促黄体生成素释放激素（LHRH）类似物，长期使用抑制脑垂体促黄体生成素的合成，从而引起男性血清睾丸酮和女性血清雌二醇的下降，这一作用是可逆的，停药后其抑制作用消失。初用本品时会有与同其他 LHRH 激动剂相同的反应，暂时增加男性血清睾丸酮和女性血清雌二醇的浓度。男性患者在初次用药 21 日左右血清睾丸酮浓度下降达到去势水平，并在以后的治疗中维持此浓度，会使大多数患者的前列腺肿瘤消退，症状改善。女性患者在初次给药后 21 日左右血清雌二醇水平下降，并在 28 日后血清雌二醇达到绝经水平，可导致子宫内膜变薄及多数患者闭经，从而治疗激素依赖性的乳腺癌、子宫肌瘤和子宫内膜异位症。本品和铁剂同用可使贫血的子宫肌瘤患者产生闭经，并改善血红蛋白浓度及相关的血液学参数，与单独铁剂疗法相比较，前者血红蛋白浓度的增高较后者多 1g/100ml。在急性毒性试验中，大鼠、小鼠对一次性大剂量给予本品耐受性良好。在家兔和狗中进行的长达 6 个月的慢性毒性试验中，未观察到毒性表现；在动物试验中，除对黄体生成素（LH）和雌二醇产生预期的内分泌效应外，本品对心血管系统、肾脏、呼吸系统、胃肠道、中枢神经系统功能均无任何影响。

【不良反应】

1. 可见皮疹，多为轻度，不需中断治疗即可恢复。

2. 偶见局部反应，包括在注射位置上有轻度淤血。

3. 男性患者　包括皮肤潮红和性欲下降，需中断治疗。偶见乳头肿胀和触痛，给药初期前列腺癌患者可能有一过性骨痛加重，应对症处理后缓解。个别病例出现尿道梗阻和脊髓压迫。

4. 女性患者　会有皮肤潮红、多汗及性欲下降，但无须中止治疗。个别病例出现情绪变化如抑郁、阴道干燥及乳房大小的变化和乳头痛。初治乳腺癌患者偶有症状的加重，应对症处理。

【注意事项】

1. 对有可能出现尿道阻塞或脊髓压迫风险的男性患者应慎用本品，在治疗的第一个周期应密切随访，如出现尿道梗阻、脊髓压迫或肾脏损伤，应停用本品。

2. 女性患者使用 LHRH 激动药可引起骨密度降低。对已有骨代谢异常的妇女使用本品应慎重。

3. 对肾或肝功能不全者及老年患者不需调整剂量。

4. 哺乳期妇女：哺乳期间不推荐使用本品。

5. 育龄妇女在使用本品前应先排除妊娠可能后方可使用。治疗期间应采用非激素的避孕方法，直到治疗结束且月经恢复。

6. 本品仅限成人使用。

7. 醋酸戈舍瑞林皮下埋植剂：为白色或乳白色圆柱形含药的、可降解的乳酸-乙醇酸交酯皮下埋植剂，故必须用特殊的皮下埋植推进器推入腹壁皮下。推注时注意将埋植物完全推出，否则拔出针头时宜将埋植物带出。

【禁忌证】　已知对 LHRH 类似物过敏者禁用；妊娠期妇女禁用。虽然动物生殖毒理研究没有提供致畸证据，但如果在妊娠期间使用 LHRH 激动药有可能增加流产或致畸风险。

【用法与用量】　腹壁皮下埋植，一次 3.6mg，每 28 日推入 1 次，连续使用 12～24 周。

【制剂与规格】　醋酸戈舍瑞林皮下埋植剂：3.6mg（以戈舍瑞林计）。

230　人绒促性素（人绒毛膜促性腺激素）
Human Chorionic Gonadotropin（HCG）

【适应病症】

1. 青春期前隐睾症的诊断和治疗。

2. 男性低促性腺激素性性腺功能减退症、少精症、无精症、男性不育症，可单用也可与尿促性素合用。永久性低促性腺激素性性腺功能减退症者，无生育要求时可改用睾酮治疗。

3. 垂体促性腺激素功能不足所致女性无排卵性不孕症，在氯米芬治疗无效后，常联合应用本品与绝经后促性腺激素以促进排卵。

4. 辅助生育技术中促排卵，以获取多个卵子，需与绝经后促性腺激素联合应用。

5. 治疗女性黄体功能不全。

【药理作用】　绒促性素与垂体分泌的促黄体生成素作用极相似，对女性能促进和维持黄体功能，使黄体合成孕激素；与含有促卵泡刺激素（FSH）成分的尿促性素合用，可促进卵泡生成和成熟，并可模拟生理性的促黄体生成素分泌高峰而触发排卵。对男性能使垂体促性腺激素功能不足者的睾丸产生雄激素，促使隐睾症儿童的睾丸下降和促进男性第二性征的发育。

【不良反应】

1. 用于促进排卵时，较多见者为诱发卵巢囊肿或轻至中等程度的卵巢肿大，伴轻度胃胀、胃痛、盆腔痛，一般可在2~3周内消退。少见者为严重的卵巢过度刺激综合征（OHSS），由于血管通透性显著增高而致体液在胸腔、腹腔和心包腔内迅速大量积聚，引起多种并发症，如血容量降低、电解质紊乱、血液浓缩、腹腔出血、血栓形成等。临床表现为腹腔部或盆腔部剧烈疼痛、消化不良、水肿、尿量减少、恶心、呕吐或腹泻、气促、下肢肿胀等，往往发生在排卵后的7~10日，或在治疗结束后发生。这种反应后果严重，可危及生命。

2. 用于治疗隐睾症时偶可发生男性性早熟，表现为痤疮、阴茎和睾丸增大、阴毛生长和生长加速，须停药观察。

3. 较少见的不良反应：乳房肿大、头痛、易激动、精神抑郁、注射局部疼痛、易疲劳等。

【注意事项】

1. 用本品促进排卵，可增加多胎率，而使新生儿发育不成熟，并有发生早产的风险。

2. 治疗隐睾症时，偶可发生性早熟，而使骨骺提前闭合，致最终成人身高受损。

3. 对诊断的干扰：妊娠试验可出现假阳性，故应在用药10日后进行检查；可使尿17-羟、17-酮类固醇及其他甾体激素分泌增加。

4. 有哮喘、癫痫、心脏病、偏头痛、肾功能损害等情况应慎用。

5. 用药期间需注意以下随访检查　①用于诱导排卵时，用药前应做卵巢B超，检查卵泡的数量和大小；激素浓度开始上升后，应每日复查，以了解卵泡成熟情况并减少卵巢过度刺激综合征的发生；每日测量基础体温，如有排卵可出现双相体温；在用绝经后促性腺激素后须测定雌激素水平；在雌激素高峰出现后24小时开始用绒促性素触发排卵，测定雌激素也可监测卵巢过度刺激情况的发生。孕酮的测定和宫颈黏液检查，有助于了解卵泡成熟程度或是否已有排卵。②用于男性性腺功能减退症，测定血清睾酮水平，既可排除其他原因所导致的性腺功能减退，也可以用来评价疗效。此外，精子计数及精子活力的检测亦可用以评价疗效。

6. 除了用于男性促性腺激素功能不全及促发精子生成外，在其他情况下本品不宜长期连续使用。

【禁忌证】　下列患者禁用：

1. 垂体增生或肿瘤。

2. 性早熟。

3. 诊断未明的阴道流血、子宫肌瘤、卵巢囊肿或卵巢肿大。

4. 血栓性静脉炎。

5. 男性前列腺癌或其他雄激素依赖性肿瘤。

6. 先天性性腺缺如或性腺切除术后，生殖系统炎性疾病时也不宜使用。

7. 美国 FDA 妊娠期用药安全性分级为肠道外给药 X。

【给药说明】

1. 治疗隐睾症　常在 4～9 岁开始，如出现性早熟现象应停药；如经最初的治疗未见明显疗效，应考虑手术。

2. 用于促排卵　一般先用氯米芬（clomiphene）治疗，如无效可应用本品联合尿促性素。有卵巢过度刺激综合征的表现时，应立即做盆腔、腹腔、卵巢检查和雌激素测定；如发现卵巢明显胀大或血清雌激素显著升高，应停止治疗。注射本品 18 小时后常可发生排卵，故需每日或隔日试行受孕。用本品治疗后不出现有排卵月经时，应重新考虑治疗方案。

3. 治疗黄体功能不全　应于易受孕期时开始注射，且必须持续应用，直到妊娠 7～10 周、胎盘能产生足够激素时为止。

4. 对男性原发性曲精小管发育不全等睾丸原发病变所致无精症、男性不育症无效。

【用法与用量】　成人。①促排卵：治疗女性无排卵性不孕或体外受精，可于绝经后尿促性素末次给予后 1 日或于氯米芬末次给药后 5～7 日，肌内注射，一次 5000～10000U，连续治疗 3～6 个周期，如无效则应停药。②黄体功能不全：于排卵之日开始隔日肌内注射 1500U，根据患者反应而进行剂量调整。妊娠后需维持原剂量直至 7～10 孕周。

【制剂与规格】　注射用人绒促性素：①1000U；②2000U；③5000U。

六、胰岛素增敏剂

231　吡格列酮
Pioglitazone

具体内容参阅第一章"格列吡酮"。

232　二甲双胍
Metformin（Dimethyl Biguanide）

【适应病症】　①PCOS 伴胰岛素抵抗的患者。②PCOS 不孕、枸橼酸氯米芬（clomiphenecitrate，CC）抵抗患者促性腺激素促排卵前的预治疗。

【药理作用】【不良反应】【药物相互作用】【注意事项】【禁忌证】【用法与用量】【制剂与规格】　参阅第一章"二甲双胍"。

参 考 文 献

[1] 王娅敏. 八珍益母胶囊联合西药治疗月经后期气血亏虚证临床观察[J]. 新中医，2018，50（12）：143-146.

[2] 于莹，张功，韩涛，等. 基于网络药理学和生物信息学分析桂枝茯苓丸治疗多囊卵巢综合征的作用机制[J]. 中国药理学与毒理

学杂志，2019，33（10）：832-833.

[3] 赵淑云，魏莹莹. 桂枝茯苓胶囊对多囊卵巢综合征合并胰岛素抵抗患者卵巢功能和临床症状的影响观察[J]. 实用妇科内分泌电子杂志，2019，6（23）：106，165.

[4] 许曼云. 补肾活血促卵方联合桂枝茯苓胶囊治疗月经不调不孕症临床疗效观察[J]. 中医临床研究，2019，11（23）：107-109.

[5] 楼雪莉，陈瑜. 毓麟珠合桂枝茯苓丸加味治疗多囊卵巢综合征排卵障碍性不孕临床研究[J]. 新中医，2019，51（11）：43-47.

[6] 周慧君，薛秀花. 七制香附丸联合坤灵丸、金刚藤胶囊治疗输卵管阻塞性不孕症的疗效观察[J]. 中国医院用药评价与分析，2017，17（7）：926-928.

[7] 杨婷婷，潘雪梅，李红. 调经促孕丸联合克罗米芬对多囊卵巢综合征患者卵泡发育及妊娠情况的影响[J]. 中国药物经济学，2019，14（4）：87-90.

[8] 周文勤，方典洲. 调经促孕丸联合氯米芬治疗肥胖型多囊卵巢综合征不孕的疗效观察[J]. 现代药物与临床，2018，33（4）：926-929.

[9] 李秋华，祝晓丽，魏思达，等. 调经促孕丸联合克罗米芬治疗多囊卵巢综合征疗效观察[J]. 实用中医药杂志，2018，34（2）：215-216.

第五章 围绝经期综合征

概　述

　　围绝经期综合征又称更年期综合征，指妇女绝经前后出现性激素波动或减少所致的一系列以自主神经系统功能紊乱为主，并伴有神经心理症状的一组证候群，其根本原因是生理性或病理性或手术而引起的卵巢功能衰竭。卵巢功能一旦衰竭（或被切除和破坏），卵巢分泌的雌激素就会减少。

　　围绝经期综合征中最典型的症状是潮热、潮红，多发生于45～55岁，大多数妇女可出现轻重不等的症状，有人在绝经过渡期症状已开始出现，持续到绝经后2～3年，少数人可持续到绝经后5～10年症状才有所减轻或消失。

　　中医认为，"七七"之年，肾气渐虚，冲任二脉虚衰，天癸渐竭，生殖器官及乳房也逐渐萎缩，称"经断前后"或"绝经前后"。据调查，中国妇女平均绝经年龄为49.5岁，这与《内经》提出的"七七"之年（49岁）基本一致，此期妇女会出现"经断前后诸证"，即现在所称"围绝经期综合征"。

　　对于此病的治疗，西医多采用心理治疗、激素替代疗法等，治疗药物有雌激素类、孕激素类、镇静药和其他药物，如替勃龙。而中医认为，本病发生的主要病机以肾虚为主，常见肾阴虚、肾阳虚和肾阴阳俱虚，并可累及心、肝、脾，治疗当去其故而养其新，各因其宜，可养则养，可固则固。

第一节 中 成 药

233 安 乐 片

【药物来源】 《中华人民共和国卫生部药品标准·中药成方制剂》

【处方组成】 柴胡、当归、川芎、茯苓、钩藤、首乌藤、白术、甘草。

【功能主治】 舒肝解郁、定惊安神。用于精神抑郁、惊恐失眠、胸闷不适、纳少神疲,对神经官能症、更年期综合征及小儿夜啼、磨牙等症状者亦可使用。

【用法用量】 口服,每次4～6片,每日3次。

【用药参考】 应用本品治疗更年期综合征,不仅可以有效改善患者的临床症状,而且不良反应少,治疗后患者人际关系敏感、偏执、精神病性方面有显著下降[1]。

234 百合更年安颗粒

【药物来源】 《国家食品药品监督管理局国家药品标准新药转正标准》

【处方组成】 百合、枸杞子、阿胶珠、南沙参、牡蛎、钩藤、莲子心、远志、浮小麦、陈皮。

【功能主治】 滋养肝肾、宁心安神。用于更年期综合征属阴虚肝旺症,症见烘热汗出、头晕耳鸣、失眠多梦、五心烦热、腰背酸痛、大便干燥、心烦易怒、舌红少苔、脉弦细或弦细数。

【用法用量】 开水冲服,每次1袋(12g),每日3次。

【注意事项】 ①忌食辛辣,少进油腻。②感冒发热病人不宜服用。③有高血压、心脏病、肝病、糖尿病、肾病等慢性病严重者应在医师指导下服用。④伴有月经紊乱者,应在医师指导下服用。⑤眩晕症状较重者,应及时去医院就诊。⑥服药2周症状无缓解,应去医院就诊。⑦对本品过敏者禁用,过敏体质者慎用。⑧本品性状发生改变时禁止使用。⑨请将本品放在儿童不能接触的地方。⑩如正在使用其他药品,使用本品前请咨询医师或药师。

【用药参考】 应用本品联合利维爱和心理干预治疗围绝经期综合征患者,具有调节性激素、降低血脂的作用,以临床症状潮热、出汗、感觉异常、失眠、焦虑等为观察项目,其有效率为98.3%,疗效好,服用安全[2]。

235 参芪二仙片

【药物来源】 《中华人民共和国药典临床用药须知·中药成方制剂卷》

【处方组成】 仙茅(酒制)、淫羊藿、巴戟天(盐制)、当归、黄柏(盐制)、知母(盐制)、黄芪、红参。

【功能主治】 补肾填精,调补冲任,益气养血。用于肾虚腰膝酸软、阳痿早泄、遗精,以及妇女更年期经血不调等症。

【用法用量】 口服,每次5片,每日2～3次。

【注意事项】　尚不明确。

236　妇宁康片

【药物来源】　《中华人民共和国药典》（2015 年版）

【处方组成】　白芍、香附、当归、三七、醋艾炭、麦冬、党参、益母草。

【功能主治】　养血理气，活血调经。用于血虚气滞所致的月经不调，症见月经周期后错、经水量少、有血块、经期腹痛。

【用法用量】　口服，每次 8 片，每日 2～3 次；或经前 4～5 天服用。

【注意事项】　孕妇慎用。

【用药参考】　应用本品治疗围绝经期综合征，以临床症状和体征以及不适感为观察指标，总有效率为 97.1%，且未见任何毒副作用[3]。

237　复芪止汗颗粒

【药物来源】　《中华人民共和国药典》（2015 年版）

【处方组成】　黄芪、党参、麻黄根、炒白术、煅牡蛎、五味子（蒸）。

【功能主治】　益气，固表，敛汗。用于气虚不固、多汗、倦怠、乏力。

【用法用量】　开水冲服。儿童五岁以下每次 1 袋，每日 2 次；五至十二岁每次 1 袋，每日 3 次；成人每次 2 袋，每日 2 次。

【注意事项】　佝偻病、结核病、甲状腺功能亢进、更年期综合征等患者，服用本品同时应作病因治疗。

238　更年安胶囊

【药物来源】　《中华人民共和国药典》（2015 年版）

【处方组成】　地黄、泽泻、麦冬、熟地黄、玄参、茯苓、仙茅、磁石、牡丹皮、珍珠母、五味子、首乌藤、制何首乌、浮小麦、钩藤。

【功能主治】　滋阴清热，除烦安神。用于肾阴虚所致的绝经前后诸证，症见烦热出汗、眩晕耳鸣、手足心热、烦躁不安，以及更年期综合征见上述证候者。

【用法用量】　口服，每次 3 粒，每日 3 次。

【用药参考】

1. 临床疗效　应用本品治疗围绝经期综合征患者，以临床症状、体征为考察指标，其总有效率为 87.3%～97.4%。

2. 应用要点　本品具有滋阴清热、除烦安神的功效，常用于更年期出现的潮热汗出、眩晕、耳鸣、失眠、烦躁不安、血压不稳等症，临床应用已久，在治疗围绝经期综合征方面疗效满意。现代药理学表明，本品具有提高白细胞水平、增强免疫力、延缓衰老的作用。

3. 配伍用药　应用本品配合针灸、戊酸雌二醇片治疗围绝经期综合征，具有滋补肝肾、调理天癸、冲任的生理功能，可以提高临床疗效；而配合美托洛尔治疗更年期心血管神经症患者，疗效良好，可明显缓解患者症状，降低复诊率；配合替米沙坦治疗更年期高血压患者，可以明显提高疗效。

4. 不良反应　本品在和激素联用过程中有血脂异常、肝功异常、阴道不规则出血、乳房胀痛等不良反应发生，但发生率较低[4-8]。

239　更 年 安 片

【药物来源】　《中华人民共和国药典》（2015 年版）

【处方组成】　地黄、泽泻、麦冬、熟地黄、玄参、茯苓、仙茅、磁石、牡丹皮、珍珠母、五味子、首乌藤、制何首乌、浮小麦、钩藤。

【功能主治】　滋阴清热，除烦安神。用于肾阴虚所致的绝经前后诸证，症见烦热出汗、眩晕耳鸣、手足心热、烦躁不安，以及更年期综合征见上述证候者。

【用法用量】　口服，每次 6 片，每日 2～3 次。

【用药参考】　同 "238 更年安胶囊"。

240　更 年 安 丸

【药物来源】　《中华人民共和国药典》（2015 年版）

【处方组成】　地黄、泽泻、麦冬、熟地黄、玄参、茯苓、仙茅、磁石、牡丹皮、珍珠母、五味子、首乌藤、制何首乌、浮小麦、钩藤。

【功能主治】　滋阴清热，除烦安神。用于肾阴虚所致的绝经前后诸证，症见烦热出汗、眩晕耳鸣、手足心热、烦躁不安，以及更年期综合征见上述证候者。

【用法用量】　口服，每次 1 袋，每日 3 次。

【用药参考】　同 "238 更年安胶囊"。

241　更 年 宁 心 胶 囊

【药物来源】　《中华人民共和国药典临床用药须知·中药成方制剂卷》

【处方组成】　熟地黄、黄芩、黄连、白芍、阿胶、茯苓。

【功能主治】　滋阴清热，安神除烦。用于绝经前后诸证之阴虚火旺证，症见潮热面红、自汗盗汗、心烦不宁、失眠多梦、头晕耳鸣、腰膝酸软、手足心热，以及更年期综合征见上述证候者。

【用法用量】　口服，每次 4 粒，每日 3 次。4 周为一疗程。

【注意事项】　①脾胃阳虚者慎用。②服药期间应忌食辛辣食物。

【用药参考】

1. 临床疗效　应用本品治疗更年期综合征患者，以临床症状和体征改善情况进行评价，总有效率为 84%～95%；此外，本品还能够明显改善患者血清 E2 水平。

2. 应用要点　本品具有补益肝肾、宁心安神、滋阴清热降火的作用，可明显改善患者潮热面红、自汗盗汗、心烦不宁、手足心热等阴虚内热症状；且治疗过程中无明显不良反应发生，长期应用安全性高[9-11]。

242　更年欣胶囊

【药物来源】　《国家食品药品监督管理局国家药品标准新药转正标准》

【处方组成】　黄连、肉桂、益智、枸杞子、山茱萸、女贞子、菟丝子（炒）、地黄、石菖蒲、远志、酸枣仁（炒）、陈皮、泽泻（炒）。

【功能主治】　交通心肾、补肾填精。用于更年期综合征心肾不交证，症见烘热汗出、心悸怔忡、心烦不寐、头晕耳鸣、腰痛酸痛、多梦易惊等。

【用法用量】　口服，每次 3 粒，每日 3 次，30 天为一疗程。

243　古汉养生精颗粒

【药物来源】　《中华人民共和国药典》（2015 年版）

【处方组成】　人参、炙黄芪、金樱子、枸杞子、女贞子（制）、菟丝子、淫羊藿、白芍、炙甘草、炒麦芽、黄精（制）。

【功能主治】　补气，滋肾，益精。用于气阴亏虚、肾精不足所致的头晕、心悸、目眩、耳鸣、健忘、失眠、阳痿遗精、疲乏无力；脑动脉硬化、冠心病、前列腺增生、更年期综合征、病后体虚见上述证候者。

【用法用量】　口服，开水冲服，每次 10～20g，每日 2 次。

【用药参考】　本品具有健脾温肾、滋肝益肾之效，联合激素替代疗法治疗更年期综合征，以临床症状为观察指标，其总有效达 96.7%[12]。

244　古汉养生精口服液

【药物来源】　《中华人民共和国药典》（2015 年版）

【处方组成】　人参、炙黄芪、金樱子、枸杞子、女贞子（制）、菟丝子、淫羊藿、白芍、炙甘草、炒麦芽、黄精（制）。

【功能主治】　补气，滋肾，益精。用于气阴亏虚、肾精不足所致的头晕、心悸、目眩、耳鸣、健忘、失眠、阳痿遗精、疲乏无力；脑动脉硬化、冠心病、前列腺增生、更年期综合征、病后体虚见上述证候者。

【用法用量】　口服，每次 10～20ml，每日 2～3 次。

【用药参考】　同"243 古汉养生精颗粒"。

245　古汉养生精片

【药物来源】　《中华人民共和国药典》（2015 年版）

【处方组成】　人参、炙黄芪、金樱子、枸杞子、女贞子（制）、菟丝子、淫羊藿、白芍、炙甘草、炒麦芽、黄精（制）。

【功能主治】　补气，滋肾，益精。用于气阴亏虚、肾精不足所致的头晕、心悸、目眩、耳鸣、健忘、失眠、阳痿遗精、疲乏无力；脑动脉硬化、冠心病、前列腺增生、更年期综合征、病后体虚见上述证候者。

【用法用量】　口服，每次 4 片，每日 3 次。

【用药参考】　同"243 古汉养生精颗粒"。

246　加味逍遥口服液

【药物来源】　《中华人民共和国药典》（2015 年版）

【处方组成】　柴胡、当归、白芍、白术（麸炒）、茯苓、牡丹皮、栀子（姜炙）、薄荷、甘草、生姜。

【功能主治】　舒肝清热，健脾养血。用于肝郁血虚、肝脾不和所致的两胁胀痛、头晕目眩、倦怠食少、月经不调、脐腹胀痛，以及更年期综合征见上述证候者。

【用法用量】　口服，每次 10ml，每日 2 次。

【注意事项】　切忌气恼劳碌，忌食生冷油腻。

247　佳　蓉　片

【药物来源】　《国家中成药标准汇编·内科·气血津液分册》

【处方组成】　倒卵叶五加、熟地黄、肉桂、附子（制）、枸杞子、女贞子（制）、山药、茯苓、菟丝子（制）、肉苁蓉（制）、牡丹皮、泽泻。

【功能主治】　滋阴扶阳，补肾益精。用于更年期属肾阴阳两虚证，症见烘热汗出，畏寒怕冷，腰膝酸软。

【用法用量】　口服，每次 4～5 片，每日 3 次。

【用药参考】

1. 临床疗效　应用本品治疗更年期综合征患者，以主要症状如月经紊乱、潮热面红、烘热汗出、情绪波动等为评价指标，有效性可达 100%。

2. 应用要点　本品由多种名贵中药组成，具有补精益气、养血安神、温补肝肾的功能，而现代药理研究表明，本品对多种脏器均具有调节和保护作用，改善机体神经内分泌功能，促进下丘脑垂体-卵巢轴功能的恢复，提高内源性雌激素水平，增强机体免疫力，对抗衰老。而且安全性高，无明显的毒副作用[13-16]。

248　解郁安神颗粒

【药物来源】　《中华人民共和国药典》（2015 年版）

【处方组成】　柴胡、大枣、石菖蒲、姜半夏、炒白术、浮小麦、制远志、炙甘草、炒栀子、百合、胆南星、郁金、龙齿、炒酸枣仁、茯苓、当归。

【功能主治】　舒肝解郁，安神定志。用于情志不畅、肝郁气滞所致的失眠、心烦、焦虑、健忘，以及神经官能症、更年期综合征见上述证候者。

【用法用量】　开水冲服，每次 1 袋，每日 2 次。

【用药参考】　本品具有缓解情志不畅、豁痰开窍、改善睡眠的功效，应用本品治疗更年期抑郁症患者，总有效率为 93.3%[17]。

249　坤　宝　丸

【药物来源】　《中华人民共和国药典》（2015 年版）

【处方组成】　酒女贞子、覆盆子、菟丝子、枸杞子、制何首乌、龟甲、地骨皮、南沙参、麦冬、炒酸枣仁、地黄、白芍、赤芍、当归、鸡血藤、珍珠母、石斛、菊花、墨旱莲、桑叶、白薇、知母、黄芩。

【功能主治】　滋补肝肾，养血安神。用于肝肾阴虚所致绝经前后诸证，症见烘热汗出、心烦易怒、少寐健忘、头晕耳鸣、口渴咽干、四肢酸楚，以及更年期综合征见上述证候者。

【用法用量】　口服，每次 50 丸，每日 2 次；连续服用 2 个月或遵医嘱。

【用药参考】

1. 临床疗效　应用本品治疗更年期综合征患者，以临床症状和体征以及理化检查为评价指标，总有效率为 88.5%～92.8%。

2. 应用要点　本品具有滋补肝肾、养血通络、镇静安神的功能，还能够改善患者的血管舒缩功能障碍以及神经精神状况。

3. 配伍用药　应用本品联合加味逍遥丸、激素、刺五加注射液、坤泰胶囊等治疗更年期患者，可改善症状、提高疗效，提高患者的睡眠质量，改善神经递质和细胞因子水平，减少心血管不良事件发生。

4. 不良反应　本品治疗过程中无显著不良反应发生，安全性良好[18-22]。

250　灵莲花颗粒

【药物来源】　《中华人民共和国药典》（2015 年版）

【处方组成】　乌灵菌粉、栀子、女贞子、墨旱莲、百合、玫瑰花、益母草、远志。

【功能主治】　养阴安神，交通心肾。用于围绝经期综合征属心肾不交者，症见烘热汗出、失眠、心烦不宁、心悸、多梦易惊、头晕耳鸣、腰膝酸痛、大便干燥、舌红苔薄、脉细弦。

【用法用量】　开水冲服，每次 1 袋，每日 2 次。

【用药参考】

1. 临床疗效　应用本品治疗围绝经期综合征患者，以临床症状为评价指标，其总有效率在 95% 以上。

2. 应用要点　本品具有显著改善更年期综合征心肾不交证患者临床症状的作用，使患者的生活质量大大提高，而现代药理研究表明，本品具有提高免疫功能的作用。本品在应用过程中未见明显不良反应[23-26]。

251　龙凤宝胶囊

【药物来源】　《中华人民共和国药典临床用药须知·中药成方制剂卷》

【处方组成】　淫羊藿、白附片、肉苁蓉、党参、黄芪、牡丹皮、冰片、玉竹、山楂。

【功能主治】　补肾温阳，健脾益气。用于脾肾阳虚所致绝经前后诸证，症见腰膝酸软、烘热汗出、神疲乏力、畏寒肢冷，以及更年期综合征见上述证候者。

【用法用量】　口服，每次 2 粒，每日 3 次。

【注意事项】　阴虚火旺证者慎用。

【用药参考】　本品具有补肾壮阳、健脾益气、宁神益智的功效，可以明显改善更年期综合征患者的临床症状。而现代药理研究证明，本品有类似性激素样作用，可促进下丘脑-脑垂体-性腺轴的调节，提高人的脑力和体力劳动能力，抗疲劳，提高免疫功能[27]。

252　女珍颗粒

【药物来源】　《中华人民共和国药典》（2015 年版）

【处方组成】　女贞子、墨旱莲、地黄、紫草、炒酸枣仁、柏子仁、钩藤、珍珠粉、茯苓、莲子心。

【功能主治】　滋肾，宁心。用于更年期综合征属肝肾阴虚、心肝火旺证者，可改善烘热汗出、五心烦热、心悸、失眠。

【用法用量】　开水冲服，每次 1 袋，每日 3 次。

【注意事项】　个别病例服药后出现 ALT 轻度升高，是否与受试药物有关尚无法判定；过敏体质或对本药过敏者慎用。

【用药参考】　本品具有滋肾、宁心的功效，适用于更年期综合征属肝肾阴虚、心肝火旺者，联合佐匹克隆治疗更年期失眠症患者，疗效为 95.12%。可有效减轻患者心悸失眠症状，改善患者负面情绪，提高生活质量。且不良反应发生率低、症状轻微，对患者无明显影响[28]。

253　强力脑清素片

【药物来源】　《中华人民共和国药典临床用药须知·中药成方制剂卷》

【处方组成】　刺五加浸膏、五味子流浸膏、鹿茸精、甘油磷酸钠。

【功能主治】　益气健脾，补肾安胎。用于心脾两虚、肾精不足所致的乏力、纳呆、腰膝酸软、失眠多梦，以及神经衰弱症、更年期综合征见上述证候者。

【用法用量】　口服，每次 3 片，每日 2 次。

【注意事项】　睡前不宜饮用咖啡、浓茶等兴奋性饮品。

【用药参考】

1. 临床疗效　应用本品辅助治疗围绝经期综合征患者，可显著改善患者头晕、失眠、潮热出汗、烦躁、心悸等症状和体征。

2. 应用要点　本品具有扶正固本、补肾安神的功效，现代药理表明，其镇静、催眠作用明显，可适当地调节和抑制过度兴奋的大脑皮层和中枢神经系统，调节机体平衡神经系统功能，增强新陈代谢。

3. 配伍用药　本品联合利培酮治疗女性更年期精神分裂症，有效率达 92%，患者服药依从性高。

4. 不良反应　本品应用过程中无明显副作用[29-30]。

254　舒更胶囊

【药物来源】《国家中成药标准汇编·内科·气血津液分册》

【处方组成】豆蔻、肉豆蔻、沉香、丁香、天冬、黄精、手参。

【功能主治】调和气血、安神。用于妇女更年期综合征引起的情绪多变、精神紧张、烦躁不安、头昏乏力、失眠等症。

【用法用量】口服，每次 3～4 粒，每日 3 次。

255　五加更年片

【药物来源】《国家中成药标准汇编·内科·气血津液分册》

【处方组成】刺五加、当归、赤芍、牡丹皮。

【功能主治】补肾益脾，养血安神。用于脾肾两虚型更年期综合征。

【用法用量】口服，每次 6 片，每日 2～3 次。

【注意事项】忌食辛辣、油腻。

256　益坤宁酊

【药物来源】《中华人民共和国卫生部药品标准·中药成方制剂》

【处方组成】当归、香附、桂皮、熟地黄、白芍、川芎、益母草、延胡索、三棱、橙皮。

【功能主治】补气养血、调经止痛。用于妇女血虚气滞、月经不调、经期前后腹痛腰痛、妇女更年期综合征等。

【用法用量】口服，每次 5ml，每日 3 次。

257　益血宁颗粒

【药物来源】《国家食品药品监督管理局国家药品标准新药转正标准》

【处方组成】当归、香附、桂皮、熟地黄、白芍、川芎、益母草、延胡索、三棱、陈皮。

【功能主治】补气养血，调经止痛。用于妇女血虚气滞，月经不调，经前、经后腹痛腰痛，妇女更年期综合征等。

【用法用量】温水冲服，每次 1 袋，每日 3 次。

【注意事项】血热引起的月经不调，行经腹痛，经量多者及孕妇忌用。

第二节　中西药合制药

258　更 辰 胶 囊

【**药物来源**】《国家中成药标准汇编·内科·气血津液分册》

【**处方组成**】人参浸膏、肉苁蓉浸膏、淫羊藿浸膏、鹿茸、麝香、维生素 E、维生素 B1。

【**功能主治**】益气温阳补肾。用于肾阳虚证及肾阳虚引起的更年期综合征，症见腰膝酸软，心悸失眠，忧郁健忘，夜尿频多等。

【**用法用量**】口服，每次 1～2 粒，每日 2 次。

【**注意事项**】孕妇禁用。

第三节　西　药

一、雌激素类药物

259　结合雌激素
Conjugated Estrogen

【适应病症】　用于雌激素低下绝经妇女的雌激素替代治疗，或月经失调。

【药理作用】　本品为孕马尿的提取物，为结合雌激素，有明显的雌激素活性。阴道局部用药可直接作用于阴道上皮，使之增厚，表层细胞增多，恢复阴道酸性环境，增加阴道分泌物。

【不良反应】

1. 泌尿生殖系统阴道出血形式改变、异常撤退性出血、出血改变、突破性出血、点状出血、子宫平滑肌瘤体积增大；阴道念珠菌病；宫颈分泌物量的改变。

2. 乳房胀痛。

3. 胃肠道恶心，呕吐；腹绞痛，腹胀；胆汁郁积性黄疸；胆囊疾病发生率增加；胰腺炎。

4. 皮肤停药后黄褐斑或黑斑病持续存在；多形红斑；红斑结节；红斑疹；头发脱落；妇女多毛症。

5. 心血管静脉血栓栓塞，肺栓塞。

6. 眼角膜弯曲度变陡，对隐形眼镜耐受性下降。

7. 中枢神经系统头痛，偏头痛，头晕，精神抑郁，舞蹈病。

8. 其他体重增加或减轻，糖耐量下降，卟啉症加重，水肿，性欲改变。

【注意事项】　长期单独使用时，可以增加子宫体腺癌的危险，故必须加用孕激素以拮抗。

【用法与用量】

1. 口服，每日结合雌激素 0.3mg 或 0.625mg。可与孕激素联合序贯应用也可联合连续应用，如序贯应用时，加用孕激素必须每 28 日周期使用 10～14 日。

2. 阴道软膏，每日阴道内给药 1g，内含 0.625mg 结合雌激素，3 周为一个疗程。

【制剂与规格】　结合雌激素片：①0.3mg；②0.625mg。

结合雌激素软膏：14g（1g，0.625mg）。

260　戊酸雌二醇
Estradiol Valerate

具体参阅第四章"戊酸雌二醇"。

二、孕激素类药物

261　地屈孕酮
Dydrogesterone

【适应病症】【药理作用】【不良反应】【药物相互作用】【注意事项】【禁忌证】【制剂与规格】　参阅第四章"地屈孕酮"。

【用法与用量】　①闭经：月经周期第 1～25 日，每日服雌二醇 1 次。月经周期第 11～25 日，联合用本药，每次 10mg，每日 2 次。②经前期紧张综合征月经周期第 11～25 日，一次 10mg，一日 2 次。③月经周期不规则：月经周期第 11～25 日，一次 10mg，一日 2 次。

262　黄体酮（孕酮）
Progesterone

【适应病症】【药理作用】【不良反应】【药物相互作用】【注意事项】【禁忌证】【制剂与规格】　参阅第四章"黄体酮"。

【用法与用量】

1. 口服，与雌激素联合应用，每日 100mg，连续使用 25 日。如尚未绝经，于月经第 5 日开始用雌激素：使用 14 日后加用黄体酮胶囊，每日 200～300mg，共用 12 日。

2. 肌内注射。①闭经：在预计月经来潮前 8～10 日，每日肌内注射，一日 10mg，共 6～8 日。②经前期紧张综合征：于预计月经来潮前 12 日开始注射，一日 10～20mg，连续 10 日。③功能失调性子宫出血：一日 10mg，连用 5～10 日。如在用药期间月经来潮，应立即停药。

263　甲羟孕酮（安宫黄体酮）
Medroxyprogesterone

【适应病症】【药理作用】【不良反应】【药物相互作用】【注意事项】【禁忌证】【制剂与规格】　参照第四章"甲羟孕酮"。

【用法与用量】

1. 功能性闭经　口服，一日 4～8mg，连服 5～10 日。

2. 功能失调性子宫出血（功血）止血　口服，一次 10～20mg，每 4～8 小时一次，连用 2～3 日；血止后每隔 3 日递减 1/3 剂量，直至维持量每日 100mg，连续用药至血止后 21 日停药。

3. 功血调整月经周期　于月经后半周期(撤药性出血的第 16～25 日)开始口服，一次 10mg，一日 1 次，连用 10～14 日，酌情应用 3～6 个周期。

三、镇　静　药

264　艾司唑仑
Estazolam

【适应病症】　可用于焦虑、紧张、恐惧。

【药理作用】　抗焦虑作用。能选择性地抑制边缘系统中的海马和杏仁核神经元电活动的发放和传播，产生抗焦虑作用。

【不良反应】　乏力、眩晕、口干、嗜睡、活动减少。持续服用后亦可出现依赖，但程度较轻。

【药物相互作用】

1. CYP3A4 的强抑制药如红霉素、酮康唑和伊曲康唑能升高艾司唑仑的血药浓度，CYP3A4 的诱导药如卡马西平、苯妥英、利福平和巴比妥类能降低艾司唑仑的血浓度。

2. 与易成瘾的和其他可能成瘾药合用时，成瘾的危险性增加。

3. 饮酒及与全麻药、可乐定、其他镇静催眠药、镇痛药、单胺氧化酶 A（MAO-A）抑制药和三环抗抑郁药合用时，可彼此相互增效。阿片类镇痛药的用量至少应减至 1/3，而后按需逐渐增加。

4. 与抗高血压药或利尿降压药合用时，可使本品的降压增效。

5. 与钙拮抗药合用时，可能使低血压加重。

6. 与左旋多巴合用时，可降低后者的疗效。

【注意事项】

1. 哺乳期妇女使用本品对乳儿的危害不能排除。

2. 18 岁以下儿童使用本品的安全性和有效性尚未建立。

3. 中枢神经系统处于抑制状态的急性酒精中毒、肝肾功能损害、严重慢性阻塞性肺部病变者慎用。

4. 老、幼、体弱者可酌减量。老年高血压患者慎用。老年人对本药较敏感，抗焦虑时开始用小剂量，注意调整剂量。

【禁忌证】

1. 对本品和二氮䓬类药物过敏者。

2. 美国 FDA 妊娠期药物安全性分级为口服给药 X。

3. 服用酮康唑和伊曲康唑的患者。

【给药说明】

1. 对本品耐受量小的患者初始剂量宜小。尤其是半衰期长的清除可能减慢、过度镇静、眩晕或共济失调等中枢神经体征发生机会多。出现呼吸抑制和低血压，常提示已超量或静脉注射速度过快。

2. 避免长期大量使用和成瘾；长期使用本药，停药前应逐渐减量，不要骤停。

3. 本品静脉注射后，应卧床观察 3 小时以上。

4. 本类药品误注入动脉，可引起动脉痉挛，导致坏疽。

5. 本品超量或中毒时，应该立即静脉使用特效拮抗剂氟马西尼，并应及早进行对症处理，包括催吐或洗胃等，以及呼吸和循环方面支持疗法；如有兴奋异常，不能用巴比妥类药，以免中枢性兴奋加剧或延长中枢神经系统的抑制。

【用法与用量】　口服，一次 1～2mg，每日 3 次；肌内注射，每次 2～4mg。

【制剂与规格】　艾司唑仑片：①1mg；②2mg。

艾司唑仑注射液：①1ml：2mg；②1ml：1mg。

265　谷　维　素
Oryzanol

【适应病症】　用于神经官能症、经前期紧张综合征、更年期综合征的镇静助眠。

【药理作用】　本品具有调节自主神经功能失调及内分泌平衡障碍的作用。

【不良反应】　服后偶有胃部不适、恶心、呕吐、口干、疲乏、皮疹、乳房肿胀、油脂分泌过多、脱发、体重增加等不良反应。停药后均可消失。

【注意事项】

1. 如使用 7 天症状未缓解，请向医师或药师咨询。

2. 胃及十二指肠溃疡患者慎用。

3. 如服用过量，请及时向医务人员求助。

4. 对本品过敏者禁用，过敏体质者慎用。

5. 本品性状发生改变时禁止使用。

6. 请将本品放在儿童不能接触的地方。

7. 儿童必须在成人监护下使用。

8. 如正在使用其他药品，使用本品前请咨询医师或药师。

【禁忌证】　对本品过敏者禁用。

【用法与用量】　口服，一次 10～30mg，每日 3 次。

【制剂与规格】　谷维素片：10mg。

266　可　乐　定
Clonidine

【适应病症】　绝经期潮热、痛经。

【药理作用】　本品为中枢性 α_2 受体激动药。治疗痛经及绝经期潮热，作用机制未明，可能通过稳定周围血管作用。

【不良反应】　大部分不良反应轻微，并与药物的剂量有关，可以随着用药过程而减轻。

1. 常见　口干（与剂量有关）、昏睡、头晕、精神抑郁、便秘和镇静、性功能降低和夜尿多、瘙痒、恶心、呕吐、失眠、荨麻疹、血管神经性水肿和风疹、疲劳、直立性症状、紧张和焦躁、脱发、皮疹、食欲缺乏和全身不适、体重增加、头痛、乏力、戒断综合征、短暂肝功能异常。

2. 少见　肌肉关节痛、心悸、心动过速、心动过缓、下肢痉挛、排尿困难、男性乳房发育、尿潴留。

3. 罕见　有多梦、夜游症、烦躁不安、兴奋、幻视、幻听、谵妄、雷诺现象、心力衰竭、心律失常、发热、短暂血糖升高、血清肌酸磷酸激酶升高、肝炎和腮腺炎等。

4. 长期使用可由于钠潴留而下肢浮肿。

5. 逾量征象包括呼吸困难、眩晕、晕厥、心跳缓慢、乏力。

【药物相互作用】

1. 与乙醇、巴比妥类或镇静药等中枢神经抑制药同用可使中枢抑制作用加强。

2. 与其他降压药同用可使降压作用加强。

3. 与 β 受体拮抗药同用后停药，可使可乐定的撤药综合征危象发生增多，故宜先停用 β 受体拮抗药，再停用可乐定。

4. 与三环类抗抑郁药同用会使可乐定的降压作用减弱。与非甾体类抗炎药同用可使可乐定的降压作用减弱。

【注意事项】

1. 本品从乳汁排泄。哺乳期妇女应用必须权衡利弊。

2. 老年人对降压作用较敏感，增龄后肾功能减低，若需应用，剂量须减少。

3. 对诊断的干扰，应用本品时可使直接抗人球蛋白（Coombs）试验弱阳性，尿儿茶酚胺和香草杏仁酸（VMA）排出减少。

4. 下列情况应慎用，脑血管病，冠状动脉供血不足、精神抑郁史、近期心肌梗死、雷诺病、慢性肾功能障碍、窦房结或房室结功能低下、血栓闭塞性脉管炎。

5. 为减少局部皮肤刺激，每次换贴片时应更换贴用部位。须防止儿童取玩。

6. 严重逾量反应时须洗胃。低血压时应平卧，抬高床脚，必要时静脉输液，用多巴胺以升高血压。高血压时静脉给呋塞米、二氮嗪、酚妥拉明或硝普钠。

【禁忌证】

1. 对本品及其所含成分过敏者禁用。

2. 美国 FDA 妊娠期药物安全性分级为硬膜外给药、口服给药、肠道外给药及经皮给药 C。

【给药说明】

1. 长期用药由于液体潴留及血容量扩充，可出现耐药，降压作用减弱，加利尿药同用可以减少药性并增强疗效。

2. 治疗时突然停药或连续漏服数药，可发生反跳性血压增高。多于停药后 12～48 小时出现，可持续数天。此时可有 5%～20% 患者伴有精神紧张、胸痛、失眠、脸红、头痛、恶心、唾液增多、呕吐、手指动等症状。每天用量超过 1.2mg 突然停用或停用原用的 β 受体抗药时，发生反跳性高血压的机会增多。因此，停药必须在 1～2 周内逐渐减量，与此同时考虑其他降压治疗；血压过高时可给二氮嗪或 α 受体拮抗药，或再用本品；若因手术必须停服本品时，应在术前 4～6 小时停药，术中用静脉滴注降压药，术后再复用本品。

【用法与用量】　口服。

1. 绝经期潮热，一次 0.025～0.075mg，一日 2 次。

2. 严重痛经，一次口服 0.025mg，一日 2 次，女性在月经前及月经时，共服 10～14 日。

【制剂与规格】　盐酸可乐定片：①0.075mg；②0.1mg。

四、其他药物

267　替　勃　龙
Tibolone

【适应病症】　本品用于自然绝经和手术绝经所引起的更年期综合征，如潮热、出汗等。

【药理作用】

1. 本品能够稳定妇女在更年期卵巢功能衰退后的下丘脑-垂体系统，这一中枢作用是本品所具有的多种激素特性的综合结果，即本品兼有雌激素活性，孕激素活性和弱雄激素的活性。

2. 本品在每天口服 2.5mg 剂量时，能够抑制绝经后妇女的促性腺激素水平和抑制生育期妇女的排卵。此剂量并不刺激绝经后妇女的内膜，仅有极少数病人出现轻度增殖；其增殖的程度并不随着服药时间的延长而增加。同时也观察到本品对阴道黏膜的刺激作用。

3. 同样剂量的本品具有抑制绝经后妇女骨丢失的作用。绝经期症状特别是血管舒缩症状如潮热、多汗等均受到抑制，对性欲和情绪也都有良好的作用。

【不良反应】

1. 突破性子宫出血。

2. 偶有水肿。

3. 体重增加。

4. 有轻度降低高密度脂蛋白胆固醇作用。

【药物相互作用】

1. 酶诱导化合物，如巴比妥类药物，卡马西平，海洛因和利福平可加速本品代谢，从而降低其活性。

2. 由于本品能增强纤溶活性（降低纤维蛋白原水平；升高 AT Ⅲ、纤溶酶原和纤溶活性值），可以增强抗凝血剂的作用。

【注意事项】

1. 本品不可作为避孕药使用。

2. 妇女绝经前并有正常周期者如服用本品，其正常周期可能被干扰，因为本品具有抑制排卵的作用，故建议用于绝经一年以后的妇女。

3. 如不规则阴道出血发生在用药一个月后或用药期间，应找医生检查。

4. 如已用其他激素替代疗法而要改服本品时，宜先用孕激素撤退出血后再开始服用，以免因子宫内膜已增厚而引起出血。

5. 长期服用具有激素活性甾体化合物，应定期进行体检。

6. 少数病人在服药期间可出现阴道出血，如超过推荐剂量引起阴道出血的比例更高，当服用高于推荐剂量时，应定期加服孕激素。

7. 如出现静脉栓塞征候、肝功能异常，胆道阻塞性黄疸则应立即停药。

8. 病人如有下述情况应严密观察：①肾病、癫痫或偏头痛、三叉神经痛及有上述疾病史者。因本品偶尔可引起液体潴留。②高脂血症，尤其是低密度脂蛋白增高者，因在服用本品者中曾发现血脂变化。③糖代谢异常者。本品可减低糖耐量，因此需要增加胰岛素或其他降糖药的用量。

9. 服用本品期间，病人对抗凝剂的敏感性增强，因为血中纤溶活性增强（纤维蛋白原水平降低；抗凝血酶Ⅲ，纤维蛋白溶酶原和纤维蛋白溶解活性值升高），故本品有增强抗凝剂的作用。

10. 应定期检查乳房、子宫内膜增生情况和可能出现的男性化体征。

【禁忌证】　禁忌以下人群使用：

1. 妊娠和哺乳期妇女。

2. 已确诊或怀疑的激素依赖性肿瘤。

3. 血栓性静脉炎、血栓栓塞形成等心血管疾病或脑血管疾病，或有上述疾病史者。

4. 原因不明的阴道流血。

5. 严重肝病。

【给药说明】　本品虽然对子宫内膜刺激作用微弱，不需给予孕激素，但仍需定期检测子宫内膜厚度，如超过 5mm 或有异常出血时，仍需取内膜活检。

【用法与用量】　口服，一日一次，一次 1.25～2.5mg。

【制剂与规格】　替勃龙片：2.5mg。

参 考 文 献

[1] 王国彧、陈小雪、李滨. 安乐片治疗更年期综合征的临床研究[J]. 中医药信息, 2013, 30 (4): 91-93.

[2] 卓清华、马运华. 百合更年安颗粒、利维爱联合心理干预治疗围绝经期综合征疗效观察[J]. 山东医药, 2010, 50 (37): 85-86.

[3] 胡晓青. 妇宁康片治疗围绝经期综合征 69 例临床观察[J]. 中外医疗, 2011, 30 (4): 133.

[4] 唐雪晖. 更年安治疗妇女更年期综合征的临床效果观察[J]. 实用妇科内分泌电子杂志, 2019, 6 (26): 161, 163.

[5] 王忆群、吴锦红、余军辉. 更年安胶囊联合戊酸雌二醇片治疗围绝经期综合征临床观察[J]. 新中医, 2017, 49 (4): 84-86.

[6] 杨琪. 更年安神胶囊治疗围绝经期综合征（肾阴阳两虚证）的随机对照临床观察[D]. 湖北中医药大学, 2015.

[7] 赵建才. 更年安联合美托洛尔治疗更年期心血管神经症疗效观察[J]. 中外医学研究, 2012, 10 (35): 118.

[8] 侯英慧. 更年安治疗围绝经期综合征 39 例[J]. 陕西中医, 2010, 31 (3): 284-285.

[9] 曹文富、张文芳、何英, 等. 更年宁心胶囊对阴虚内热型更年期综合征患者 FSH、LH、E2 的影响及疗效[J]. 重庆医科大学学报, 2004 (6): 835-837.

[10] 蔡雪芬、蔡雪霞、余平, 等. 更年宁心胶囊治疗更年期综合征 65 例[J]. 中国中西医结合杂志, 2003 (11): 875.

[11] 阮祥燕、季颖、熊晓燕, 等. 更年宁心胶囊治疗更年期综合征 30 例[J]. 中医杂志, 2003 (6): 472.

[12] 陈芳锐、刘俭英、李丹, 等. 古汉养生精联系激素替代疗法治疗更年期综合征 48 例研究[J]. 医学美学美容, 2015 (2): 168.

[13] 毛凯平、周杰、荣刚, 等. 佳蓉片治疗更年期妇女灼口综合征的疗效观察及其对血清性激素水平的影响[J]. 口腔医学研究, 2010, 26 (4): 534-536.

[14] 岳喜格. 佳蓉片治疗围绝经期综合征 60 例观察[J]. 中国社区医师（医学专业半月刊）, 2009, 11 (12): 146.

[15] 周若梅. 佳蓉片治疗更年期综合征 30 例[J]. 陕西中医, 2004 (11): 975-976.

[16] 韩淑芹. 佳蓉片治疗更年期综合征临床疗效观察[J]. 工企医刊, 2003 (6): 65.

[17] 吴华、秦爱萍、李丽. 解郁安神颗粒治疗更年期抑郁症 30 例[J]. 陕西中医, 2006 (4): 442-443.

[18] 李慧芸、李艳莹、范立磊, 等. 坤泰胶囊联合坤宝丸治疗围绝经期心血管病的临床观察[J]. 世界中西医结合杂志, 2020, 15 (01): 119-122.

[19] 牛华，杨田野. 加味逍遥丸合坤宝丸联合耳豆治疗更年期失眠的临床效果[J]. 临床医学研究与实践，2019, 4（14）：132-133.

[20] 张晓. 坤宝丸对更年期综合征的治疗效果及不良反应分析[J]. 中国医药指南，2019, 17（12）：198-199.

[21] 任海花，孙丽峥. 坤宝丸治疗女性围绝经期综合征 32 例追踪观察[J]. 中国民间疗法，2017, 25（9）：54, 67.

[22] 杨海泉，林奕珊. 坤宝丸联合刺五加注射液治疗更年期综合征临床效果分析[J]. 黑龙江中医药，2016, 45（6）：34-35.

[23] 路遥，金哲，白文佩，等. 灵莲花颗粒治疗更年期综合征心肾不交证的有效性及安全性评价[J]. 中国中西医结合杂志，2018, 38（6）：662-666.

[24] 王凤娟. 灵莲花颗粒治疗女性围经期综合征临床观察[J]. 中西医结合心血管病电子杂志，2016, 4（10）：126, 128.

[25] 郑丛芝. 灵莲花颗粒治疗女性围经期综合征的疗效观察[J]. 中西医结合心血管病电子杂志，2016, 4（2）：107, 109.

[26] 秦序锋，陈建，王开颖，等. 灵莲花颗粒治疗围经期综合征临床观察研究[J]. 山东化工，2014, 43（06）：106-107.

[27] 舒晓春，余菊花，张荣华，等. 龙凤宝胶囊治疗更年期综合征 50 例[J]. 陕西中医，2003（8）：715-717.

[28] 李志军，海日汗. 女珍颗粒联合佐匹克隆治疗更年期失眠症的临床研究[J]. 药物评价研究，2020, 43（1）：120-124.

[29] 钟涌江. 强力脑清素片联合利培酮治疗女性更年期精神分裂症疗效观察[J]. 汕头大学医学院学报，2014, 27（1）：43-44.

[30] 王双艳. 强力脑清素片佐治围绝经期综合征 84 例[J]. 中国中医药现代远程教育，2013, 11（20）：19-20.

第 六 章　乳腺增生症

概　　述

　　乳腺增生症（breasthyperplasia）是乳腺正常发育和退化过程失常导致的一种良性乳腺疾病，本质上是由于乳腺主质和间质不同程度地增生及复旧不全所致的乳腺正常结构紊乱。其病理学形态多样、复杂，故临床命名不统一。《疾病和有关健康问题的国际统计分类第10次修订版》（ICD-10）称之为乳腺囊肿、慢性囊性乳腺病、乳腺囊性增生病、乳房纤维硬化症、乳腺增生等。

　　乳腺增生疾病在中医学中属于"乳癖"范畴。中医认为乳房的发育、生长、衰萎受五脏六腑之精气支配，其中肾的先天精气、脾胃的后天水谷精气、肝的藏血与疏调气机、对乳房的生理病理影响最大。乳房与经络联系广泛而密切，乳房及其周围经络纵横，腧穴密布，其中与足阳明胃经、足少阴、足厥阴肝经及冲任二脉关系最为密切。中医药在治疗乳腺增生病方面积累了丰富的临床经验。

　　对于此病的治疗，主要是对症治疗，绝大多数病人不需要外科手术治疗，一般首选中药或中成药调理，包括疏肝理气、调和冲任、软坚散结及调整卵巢功能。目前维生素类药物常为本病治疗的辅助用药，根据病情特点不同，也可选用激素类药物联合治疗。

第一节 中 成 药

268 祛瘀散结胶囊

【药物来源】 《国家中成药标准汇编·妇科分册》

【处方组成】 夏枯草、山慈菇、白花蛇舌草、白英、土鳖虫、三七、山楂、仙鹤草、黄芪、蜈蚣、枳壳、苦楝皮、冰片、黄芪、麦芽、甘草。

【功能主治】 祛瘀消肿、散结止痛。用于瘀血阻络所致乳房胀痛、乳癖、乳腺增生病。

【用法用量】 口服，每次4粒，每日3次。

【注意事项】 孕妇禁用。

【用药参考】 本品具有祛瘀消肿、散结止痛的作用，应用本品联合托瑞米芬治疗乳腺增生患者，以肿块、疼痛等症状为评价，其有效率为94.2%。而且本药对肝肾功能无损害，无骨髓毒性，能提高机体的免疫功能[1]。

269 乳 安 片

【药物来源】 《国家中成药标准汇编·妇科分册》

【处方组成】 牡蛎、黄芪、三棱、麦芽、天冬、没药、淫羊藿、丹参、白术、海藻、柴胡、莪术、鸡内金、青皮、乳香。

【功能主治】 理气化瘀、软坚散结。用于乳癖属气滞血瘀证者。

【用法用量】 口服，每次5~8片，每日2次。

【注意事项】 孕妇忌用，忌食辛辣油腻食物。

270 乳核散结片

【药物来源】 《中华人民共和国药典》（2015年版）

【处方组成】 柴胡、当归、黄芪、郁金、山慈菇、漏芦、昆布、海藻、淫羊藿、鹿衔草。

【功能主治】 舒肝活血，祛痰软坚。用于肝郁气滞、痰瘀互结所致的乳癖，症见乳房肿块或结节、数目不等、大小不一、质软或中等硬、或乳房胀痛、经前疼痛加剧；乳腺增生病见上述证候者。

【用法用量】 口服，每次4片，每日3次。

【注意事项】 孕妇慎用。

【用药参考】

1. 临床疗效 应用本品治疗乳腺增生症，以肿块、疼痛以及3个月复发情况为评价，有效率为93.9%。

2. 应用要点 本品具有疏肝解郁、软坚散结、理气活血、调和冲任的功效，而现代药理研究也表明，本品可以调节性激素分泌，改善组织充血性水肿状态，消肿止痛，调节内分泌失调。

3. 配伍用药　本品联合桂枝茯苓胶囊治疗乳腺增生症，其总有效率为 95.4%，半年复发率为 3.23%，其疗效优于单用。

4. 不良反应　本品在治疗过程中无明显毒副反应发生[2-4]。

271　乳疾灵颗粒

【药物来源】　《中华人民共和国药典》（2015 年版）

【处方组成】　柴胡、醋香附、青皮、赤芍、丹参、鸡血藤、牡蛎、海藻、炒王不留行。

【功能主治】　舒肝活血，祛痰软坚。用于肝郁气滞、痰瘀互结所致的乳癖，症见乳房肿块或结节、数目不等、大小不一、质软或中等硬、或经前疼痛；乳腺增生病见上述证候者。

【用法用量】　开水冲服。每次 1～2 袋，每日 3 次。

【注意事项】　孕妇忌服。

【用药参考】

1. 临床疗效　应用本品治疗乳腺增生症，以肿块、疼痛以及复发情况为评价，其有效率为 93.3%～97.1%。

2. 应用要点　本品可显著改善乳腺增生患者的症状和体征，还对雌孕激素均有明显的调节作用，还有抗炎、消肿、镇痛、改善微循环的作用；本品应用过程中未见明显的毒副作用[5-7]。

272　乳结康丸

【药物来源】　《中华人民共和国药典临床用药须知·中药成方制剂卷》

【处方组成】　柴胡、郁金、枳壳、川芎、皂角刺、乳香、三棱、莪术、当归、党参、白芍、海藻、昆布、玄参、夏枯草、浙贝母、牡蛎。

【功能主治】　疏肝解郁，化瘀祛痰，软坚散结，通络止痛。用于肝郁气滞，痰凝血瘀所致乳房肿块、胀痛、触痛、胸肋胀痛、胸闷不适、抑郁易怒、诸症随情绪变化而加重；乳腺增生病见上述证候者。

【用法用量】　口服，每次 6g，每日 3 次，8 周为一疗程；或遵医嘱。

【注意事项】　①月经期停用。②服药后胃脘不适者可饭后服用。③有胃溃疡、胃炎史者请遵医嘱。

【用药参考】　本品具有疏肝理气、活血止痛、抗炎解郁、化痰解毒、软坚散结的功效，治疗乳腺增生引起的乳房肿胀和疼痛，以疼痛、压痛、肿块等症状为评价指标，治疗有效率为 98%；辅以维生素 E、维生素 B_1、谷维素片、地巴唑片等，疗效显著，且病情不易反复，副作用小；治疗过程中有恶心、口干、上腹不适等不良反应发生，经对症治疗后均可缓解[8]。

273　乳康胶囊

【药物来源】　《中华人民共和国药典》（2015 年版）

【处方组成】 牡蛎、乳香、瓜蒌、海藻、黄芪、没药、天冬、夏枯草、三棱、玄参、白术、浙贝母、莪术、炒鸡内金、丹参。

【功能主治】 舒肝活血，祛痰软坚。用于肝郁气滞、痰瘀互结所致的乳癖，症见乳房肿块或结节、数目不等、大小形态不一、质地软或中等硬、或经前胀痛；乳腺增生病见上述证候者。

【用法用量】 口服，每次 2～3 粒，每日 2 次，饭后服用。20 天为一个疗程，间隔 5～7 天继续第二个疗程，亦可连续用药。

【注意事项】

1. 偶见患者服药后有轻度恶心、腹泻、月经期提前、量多及轻微药疹。一般停药后自愈。

2. 孕妇慎用（前三个月内禁用），女性患者宜于月经来潮前 10～15 天开始服用。经期停用。

【用药参考】

1. 临床疗效　应用本品治疗乳腺增生，以疼痛、肿块以及中医证候为评价，其有效率为89.9%～97.6%。

2. 应用要点　本品具有疏肝解郁、活血破瘀、软坚散结、理气止痛的功效，而现代药理研究表明其有效成分具有明显的抗炎、镇痛、理气、散结作用；可以通过调整体内激素水平，改善乳腺组织增生状况[9-10]。

274　乳　康　丸

【药物来源】 《中华人民共和国药典》（2015 年版）

【处方组成】 牡蛎、乳香、瓜蒌、海藻、黄芪、没药、天冬、夏枯草、三棱、玄参、白术、浙贝母、莪术、炒鸡内金、丹参。

【功能主治】 舒肝活血，祛痰软坚。用于肝郁气滞、痰瘀互结所致的乳癖，症见乳房肿块或结节、数目不等、大小形态不一、质地软或中等硬、或经前胀痛；乳腺增生病见上述证候者。

【用法用量】 口服，每次 10～15 丸，每日 2 次，饭后服用；20 天为一个疗程，间隔 5～7 天继续第二个疗程，亦可连续用药。

【注意事项】 ①偶见患者服药后有轻度恶心、腹泻、月经期提前、量多及轻微药疹。一般停药后自愈。②孕妇慎用（前三个月内禁用），女性患者宜于月经来潮前 10～15 天开始服用。经期停用。

【用药参考】 同"273 乳康胶囊"。

275　乳　块　消　片

【药物来源】 《中华人民共和国药典》（2015 年版）

【处方组成】 橘叶、丹参、皂角刺、王不留行、川楝子、地龙。

【功能主治】 疏肝理气，活血化瘀，消散乳块。用于肝气郁结，气滞血瘀，乳腺增生，乳房胀痛。

【用法用量】 口服，每次 4～6 片，每日 3 次。

【注意事项】 孕妇忌服。

【用药参考】

1. 疗效 应用本品治疗乳腺增生症患者，以乳痛、溢液、肿块消失情况作为评价指标，其治疗总有效率为 87.4%～90%。

2. 应用要点 本品具有疏肝理气的作用，而现代药理研究表明，该药具有显著降低外周血雌激素作用，并反馈性调节体内激素平衡，达到治疗乳腺增生的目的，此外，本品还具有降低乳腺上皮细胞核 AgNO2，减慢 DNA 复制速度，抑制乳腺上皮细胞有丝分裂，降低乳腺上皮；患者治疗过程中无相关不良事件发生[11-12]。

276 乳 宁 颗 粒

【药物来源】 《中华人民共和国药典》（2015 年版）

【处方组成】 柴胡、当归、醋香附、丹参、炒白芍、王不留行、赤芍、炒白术、茯苓、青皮、陈皮、薄荷。

【功能主治】 疏肝养血，理气解郁。用于肝气郁结所致的乳癖，症见经前乳房胀痛、两胁胀痛、乳房结节、经前疼痛加重；乳腺增生见上述证候者。

【用法用量】 开水冲服。每次 1 袋，每日 3 次；20 天为一疗程，或遵医嘱。

【注意事项】 孕妇慎服。

【用药参考】 本品具有温肺活血化瘀、疏肝养血、理气解郁等作用，应用本品治疗乳腺增生症，以乳痛症、囊性增生、复发情况等为评价，其总有效率为 86.7%～97%，疗效较好，不良反应少，安全可靠[13-14]。

277 乳 癖 康 片

【药物来源】 《国家中成药标准汇编·妇科分册》

【处方组成】 夏枯草、橘叶、丹参、红花、郁金、皂角刺、香附、地龙。

【功能主治】 疏肝理气、活血化瘀。用于肝气郁结，气滞血瘀所致的乳腺增生，乳房胀痛。

【用法用量】 口服，每次 5 片，每日 3 次；或遵医嘱。

【注意事项】 孕妇慎服；有出血倾向者慎服。

278 乳 癖 清 胶 囊

【药物来源】 《国家中成药标准汇编·妇科分册》

【处方组成】 柴胡、青皮、蒲公英、重楼、五气朝阳草、瓜蒌皮、青木香、山慈菇、鹿角霜、当归、夏枯草、冬虫夏草、土贝母。

【功能主治】 理气活血、软坚散结。用于乳腺增生、经期乳腺胀痛等疾病。

【用法用量】 口服，每次 3～4 粒，每日 3 次；14 天为一个疗程。

【注意事项】 肾脏病患者、孕妇、新生儿禁用。本品含马兜铃科植物青木香；马兜铃酸有引起肾脏损害等不良反应的报道，用药时间不得超过 2 周；定期复查肾功能。

279　乳癖散结胶囊

【药物来源】 《中华人民共和国药典》（2015 年版）

【处方组成】 夏枯草、川芎（酒炙）、僵蚕（麸炒）、鳖甲（醋制）、柴胡（醋制）、赤芍（酒炒）、玫瑰花、莪术（醋制）、当归（酒炙）、延胡索（醋制）、牡蛎。

【功能主治】 行气活血，软坚散结。用于气滞血瘀所致的乳腺增生病，症见乳房疼痛、乳房肿块、烦躁易怒、胸胁胀满。

【用法用量】 口服，每次 4 粒，每日 3 次；45 天为一疗程，或遵医嘱。

【注意事项】 ①孕妇忌服。②月经量过多者，经期慎服。③偶见口干、恶心、便秘。一般不影响继续治疗，必要时对症处理。

【用药参考】

1. 临床疗效　应用本品治疗乳腺增生症，以临床表现症状为评价，其总有效率为 83%～95%。

2. 应用要点　本品具有行气活血、软坚散结的功效，药理研究表明其调节肝脏功能，增强肝脏对雌激素的灭活作用，调理胃肠功能，促进血液循环，减少异常增生。

3. 配伍用药　本品联合他莫昔芬、三苯氧胺治疗乳腺增生，可以明显提高疗效，改善症状，调节机体相关激素水平，并减少相关不良反应。

4. 不良反应　本品可出现口干、恶心、便秘、胃肠道反应，反应轻微，对症处理即可改善，不会对患者的疗效产生任何严重影响[15-17]。

280　乳癖舒胶囊

【药物来源】 《国家中成药标准汇编·妇科分册》

【处方组成】 瓜蒌皮、蒲公英、丹参、土贝母、延胡索、柴胡、赤芍。

【功能主治】 疏肝解郁、活血解毒、软坚散结。用于肝气郁结，毒瘀互阻所致的乳腺增生，乳腺炎。

【用法用量】 口服，每次 5 粒，每日 3 次。

【注意事项】 孕妇慎服。

【用药参考】

1. 临床疗效　应用本品治疗乳腺增生症，以肿块、乳痛、停药是否复发为评价指标，总有效率达 87%～96.2%。

2. 应用要点　本品具有疏肝解郁，化痰软坚，破瘀散结之功，在抑制乳腺增生、平衡激素、抗炎镇痛、防癌变等方面有显著效果。

3. 不良反应　本品价格适中，使用方便，无明显不良反应[18-20]。

281　乳　癖　消　片

【药物来源】　《中华人民共和国药典》（2015 年版）

【处方组成】　鹿角、蒲公英、昆布、天花粉、鸡血藤、三七、赤芍、海藻、漏芦、木香、玄参、牡丹皮、夏枯草、连翘、红花。

【功能主治】　软坚散结，活血消痈，清热解毒。用于痰热互结所致的乳癖、乳痈，症见乳房结节、数目不等、大小形态不一、质地柔软，或产后乳房结块、红热疼痛；乳腺增生、乳腺炎早期见上述证候者。

【用法用量】　口服，每次 5～6 片，每日 3 次。

【注意事项】　孕妇慎服。

【用药参考】

1. 临床疗效　应用本品治疗乳腺增生症，以临床症状为评价指标，总有效率达 78.6%～96.1%。

2. 应用要点　本品具有活血化瘀及清热解毒等功效，有利于改善乳腺增生的症状，促进乳房肿块消退、减轻乳房胀痛。

3. 配伍用药　本品联合依西美坦、他莫昔芬、桂枝茯苓丸治疗乳腺增生症，可以显著提高疗效，调节内分泌紊乱和抑制炎症反应[21-23]。

282　乳　癖　消　贴　膏

【药物来源】　《国家食品药品监督管理局国家药品标准新药转正标准》

【处方组成】　木香、夏枯草、赤芍、三七、鸡血藤、红花、牡丹皮、海藻、昆布、连翘、玄参、天花粉、蒲公英、漏芦、鹿角。

【功能主治】　软坚散结，清热解毒，活血止痛，用于乳癖气滞血瘀证，症见乳房结块、胀痛、压痛；乳腺囊性增生病见上述证候者。

【用法用量】　外用，贴敷于洗净的患处，每次 1 贴，每日 1 次。

【注意事项】　对橡胶膏及本药过敏、皮肤溃疡或破损者不宜使用。孕妇禁用。

283　乳　泰　胶　囊

【药物来源】　《中华人民共和国药典临床用药须知·中药成方制剂卷》

【处方组成】　柴胡、当归、香附（醋制）、丹参、白芍（炒）、王不留行、赤芍、白术（炒）、茯苓、青皮、陈皮、薄荷。

【功能主治】　疏肝养血，理气解郁。用于两肋胀痛、乳房结节压痛、经前乳房疼痛，月经不调，乳腺增生。

【用法用量】　口服，每次 4 粒，每日 3 次；20 天为一疗程，或遵医嘱。

【注意事项】　尚不明确。

【用药参考】　本品具有疏肝理气，开郁化痰，软坚散结，活血止痛，调节内分泌等作用，以疼痛、肿块、复发情况作为评价，其治疗乳腺囊性增生的近期治愈率为 73.4%[24]。

284　乳腺康注射液

【药物来源】　《国家中成药标准汇编·妇科分册》
【处方组成】　鸡血藤、地龙、丹参、拳参、莪术、瓜蒌。
【功能主治】　理气化瘀、消肿散结。用于气滞血瘀证的乳癖。
【用法用量】　肌内注射，每次 2～4ml，每日 2～3 次。
【注意事项】　孕妇及有出血倾向者禁用。当发现性状发生改变或产生混浊时禁用，如有挥发油析出，用前需振摇；本品对注射部位有一定刺激作用。

285　乳增宁胶囊

【药物来源】　《中华人民共和国药典》（2015 年版）
【处方组成】　艾叶、淫羊藿、柴胡、川楝子、天冬、土贝母。
【功能主治】　疏肝散结，调理冲任。用于冲任失调、气郁痰凝所致乳癖，症见乳房结节、一个或多个、大小形状不一、质柔软，或经前胀痛、或腰酸乏力、经少色淡；乳腺增生病见上述证候者。
【用法用量】　口服，每次 4 粒，每日 3 次。
【注意事项】　孕妇慎用。
【用药参考】
　1. 临床疗效　应用本品治疗乳腺增生症，观察疼痛、压痛、肿块情况，有效率为 94.4%～97.8%。
　2. 应用要点　本品具有养阴生津，消肿散结的功效，能有效改善全身和乳腺局部的血流循环，使乳房局部充血水肿得到改善，并抑制组织单胺氧化酶的活力，从而抑制了胶原纤维的合成，因此能消除乳房肿块[25-27]。

286　散结止痛膏

【药物来源】　《中华人民共和国卫生部药品标准·中药成方制剂》
【处方组成】　重楼、白花蛇舌草、夏枯草、生川乌、生天南星、冰片。
【功能主治】　软坚散结，消肿止痛。用于乳腺囊性增生，乳癖症，男性乳腺增生症。
【用法用量】　外用，贴于患处。

287　夏枯草膏

【药物来源】　《中华人民共和国药典临床用药须知·中药成方制剂卷》

【处方组成】　夏枯草。

【功能主治】　清火，散结，消肿。用于火热内蕴所致的头痛、眩晕、瘰疬、瘿瘤、乳痈肿痛；甲状腺肿大、淋巴结核、乳腺增生病见上述证候者。

【用法用量】　口服，每次 9g，每日 2 次。

【注意事项】　①气血亏虚者慎用。②孕妇慎用。③服药期间饮食宜清淡，忌食辛辣食物。

【用药参考】　本品具有清肝火、散郁结的作用，联合桂枝茯苓胶囊、小金丸治疗乳腺增生症，以乳痛、肿块为评价，有效率可达 100%[28-29]。

288　夏枯草胶囊

【药物来源】　《中华人民共和国药典临床用药须知·中药成方制剂卷》

【处方组成】　夏枯草。

【功能主治】　清火，散结，消肿。用于火热内蕴所致的头痛、眩晕、瘰疬、瘿瘤、乳痈肿痛；甲状腺肿大、淋巴结核、乳腺增生病见上述证候者。

【用法用量】　口服，每次 2 粒，每日 2 次。

【注意事项】　①气血亏虚者慎用。②孕妇慎用。③服药期间饮食宜清淡，忌食辛辣食物。

【用药参考】　同"287 夏枯草膏"。

289　消　核　片

【药物来源】　《中华人民共和国药典临床用药须知·中药成方制剂卷》

【处方组成】　郁金、丹参、玄参、牡蛎、浙贝母、半枝莲、夏枯草、漏芦、金果榄、白花蛇舌草、海藻、昆布、芥子、甘草。

【功能主治】　行气活血，化瘀通络，软坚散结。用于肝郁气滞、痰瘀互结所致的乳癖，症见乳房肿块或结节、数目不等、大小不一、质地柔软、或经前胀痛；乳腺增生病见上述证候者。

【用法用量】　口服，每次 4～7 片，每日 3 次，饭后服用，连续 3 个月为一个疗程。

【注意事项】　服药期间出现肝功能不良者需及时停药。

290　消乳癖胶囊

【药物来源】　《国家中成药标准汇编·妇科分册》

【处方组成】　金荞麦、五香血藤、大红袍、柴胡、三七、香附、八角莲、鼠妇虫、黑蚂蚁、鸡矢藤。

【功能主治】　疏肝理气、软坚散结、化瘀止痛。用于气滞血瘀所致乳腺小叶增生。

【用法用量】　口服，每次 4 粒，每日 3 次。

【注意事项】　服药治疗期间忌食酸、冷及刺激性食物。

291 消乳散结胶囊

【药物来源】 《中华人民共和国药典临床用药须知·中药成方制剂卷》

【处方组成】 柴胡（醋炙）、白芍（炒）、香附（醋炙）、玄参、昆布、瓜蒌、夏枯草、牡蛎、当归、猫爪草、黄芩、丹参、土贝母、山慈菇、全蝎、牡丹皮。

【功能主治】 疏肝解郁，化痰散结，活血止痛。用于肝郁气滞，痰瘀凝聚所致的乳腺增生，乳房胀痛。

【用法用量】 口服，每次3粒，每日3次。

【注意事项】 尚不明确。

【用药参考】

1. 临床疗效 应用本品治疗乳腺增生症，以乳房疼痛、肿块、3个月复发性作为评价指标，其有效率为82.3%～97.3%。

2. 应用要点 本品具有软坚散结、疏肝解郁、活血止痛之功效，临床上可有效改善乳房胀痛、肿块并伴有月经紊乱、烦躁易怒、胸胁胀痛等症状。此外，本品治病同时予以扶正，具有增强免疫及抗癌的功效。

3. 不良反应 本品对肝肾功能无损害，长期服药无毒副作用[30-32]。

292 小 金 丸

【药物来源】 《中华人民共和国药典》（2015年版）

【处方组成】 麝香或人工麝香、木鳖子（去壳去油）、制草乌、枫香脂、醋乳香、醋没药、五灵脂（醋炒）、酒当归、地龙、香墨。

【功能主治】 散结消肿，化瘀止痛。用于痰气凝滞所致的瘰疬、瘿瘤、乳岩、乳癖，症见肌肤或肌肤下肿块一处或数处，推之能动，或骨及骨关节肿大，皮色不变，肿硬作痛。

【用法用量】 打碎后口服，每次1.2～3g，每日2次，小儿酌减。

【注意事项】 孕妇禁用。

【用药参考】 本品具有活血化瘀、软坚散结、消炎止痛、清热解毒、扶正祛邪、补虚和温经通络等功效，能改善全身及局部组织的充血水肿，抑制单胺氧化酶的活力，抑制胶原值，止痛。治疗乳腺增生的总有效率可达91%以上；且用药过程中未见胃部不适或其他明显不良反应[33-35]。

293 岩鹿乳康胶囊

【药物来源】 《国家中成药标准汇编·妇科分册》

【处方组成】 岩陀、鹿衔草、鹿角霜。

【功能主治】 益肾活血，软坚散结。用于肾阳不足、气滞血瘀所致的乳腺增生。

【用法用量】 口服，每次3～5粒，每日3次；饭后服用。月经前15天开始服，至月经来时停药。

【注意事项】　孕妇忌服。

【用药参考】

1. 临床疗效　应用本品治疗乳腺增生症，以临床症状、体征、肿块、疼痛、影像学检查为评价，其总有效率为 93.7%～96.7%。

2. 应用要点　本品通过益肾温经，改善其肾阳不足，治本，通过活血调经，行气化瘀逐渐消除乳房肿块，改善疼痛症状。还能够改善患者睡眠异常及情志异常情况[36-38]。

第二节 西 药

一、女性乳腺增生症治疗用药

主要是对症治疗，绝大多数病人不需要外科手术治疗，一般首选中药或中成药调理，包括疏肝理气、调和冲任、软坚散结及调整卵巢功能。目前维生素类药物常为本病治疗的辅助用药，根据病情特点不同，也可选用激素类药物联合治疗。

294 达 那 唑
Danazol

【适应病症】 可用于治疗纤维囊性乳腺病。

【药理作用】 为促性腺激素抑制药，可以抑制垂体-卵巢轴。治疗纤维性乳腺病，可使结节消失，减轻疼痛和触痛，可能发生月经失调或闭经。

【不良反应】

1. 较多见的不良反应 闭经、突破性子宫出血，并可有乳房缩小、音哑、毛发增多；可出现痤疮、皮肤或毛发的油脂增多、下肢浮肿或体重增多，症状与药量有关，是雄激素效应的表现。

2. 较少见的不良反应 血尿、鼻衄、牙龈出血、白内障（视力逐渐模糊）、肝功能异常、颅内压增高（表现为严重头痛、视力减退、复视、呕吐）、白细胞增多症、急性胰腺炎、多发性神经炎等。

3. 罕见的不良反应 女性阴蒂增大、男性睾丸缩小；肝脏功能损害严重时，男女均可出现巩膜或皮肤黄染。

4. 以下反应如果持续出现需引起注意 ①由于雌激素效能低下，可使妇女有阴道灼热、干枯及瘙痒，或阴道出血，发生真菌性阴道炎。②可出现皮肤发红、情绪或精神状态的改变、神经质或多汗。③有时可出现肌痉挛性疼痛，属于肌肉中毒症状。

【药物相互作用】

1. 与胰岛素同用时，容易产生耐药性。

2. 与华法林并用时抗凝增效，容易发生出血。

【注意事项】

1. 治疗期间一般不会妊娠，一旦发现妊娠，应立即停服。理论上达那唑对女性胎儿可能产生雄激素的效应。

2. 对诊断的干扰 服药时，对一些诊断性试验有影响，如糖耐量试验、甲状腺功能试验，血清总 T_4 可降低，而血清 T_3 则增加。

3. 使用本品时应注意有无心脏功能损害、肾脏功能损害、生殖器官出血，对男性还应注意睾丸大小。

4. 在治疗期间应密切注意肝脏功能。男性用药时，需随访精液量及黏度、精子计数与活动力，建议每 3～4 个月检查一次，特别是对青年患者。

【禁忌证】

1. 哺乳期妇女禁用。

2. 美国 FDA 妊娠期用药安全性分级为口服给药 X。

【给药说明】

1. 治疗子宫内膜异位症与纤维囊性乳腺病，应于月经来潮的第一天开始服药。

2. 治疗子宫内膜异位症时，服药期间如出现闭经，是达那唑治疗的临床反应，治疗应持续用药 3～6 个月，必要时可延长到 9 个月。

3. 如停药已 60～90 天，仍无规则月经，则应进行诊治。服药期间需避孕者，应采用非甾体激素的避孕方法，不用口服避孕药。

4. 治疗纤维囊性乳腺病时，治疗前应除外乳腺癌；治疗时如果乳腺结节持续存在或增大，亦应除外乳腺肿瘤。治疗 1 个月后乳房胀痛即可减轻，治疗 2～3 个月症状消失。连续治疗 4～6 个月，乳腺结节消退。

5. 连续治疗遗传性血管性水肿，所需的剂量应根据病人的临床反应情况而酌定。

6. 女性患者如果出现男性化症状，应停止达那唑治疗。

【用法与用量】 口服，治疗纤维囊性乳腺病，一次 50～200mg，一日 2 次；如停药后一年内症状复发，可再给药。

【制剂与规格】 达那唑胶囊：①100mg；②200mg。

295　他莫昔芬（三苯氧胺）
Tamoxifen

【适应病症】治疗女性转移性乳腺癌，也可用于乳腺癌广泛切除后预防复发及经前期紧张综合征。

【药理作用】 本品为选择性雌激素受体调节药，其生物作用是由高亲和力的雌激素受体结合和基因表达的调节所介导，这种结合引起不同组织的多种雌激素调节基因的不同表达，对不同雌激素作用组织产生有选择性的激动活性或拮抗活性。对乳腺组织有抗雌激素作用，防止手术后乳腺癌复发，对雌激素受体阳性患者效果好；对骨骼部分有雌激素激动作用，使绝经后妇女骨吸收降低，同时使钙平衡正向转移，尿钙丢失减少，可保持和增加骨矿量；对子宫内膜有雌激素刺激作用，使内膜增厚，增加发生子宫内膜腺癌的危险。

【不良反应】

1. 在治疗初期，骨和肿瘤疼痛可以一过性加剧，继续治疗可逐渐减轻。

2. 少数绝经期前妇女可发生卵巢囊肿。

3. 长期（17 个月以上）和大量（每日 240～320mg）治疗则视网膜病变和角膜浑浊发生率升高。

4. 罕见但需引起注意的不良反应：精神错乱、肺栓塞（表现为气短）、血栓形成（表现为下肢肿痛）、无力、嗜睡以及子宫内膜增生、内膜息肉和内膜癌。

5. 较多见的不良反应　潮热、恶心、呕吐和体重增加。

6. 较少见的不良反应　月经紊乱、头痛、外阴瘙痒、皮肤红斑和干燥。

【药物相互作用】

1. 雌激素可影响本品治疗效果。

2. 抗酸药、H_2 受体拮抗药（西咪替丁、法莫替丁、雷尼替丁）等在胃内改变 pH，使本品肠衣片提前分解，对胃有刺激作用，故应与上述药物相隔 1～2 小时服用。

【注意事项】

1. 治疗期间应做定期的全血细胞计数检查。

2. 有肝功能异常者应慎用。

【禁忌证】　有眼底疾病者禁用。

【给药说明】

1. 必须在医生监护下进行治疗。

2. 如有肿瘤骨转移，在治疗初期需定期检查血钙。

【用法与用量】　口服，一次 10～20mg，每日早、晚各服 1 次。

【制剂与规格】　枸橼酸他莫昔芬片：10mg。

296　溴　隐　亭
Bromocriptine

【适应病症】

1. 内分泌系统疾病　泌乳素依赖性月经周期紊乱和不育症（伴随高或正常泌乳素血症）、闭经（伴有或不伴有泌乳）、月经过少、黄体功能不足和药物诱导的高泌乳激素症（抗精神病药物和高血压治疗药物）。

2. 良性乳腺疾病　缓和或减轻经前综合征及乳腺结节（或囊性）乳腺疾病相关性乳腺疼痛。

【药理作用】　溴隐亭可恢复黄体生成素的正常分泌，对乳房良性疾病患者，溴隐亭可纠正孕激素/雌激素的失衡，从而减少乳房囊肿及（或）小结的数量和体积，减轻乳房疼痛。同时可降低原已升高的泌乳素水平。

【不良反应】

1. 许多患者服药后头几天可能会发生恶心、呕吐、头痛、眩晕或疲劳，但不需要停药。在服用甲磺酸溴隐亭之前 1 小时服用某些止吐药如甲氧氯普胺等可抑制恶心头晕。

2. 极少数病例中服用本品后发生体位性低血压，因此建议对于能够走动的患者应测量站位血压。

3. 在大剂量治疗时，可能会发生幻觉、意识精神错乱、视觉障碍、运动障碍、口干、便秘、腿痉挛等，这些副作用约为剂量依赖性，减量就能够使症状得到控制。在长期治疗中，特别对于有雷诺氏现象病史者，可能偶发可逆性低温诱发指趾苍白。

4. 国外已有患者使用多巴胺受体激动剂类药品治疗帕金森病后出现病理性赌博、性欲增高和性欲亢进的病例报告，尤其在高剂量时，在降低治疗剂量或停药后一般可逆转。

【药物相互作用】

1. 口服激素类避孕药可致闭经或溢乳，干扰本品的效应，并可能使垂体增大，不宜同时应用。

2. 氟哌啶醇、甲基多巴、单胺氧化酶抑制药、甲氧氯普胺、吩噻嗪类、利血平、硫杂蒽类、各种镇静催眠药、H₂ 受体拮抗药等能升高血清催乳素浓度，干扰本品的效能，故必须合用时，应适当调整本品剂量。

3. 与其他麦角碱衍生物合用时，可使本品偶致的高血压加重，但较为罕见。

4. 与降血压药合用时，可加强降压效果，故应酌减降压药用量，因此应尽量减少合并用药。

5. 与左旋多巴合用治疗帕金森病时，能增强药效，故应适当减量。

【注意事项】

1. 甲磺酸溴隐亭片治疗后，生育能力可能恢复，因此应建议不希望怀孕的育龄妇女采取可靠的（非激素）避孕措施。而想要怀孕的育龄妇女在已证实怀孕后则应即刻终止甲磺酸溴隐亭片治疗。停药后流产发生率未见提高，甲磺酸溴隐亭片对早期妊娠（8 周之内）无副作用。垂体腺瘤患者停服甲磺酸溴隐亭片后怀孕时，整个妊娠期间都应密切监测，并且有必要定期进行视野检查。

2. 垂体腺瘤患者有瘤体增大的迹象时，应重新应用甲磺酸溴隐亭片进行治疗。治疗乳腺疼痛及结节性和（或）囊性乳腺疾病时，应先排除恶性肿瘤的可能。

3. 应用本品抑制产褥期泌乳，特别在治疗第一周，建议不定期检查血压。一旦发生高血压，伴有持久性严重头痛，应立即停止服药并对患者进行密切观察。

4. 有精神病史或严重心血管病史的病人服用大剂量甲磺酸溴隐亭时，需要小心谨慎。

5. 治疗与高泌乳素血症无关的女性患者时，应当给予最低有效剂量，以避免发生血浆泌乳素水平低于正常水平，否则将有可能引起黄体功能障碍，绝经后妇女应每半年检查一次，月经正常的妇女应每年检查一次。

6. 服用甲磺酸溴隐亭片可能发生视觉障碍，因此在驾驶或操控机器时应特别小心。

7. 孕妇及哺乳期妇女用药　哺乳期妇女不应服用甲磺酸溴隐亭片。

①怀孕后通常应在第 1 次停经后停服本品。垂体肿瘤有时会在妊娠期间迅速增大，这也可发生于甲磺酸溴隐亭片治疗后已经能够怀孕的妇女。为谨慎起见，应当对患者实施严密监测以便发现垂体增大的迹象，这样甲磺酸溴隐亭片在必要时就能够再次应用。②流产后、死胎、新生儿死亡等特殊情况下，在医生指导下用于抑制产褥期泌乳，不推荐作为抑制生理性泌乳的常规用药。③患有高血压、冠心病和（或）有严重精神病史的产后或产褥期妇女不可使用本品，接受甲磺酸溴隐亭片治疗的产后妇女应注意监测血压，特别是在治疗的第一天。产后妇女应用甲磺酸溴隐亭片抑制泌乳时，注意抗高血压药物治疗并且避免同时应用其他麦角碱衍生，已罕见发生高血压、心肌梗死、癫痫发作或脑卒中以及精神疾病等。

8. 儿童用药　尚无 15 岁以下儿童用本品的安全性和有效性研究资料。

9. 老年用药　尚无安全性和有效性研究资料。

10. 药物过量　急性过量可给予甲氧氯普胺（胃复安），最好能够胃肠外给药。甲磺酸溴隐亭片过量服用后有可能导致呕吐以及因过度刺激多巴胺能受体而致的其他症状，也可能发生精神错乱、幻觉和低血压等。处理方法一般是去除所有尚未吸收的药物，必要时保持血压正常。

【禁忌证】

1. 已知对溴麦角环肽及本品任何成分或其他麦角碱过敏者。

2. 控制不佳的高血压，妊娠期高血压相关疾病（包括子痫、子痫前期或妊娠高血压综合征），分娩后及产褥期高血压患者；冠状动脉疾病或其他严重的心血管疾病患者。

3. 有严重精神疾病的症状和（或）病史的患者。

4. 已有瓣膜病的患者。

【给药说明】

1. 初始剂量宜小，以减少不良反应的发生率和严重程度。睡前口服，从 1.25mg 起始，以后逐渐增量。

2. 进食中或餐后服用，可减少胃肠道不良反应。

3. 服药期间需要避孕时，应用非甾体激素类药物的避孕方法；如怀疑妊娠应立即就医。

4. 产后用以抑制乳汁分泌时更易发生低血压，故产后至少 4 小时以上，待心率、血压和呼吸等平稳后才能用药。

5. 出现肝功能损害时应减量或停药。

【用法与用量】　良性乳腺疾病：从一次 0.625mg，一日 2～3 次，逐渐增至每日 2.5mg，一日 2～3 次。

【制剂与规格】　甲磺酸溴隐亭片：2.5mg。

二、男性乳腺增生症治疗用药

男性乳腺增生症，又称男性乳房女性化，是男性一侧或双侧乳房呈女性样发育、肥大的疾病。常见于更年期或成人，大多是由于生理性或体内激素不平衡所致。一般不需治疗，症状明显时可以使用十一酸睾酮、他莫昔芬、氯米芬等药物治疗或手术治疗。

297　丙　酸　睾　酮
Testosterone Propionate

【适应病症】

1. 原发性或继发性男性性功能低减。

2. 男性青春期发育迟缓。

3. 绝经期后女性晚期乳腺癌的姑息性治疗。

【药理作用】　雄激素类药。本品为睾酮的丙酸酯。作用与睾酮、甲睾酮相同，但肌注作用时间较持久。能促进男性性器官及副性征的发育、成熟。大剂量时有对抗雌激素作用，抑制子宫内膜生长及卵巢、垂体功能。还有促进蛋白质合成及骨质形成等作用。雄激素作用与蛋白同化作用之比为 1：1。

【不良反应】

1. 注射部位可出现疼痛、硬结、感染及荨麻疹。

2. 浮肿、黄疸、肝功能异常。

3. 皮疹。

【药物相互作用】

1. 与口服抗凝药合用，可增强口服抗凝药的作用，甚至可引起出血。

2. 与胰岛素合用，对蛋白同化作用协同。

【注意事项】

1. 用于乳腺癌治疗时，治疗 3 个月内应有效果，若病情发展，应立即停药。

2. 应作深部肌肉注射，不能静注。

3. 一般不与其他睾酮制剂换用，因它们的作用时间不同。

4. 男性应定期检查前列腺。

【禁忌证】

1. 有过敏反应者应立即停药。

2. 肝、肾功能不全患者禁用。

3. 孕妇、哺乳期妇女及前列腺癌患者禁用。

【给药说明】

1. 大剂量可致女性男性化，男性睾丸萎缩，精子减少。

2. 儿童长期应用，可严重影响生长发育，慎用。

【用法与用量】　肌内注射。

1. 成人　①男性性腺功能低下激素替代治疗：一次 25～50mg，每周 2～3 次。②绝经后女性晚期乳腺癌：一次 50～100mg，每周 3 次。

2. 儿科用量　用于男性青春期发育延缓，一次 12.5～25mg，每周 2～3 次，疗程不超过 4～6 个月。

【制剂与规格】　丙酸睾酮注射液：①1ml：25mg；②1ml：50mg；③1ml：100mg。

298　甲　睾　酮
Methyltestosterone

【适应病症】　用于原发性或继发性男性性功能低减，或绝经期后女性晚期乳腺癌的姑息性治疗。

【药理作用】　甲睾酮为人工合成的雄激素。甲睾酮片能促进男性器官及副性征的发育、成熟；对抗雌激素，抑制子宫内膜生长及垂体-性腺功能；促进蛋白质合成及骨质形成；刺激骨髓造血功能，使红细胞和血红蛋白增加。雄激素作用于蛋白同化作用之比为 1：1。

【不良反应】

1. 长期大剂量应用易致胆汁郁积性肝炎，出现黄疸，肝功能异常。

2. 舌下给药可致口腔炎，表现为疼痛、流涎等症状。

3. 女性　可能引起痤疮、多毛、声音变粗、闭经、月经紊乱，应停药。

4. 男性　睾丸萎缩、精子生成减少、精液减少，应停药。

5. 电解质　水钠潴留。

【药物相互作用】 与巴比妥类药合用，可增加其肝内代谢，使作用减弱。本品可减少甲状腺结合球蛋白，使甲状腺激素作用增强。

【注意事项】 心、肝、肾功能不良者、前列腺肥大、高血压患者慎用。

【禁忌证】 孕妇、前列腺癌患者及对本品过敏者禁用。

【给药说明】 儿童长期应用，可严重影响生长发育。

【用法与用量】 口服或舌下含服。男性性腺功能低下者激素替代治疗，一次 5mg，一日 2 次。绝经妇女晚期乳腺癌姑息性治疗，一次 25mg，一日 1~4 次，如果治疗有反应，2~4 周后，用量可减至一日 2 次，每次 25mg。

【制剂与规格】 甲睾酮片：5mg。

299　氯米芬
Clomiphene

具体参阅第四章"氯米芬"。

300　十一酸睾酮
Testosterone Undecanoate

【适应病症】

1. 男性原发性或继发性睾丸功能减退症、男性青少年体质性青春期发育延迟。

2. 乳腺癌转移女性患者的姑息性治疗。

3. 中老年男性迟发性性腺功能减退症（late-onset hypogoandism，LOH；或又称之为部分性雄激素缺乏综合征）。

【药理作用】 十一酸睾酮是睾酮的十一酸酯，口服后乳糜微粒形式在小肠淋巴管被吸收，经胸导管进入体循环，酯键裂解后释出睾酮。睾酮在外周转化成雌二醇并与某些靶器官中靶细胞核的雌二醇受体结合后，使其在这一靶器官的作用增强。这一过程可发生在垂体腺、脂肪组织、脑、骨和睾丸间质细胞。

【不良反应】 女性男性化、水钠潴留、红细胞增多、恶心、呕吐、皮疹、哮喘、血管神经性水肿、肝功能异常、HDL-C 水平降低、LDL-C 水平升高、欣快感、情绪不稳定、暴力倾向等。

【药物相互作用】

1. 必须在用餐时服用以产生适当的血浆睾酮水平。

2. 蛋白结合碘（PBI）可能会下降，但这一现象尚无临床相关性。

3. 雄激素会加强香豆素类制剂的抗凝血作用。因此建议经常监测凝血酶原时间和 INR。

4. 糖尿病患者用雄激素治疗可能会导致胰岛素敏感性增加。

5. 使用本品可能影响某些实验室检测结果。

【注意事项】

1. 青春期和青春期前男孩应慎用雄激素以避免骨骺早闭及性早熟。

2. 患者如患有隐性或显性心脏衰竭、肾功能不全、高血压、癫痫、偏头痛（或有上述病史）应定期做检查，因为雄激素可能偶尔会诱发液体潴留。

3. 建议长期治疗患者进行肝功能检查。

4. 肝功能损伤者慎用。

5. 良性前列腺增生的男性患者中，与前列腺病相关的主诉可能增加。

6. 骨转移患者的高血钙和高尿钙症状可能会加重。建议这类患者定期监测血清浓度。

7. 所有患者在开始使用本品治疗之前均应进行详细的体检以排除患前列腺癌的可能。由于睾酮可能促进亚临床前列腺癌的生长，因此在治疗过程中必须每年按照医生建议的方案检查前列腺（直肠指检和 PSA 评估），老年患者和高危人群（有临床因素或家族遗传因素的患者）应每年检查两次。

8. 曾有报道指出对于一些男性患者特别是存在肥胖症或慢性肺病等危险因素的人群，使用睾酮酯可能引发睡眠呼吸暂停。

9. 如发生与雄激素相关的不良反应，应立即停药。待症状消失后，再服用较低剂量。

10. 运动员请注意：本品所含有的成分有可能使兴奋剂测试呈阳性。

【禁忌证】

1. 已确诊或怀疑为前列腺癌或乳腺癌的男性。

2. 对本品中的任何成分过敏者。

3. 孕妇及哺乳期妇女禁用本品。

【给药说明】 十一酸睾酮的口服急性毒性非常低。由于胶丸中油性溶剂的原因，本品高剂量可能会引起肠胃反应（如恶心、腹泻）。症状严重时，可以通过洗胃和支持疗法进行治疗。洗胃仅在服用后很短期内适用。

【用法与用量】

1. 肌内注射，一次 250mg，每月 1 次。

2. 口服，一次 40～80mg，每日 1～3 次。

【制剂与规格】 十一酸睾酮注射液：2ml，250mg。

十一酸睾酮胶丸：40mg。

301 他 莫 昔 芬
Tamoxifen

具体参阅本章"他莫昔芬（三苯氧胺）"。

参 考 文 献

[1] 乔良，孟庆榆，刘淑杰，等. 祛瘀散结胶囊联合托瑞米芬治疗乳腺增生病的临床研究[J]. 中国医学创新，2011，8（3）：38-39.
[2] 王玲. 乳腺散结片治疗乳腺增生 65 例[J]. 中国中医药现代远程教育，2010，8（16）：182.
[3] 郭洪波，罗玉梅，温菊芬，等. 乳核散结片合桂枝茯苓胶囊治疗乳腺增生症疗效观察[J]. 山东中医药大学学报，2008(02)：117-118.
[4] 黄瑞琴，曾渊华. 乳核散结片治疗乳腺增生症 98 例临床观察[J]. 湖南中医杂志，2006(06)：22-24.
[5] 侯俊明，张锐，贾勇，等. 乳增灵颗粒联合小金胶囊治疗乳腺增生的临床观察[J]. 世界中医药，2018，13（06）：1359-1362.
[6] 岳书勇，田家军，张云双. 乳疾灵颗粒剂治疗乳腺增生 198 例[J]. 中国疗养医学，2001（06）：34-35.
[7] 潘莉娜，渠江海，卢建跃，等. 乳疾灵颗粒剂治疗乳腺增生——附 203 例临床报告[J]. 中国中西医结合外科杂志，2001（05）：60.

[8] 张国营. 中西医结合治疗结节型乳腺增生病临床研究[J]. 新中医, 2010, 42（7）: 54-56.

[9] 徐晓燕. 乳康胶囊对乳腺增生临床疗效观察及对血清激素水平影响[D]. 兰州大学, 2019.

[10] 徐晓燕, 乔华. 乳康胶囊治疗乳腺增生的临床疗效及对血清激素水平的影响[J]. 现代医药卫生, 2019, 35（04）: 534-536.

[11] 陈旭, 郑振经. 疏肝化痰消癖散与乳块消片治疗肝郁气滞型乳腺增生症的临床疗效比较[J]. 中国现代药物应用, 2015, 9（16）: 6-7.

[12] 王珂玮. 乳块消片治疗乳癖（气滞血瘀型）临床疗效观察[D]. 北京中医药大学, 2012.

[13] 郑蕾, 江卫兵. 乳宁颗粒治疗乳腺增生症的疗效对比观察[J]. 中国社区医师, 2018, 34（03）: 81.

[14] 崔秋霞. 乳宁颗粒在治疗乳腺增生病的临床疗效对比观察[J]. 实用妇科内分泌杂志（电子版）, 2017, 4（23）: 139-140.

[15] 朱丽文, 胡韬, 张颂文. 乳癖散结胶囊联合小剂量他莫昔芬片治疗对乳腺增生患者血清雌、孕激素的影响及疗效分析[J]. 中外医疗, 2019, 38（30）: 112-114.

[16] 韩斐, 裴晓华, 桂裕亮. 乳癖散结胶囊治疗乳腺增生病有效性和安全性的 Meta 分析[J]. 山东医药, 2018, 58（38）: 69-72.

[17] 李艳. 乳癖散结胶囊联合三苯氧胺治疗乳腺增生疗效与安全性研究[J]. 亚太传统医药, 2018, 14（06）: 202-203.

[18] 边晓琳. 乳癖舒片联合消乳散结胶囊治疗乳腺增生临床疗效观察[J]. 首都食品与医药, 2019, 26（23）: 63.

[19] 苏英. 乳癖舒胶囊治疗乳腺增生症 157 例临床观察[J]. 医学信息（中旬刊）, 2010, 5（4）: 833.

[20] 栾心平, 马笑云. 乳癖舒胶囊治疗乳腺增生症 36 例[J]. 中国社区医师（医学专业）, 2010, 12（9）: 103.

[21] 彦志波. 乳癖消片联合桂枝茯苓丸治疗乳腺增生症的临床疗效观察[J]. 内蒙古中医药, 2018, 37（08）: 24-25.

[22] 王永红, 张驰, 林红艳. 乳癖消片治疗乳腺增生症的临床疗效及可能机制[J]. 中国医药科学杂志, 2017, 37（16）: 1635-1637.

[23] 刘祺. 乳癖消片和他莫昔芬联合用药治疗乳腺增生症临床疗效分析[J]. 世界最新医学信息文摘, 2015, 15（89）: 80+73.

[24] 薛兴欢, 石治安, 王西京. 乳泰胶囊治疗乳腺囊性增生病 2948 例[J]. 陕西中医, 2002, 23（3）: 195-196.

[25] 雷晓燕. 乳腺康注射液治疗乳腺增生症 80 例[J]. 长江大学学报（自科版）医学卷, 2009, 6（2）: 114, 116.

[26] 王劲, 丁汉锦, 余会国. 乳增宁胶囊治疗乳腺囊性增生症 460 例疗效观察[J]. 临床医药文献电子杂志, 2019, 6（97）: 47, 49.

[27] 张唯敏, 程树玲, 熊奇如. 乳增宁胶囊治疗乳腺增生症 180 例报告[J]. 安徽医学, 1997（05）: 7-8.

[28] 晏石枝, 郝磊, 常峥. 桂枝茯苓胶囊和夏枯草膏治疗乳腺增生疗效观察[J]. 山西医药杂志（下半月刊）, 2012, 41（05）: 528.

[29] 曾飞剑, 李廷冠. 小金丸夏枯草胶囊联用治乳腺囊性增生症（肝郁痰凝型）36 例[J]. 江西中医药 2009, 40（323）: 43.

[30] 肖轩. 消乳散结胶囊对乳腺增生疾病的治疗作用研究[J]. 中国医药指南, 2017, 15（01）: 159.

[31] 阿斯亚麦麦吐逊. 消乳散结胶囊治疗乳腺增生临床疗效[J]. 中国实用医药, 2015, 10（26）: 33-34.

[32] 宋微珩, 姜淼, 孙丽敏, 等. 消乳散结胶囊治疗乳腺增生的临床疗效[J]. 中国社区医师, 2015, 31（14）: 93, 95.

[33] 冯庆菁. 小金丸治疗乳腺增生症 96 例临床分析[J]. 现代中西医结合杂志, 2006（21）: 2910, 2912.

[34] 黄慧琳, 曾幼波, 林川, 陈国英. 小金丸治疗乳腺增生的临床观察[J]. 海峡药学, 2004（03）: 96-97.

[35] 胡新霞, 陈立志. 小金丸治疗乳腺增生病 35 例[J]. 邯郸医学高等专科学校学报, 2004（01）: 33.

[36] 裴滕滕, 窦娟, 徐明华, 等. 岩鹿乳康胶囊两种不同服药周期对乳腺增生症患者的疗效研究[J]. 世界临床药物, 2018, 39（06）: 389-392.

[37] 卜宁. 岩鹿乳康胶囊治疗乳腺增生疗效观察[J]. 北方药学, 2016, 13（02）: 45.

[38] 张青松, 霍彦平, 李茹捧. 岩鹿乳康胶囊治疗乳腺囊性增生症疗效观察[J]. 山东医药, 2015, 55（2）: 106.

第七章 肥胖症

概　述

　　肥胖症（obesity）又名肥胖病，是一种慢性代谢性疾病，主要是由遗传、环境等因素相互作用引起的体内脂肪堆积过多和（或）分布异常、体重增加，临床症状有气短、关节痛、肌肉酸痛、体力活动减少等。肥胖是引起高血压、糖尿病、心脑血管病、肿瘤等慢性非传染性疾病的危险因素和病理基础，需要引起重视。

　　历代医籍对肥胖的论述较多，对本病的最早记载见于《内经》，《素问·通评虚实论》曰："甘肥贵人，则膏粱之疾也。"现代医学的单纯性（体质性）肥胖病、继发性肥胖病（如继发于下丘脑及垂体病、胰岛病及甲状腺），可参照本节治疗。

　　西医治疗主要分食欲抑制药、代谢增强药、血清素和去甲肾上腺素再摄取抑制药、α-葡萄糖苷酶抑制剂、脂肪酶抑制药以及其他。中医认为，肥胖的病因病机是年老体弱、过食肥甘、缺乏运动、先天禀赋等导致气虚阳衰、痰湿瘀滞，因此治疗应针对肥胖本虚标实的特点，以补虚泻实为主要治则。补虚常健脾益气，进而益气补肾。泻实常祛湿化痰，结合行气、利水、消导、通腑、化瘀等法，以祛除体内病理性痰浊、水湿、瘀血、膏脂等。其中祛湿化痰法是治疗本病的最常用方法，贯穿于本病治疗过程的始终。

第一节　中　成　药

302　化浊轻身颗粒

【药物来源】《中华人民共和国药典临床用药须知·中药成方制剂卷》

【处方组成】何首乌、龙胆、夏枯草、玄参、陈皮、益母草、黄芪、冬瓜皮。

【功能主治】滋补肝肾，清热降浊。用于肝肾阴虚，痰湿郁结而致的单纯性肥胖症，以及肥胖症伴有高血压、糖尿病、闭经、月经不调。

【用法用量】用开水冲服。每次 2.5～5g，每日 2 次。饭前服。

【注意事项】①饮食宜清淡。②孕妇慎用。

303　减肥通圣片

【药物来源】《中华人民共和国卫生部药品标准·中药成方制剂》

【处方组成】大黄（酒制）、麻黄、枳壳、当归、白术、荆芥、白芍、黄精、元明粉、栀子、桔梗、石膏、苦参、滑石粉、川芎、昆布、薄荷油。

【功能主治】清热燥湿，化痰减肥。用于湿热痰浊内阻之肥胖症。

【用法用量】口服，每次 6 片，每日 3 次，三十天为一疗程。

304　降脂减肥片

【药物来源】《中华人民共和国卫生部药品标准·中药成方制剂》

【处方组成】何首乌、葛根、枸杞子、丹参、茵陈、泽泻、大黄、菟丝子、三七、松花粉。

【功能主治】滋补肝肾，养益精血，扶正固本，通络定痛，健脾豁痰，明目生津，润肠通便。用于各型高脂血症，心脑血管硬化，单纯性肥胖，习惯性便秘，痔疮出血。

【用法用量】口服，每次 4～6 片，每日 3 次。

【用药参考】本品具有攻积导滞、泻火通腑、行瘀通经、推陈致新之功，使痰湿积滞消除，脾运得复，气血和畅。应用本品治疗肥胖症患者，以体重减少程度作为评价，其总有效率可达 92% 以上；而且在减肥的同时也取得了降血压、降血脂、调月经的功效[1-3]。

305　降浊健美茶

【药物来源】《中华人民共和国卫生部药品标准·中药成方制剂》

【处方组成】山楂、莱菔子、枳实、厚朴、菊花、麦芽、陈皮、火麻仁、老范志万应神曲、绿茶叶。

【功能主治】消积导滞，利湿降浊，活血祛瘀等功能。用于湿浊瘀阻，消化不良，身体肥胖，疲劳神倦。

【用法用量】 开水冲泡服，每次 3～6g，每日 3～4 次。

306 六味能消胶囊

【药物来源】 《中华人民共和国药典临床用药须知·中药成方制剂卷》
【处方组成】 大黄、诃子、干姜、藏木香、碱花、寒水石。
【功能主治】 理气宽中，润肠通便，调节血脂。适用于胃脘胀痛，厌食，纳差及大便秘结，还适用于高脂血症和肥胖症。
【用法用量】 口服，便秘、胃脘胀痛每次 2 粒；高脂血症每次 1 粒；每日 3 粒。
【注意事项】 尚不明确。
【用药参考】
1. 临床疗效 应用本品治疗肥胖症患者，以排便情况作为评价指标，有效率为 76%。
2. 应用要点 本品具有促胃肠蠕动、润肠通便、宽中理气、行气解郁的作用，可以调节血脂及抗动脉粥样硬化，治疗单纯性肥胖属痰湿内盛证疗效确切。且本品药性平和，无毒副作用，可长期服用[4-5]。

307 湿消丸（七消丸）

【药物来源】 《中华人民共和国卫生部药品标准·中药成方制剂》
【处方组成】 熟地黄、地黄、北沙参、白术、白芍、乌梅（去核）、木瓜、香附（醋制）。
【功能主治】 滋阴补肾，健脾益胃，利湿消肿。适用于脾肾阴虚，湿盛所致单纯性肥胖，浮肿及月经不调等症。
【用法用量】 口服，每次 1 丸，每日 2 次。

308 五黄养阴颗粒

【药物来源】 《中华人民共和国药典》（2015 年版）
【处方组成】 黄连、红芪、地黄、姜黄、黄芩。
【功能主治】 燥湿化痰、益气养阴。用于消渴病属痰湿内滞、气阴两虚证，症见口渴喜饮，多食善饥，尿频尿多，头身困重，呕恶痰涎，倦怠乏力，气短懒言，自汗盗汗，心悸失眠，形体肥胖，咽燥口干，心烦畏热，溲赤便秘。
【用法用量】 开水冲服。每次 1 袋，每日 3 次。

309 艳友茶

【药物来源】 《中华人民共和国药典》（2015 年版）
【处方组成】 白芍、三七、荷叶、笔管草、甜叶菊、茶叶。
【功能主治】 清热解毒，活血化瘀。抑制血小板聚集，预防血栓形成。用于高血压，动脉硬化，肥胖症等的辅助治疗。
【用法用量】 开水冲泡服。每次一袋（2g），每日 2～3 次。

第二节　西　药

减重药有下列几类：

1. 食欲抑制药，主要有芬氟拉明（fenfluramine）和右芬氟拉明（dexfenfluramine），属于中枢神经系统作用药，减重效果确实。因有致心肌瓣膜病变等不良反应，现已退出医疗市场。同类的制剂还有芬特明等。

2. 代谢增强药，主要是甲状腺激素制剂，部分患者有效，不良反应大、安全性差，目前很少用作减重药。

3. 血清素和去甲肾上腺素再摄取抑制药，亦属于中枢神经系统作用药，代表药物是西布曲明，由于其严重不良反应，2010年已撤出中国市场。

4. α-葡萄糖苷酶抑制剂，这类药物可竞争性抑制葡萄糖苷酶，降低多糖及双糖分解生成葡萄糖，从而降低碳水化合物的吸收，服用后体质指数也可能有一定程度的下降。

5. 脂肪酶抑制药　使胃肠道脂酶失活而减少甘油三酯在肠道吸收，减少了能量的摄入，如奥利司他。

6. 其有减肥作用的辅助药物尚有二甲双胍，利拉鲁肽等。

目前临床上使用的减重药主要是最后一类。此外，临床上常遇到某些器质性疾病引起的肥胖，如下丘脑及垂体病变、原发性甲状腺功能减退症和性腺功能减退症等，需针对病因治疗，不属于减重药的适应证。

310　阿　卡　波　糖
Acarbose

参阅第一章"阿卡波糖"。

311　奥　利　司　他
Orlistat

【适应病症】已进行适度饮食控制和运动锻炼的肥胖和超重者，包括已经出现与肥胖相关性危险因素（糖尿病、高血压、血脂异常等）患者的长期治疗。

【药理作用】奥利司他直接在胃肠道内发挥药效，它与胃和小肠的胃脂酶和胰脂酶的活性丝氨酸部位形成共价键而使脂酶失活，使食物中的脂肪，主要是三酰甘油不能水解为可吸收的游离脂肪酸和单酰基甘油，降低了食物中30%脂肪的吸收，减少了能量摄入而达到减轻体重的目的。减少脂肪吸收的药效在用药24～48小时即可出现。

【不良反应】

1. 主要是奥利司他阻止食物中脂肪吸收而引起比较多的消化道症状，如胃肠胀气、排气增多、腹痛、排便次数增多、脂肪性大便或脂肪泻、水样便，有些患者大便失禁、直肠和肛门疼痛不适。

2. 较少见的有上呼吸道和下呼吸道感染、头痛、疲劳、焦虑、泌尿系统感染、月经失调等。

3. 偶有过敏反应、皮肤瘙痒、皮疹、荨麻疹、血管神经性水肿。

【药物相互作用】

1. 脂溶性维生素与本品同时服用将导致吸收减少，补充复合维生素片时应错后 2 小时或睡前服。

2. 原用环孢素（制剂中含聚氧乙烯蓖麻油等）的患者，服用本品时环孢素血药浓度降低，需加强血药浓度监测，调整用量。

【注意事项】

1. 为预防影响脂溶性维生素 A、维生素 E、维生素 D、维生素 K 及胡萝卜素等吸收，应用奥利司他期间可补充复合维生素。

2. 2 型糖尿病的肥胖患者应用奥利司他治疗后体重减轻，常伴有血糖控制改善，需调整降血糖药，避免低血糖发生。

3. 妊娠期和哺乳期妇女、16 岁以下儿童及青少年安全性尚不清楚，不要使用。

【禁忌证】

1. 慢性吸收不良综合征及胆汁淤积症患者禁用。

2. 对奥利司他或制剂中的任何一种成分过敏者禁用。

【给药说明】 奥利司他随进餐服用可减少食物中脂肪吸收。如果不进餐或食物中不含有脂肪，这一餐则不必服药。饮食中脂肪、蛋白质和糖类应尽可能均匀分布于每日三餐，如某一餐中脂肪量较多，胃肠道不适症状及脂肪泻则较明显。

【用法与用量】 口服，成人每次进餐时或餐后 1 小时内服 120mg。如脂肪泻较严重，可减少食物中脂肪成分或减少用药次数。可由用药初期的一日 1 次逐渐过渡到一日 3 次。

【制剂与规格】 奥利司他胶囊：120mg。

312 二甲双胍
Metformin

参阅第一章"二甲双胍"。

313 芬特明-托吡酯
Phentermine and Topiramate

【适应病症】适用于 BMI≥30kg/m^2 或 BMI≥27kg/m^2 但同时合并至少 1 种肥胖相关并发症（如高血压、高脂血症、2 型糖尿病）的成人，用药治疗的同时需配合饮食及生活方式的改变。

【药理作用】 本品由 2 种成分——芬特明和托吡酯缓释片共同组成。芬特明作为一种拟交感胺类药物，可作用于中枢神经系统及外周组织，促进突触后儿茶酚胺的释放并抑制其再摄取，进而达到抑制食欲并增加能量消耗的作用。托吡酯是一种抗癫痫药，但同时也具有抑制食欲、减少能量摄入并增加能量消耗的功效。具体机制目前尚不清楚，可能与托吡酯可以增加 γ-氨基丁酸受体介导的抑制作用、调节电压依赖性钠/钙通道的兴奋性、拮抗 AMPA/KA 受体并抑制碳酸酐酶的活性有关。

【不良反应】

1. 常见不良反应　感觉异常、口干、便秘、味觉障碍、失眠、头晕等。

2. 其他潜在或少见但需要引起格外关注的不良反应　对胎儿的致畸性、增加静息状态下心率、产生自杀观念及行为、急性继发性闭角型青光眼、认知功能损害（如注意力不集中、记忆力减退）、代谢性酸中毒、少汗及体温增高、低血糖症、血肌酐水平升高、低钾血症等。

【药物相互作用】

1. 单胺氧化酶抑制药：14 天内应用过单胺氧化酶抑制药或正在用药期间的患者，若同应用本品则有诱发高血压危象的风险。

2. 口服避孕药：证据表明同时服用本品会使血液中乙炔雌二醇的浓度下降约 16%，并可能会导致不规律阴道出血。

3. 与中枢神经系统抑制药（包括酒精）联用时应警惕出现中枢神经系统抑制的相关临床表现。

4. 与非留钾利尿药联用时需监测血钾水平，警惕出现低钾血症。与其他碳酸酐酶抑制药联用，有增加代谢性酸中毒严重性和肾结石形成的风险。

【注意事项】

1. 妊娠期及哺乳期妇女禁用本药。育龄期妇女在用药前及用药过程中均需进行早孕检测以除外妊娠的可能，用药期间应采取有效的避孕措施。

2. 由于本品有使静息心率增加的潜在风险，用药期间须注意监测心率变化，尤其是对心脑血管疾病患者。

3. 用药期间需监测患者情绪变化。出现严重或持续的情绪异常、睡眠障碍的患者应考虑药物减量或停药，出现自杀观念及行为时需停用本药。有频繁的自杀倾向及既往有过自杀行为的患者须避免应用本品。

4. 用药期间出现急性视力下降或出现继发性闭角型青光眼的患者应及时停用本品。

5. 由于服药后可能会出现注意力不集中等不良反应，用药期间应尽量避免从事精细工作。

6. 用药前及用药期间均需监测血 pH、电解质等指标，警惕代谢性酸中毒、低钾血症发生的可能。

7. 2 型糖尿病患者应用本品治疗后若体重减轻较明显，需及时调整降血糖方案，尽量避免低血糖发生。

8. 本品在儿童及青少年、年龄超过 65 岁老年人中的安全性、有效性目前尚不明确，因此不建议上述人群服用本药。

9. 中至重度肾功能不全的患者用药时需调整剂量。终末期肾病的患者应避免使用本药。

10. 中度肝功能损害（Child-pugit 评分 7～9 分）的患者用药时需调整剂量。严重肝功能损害（Child-pugit 评分 10～15 分）的患者应避免服用本药。

11. 突然停用大剂量本品有诱发抽搐或癫痫的风险。因此对于服用大剂量本品（15mg/92mg）的患者，如需停药，应在医师或药品说明书指导下逐渐将药物减量至停药。

【禁忌证】

1. 妊娠期妇女禁用。

2. 青光眼患者禁用。

3. 甲状腺功能亢进症患者禁用。

4. 14 天内应用过单胺氧化酶抑制药或正在用药期间者禁用本药。

5. 对拟交感胺类药物过敏者禁用。

【给药说明】

1. 本品由美国 Vivus 制药公司生产，并于 2012 年 7 月被美国 FDA 批准上市。目前我国尚未批准该减重药上市。

2. 清晨一次性顿服。避免晚上用药，以减少失眠等不良反应。服药不受进食影响。

【用法与用量】

1. 口服，成人每日清晨 1 次。

2. 推荐起始剂量 3.75mg/23mg（芬特明 3.75mg/托吡酯缓释片 23mg），每日 1 次。2 周后增加至 7.5mg/46mg，每日 1 次。

3. 应用 7.5mg/46mg，每日 1 次；12 周后评估疗效，若体重下降未超过原有体重的 3%，可停药或增加药物剂量。选择继续服药的患者应将剂量增加至 11.25mg/69mg，每日 1 次；服用 2 周后将药物剂量增加至 15mg/92mg，每日 1 次。

4. 应用 15mg/92mg，每日 1 次；12 周后再次评估疗效，若体重下降未超过原有体重的 5%，应逐渐停药（先减至 15mg/92mg，隔日 1 次，该剂量服用至少 1 周后再停药）。

5. 中至重度肾功能不全或中度肝功能损害的患者给药剂量不应超过 7.5mg/46mg，每日 1 次。

【制剂与规格】芬特明-托吡酯缓释片胶囊：①3.75mg/23mg；②7.5mg/46mg；③11.25mg/69mg；④15mg/92mg。

314　利 拉 鲁 肽
Liraglutide

【适应病症】适用于 BMI≥30kg/m² 或 BMI≥27kg/m² 但同时合并至少 1 种肥胖相关并发症（如高血压、高脂血症、2 型糖尿病）的成人，用药治疗的同时需配合饮食及生活方式的改变。

【药理作用】 利拉鲁肽是酰基化的人胰高血糖素样肽-1（GLP-1）受体激动药，其约 97% 的氨基酸序列与人自身内源性的 GLP-1 同源。利拉鲁肽可通过自身分子结合的方式延长吸收时间，并可与血浆蛋白结合进而不易被体内 DPP-4 酶降解。因此与内源性 GLP-1 相比，利拉鲁肽的血浆半衰期可延长至 13 个小时。本品可激活体内 GLP-1 受体，进而达到抑制食欲、减少能量摄入的减重功效。但本药并不会增加全天能量消耗。

【不良反应】

1. 常见的不良反应　食欲缺乏、恶心、呕吐、腹泻、便秘、消化不良、头痛、头晕、易疲劳、腹痛、低血糖及血清脂肪酶水平升高。

2. 其他少见但需引起注意的不良反应或潜在风险　甲状腺 C 细胞肿瘤、急性胰腺炎、急性胆囊疾病（如胆囊炎、胆石症等）、增加静息心率、过敏反应、出现自杀观念及行为等。

3. 少数患者应用本品后出现急性肾功能不全或原有慢性肾脏病的恶化。该现象常常发生于用药后因反复呕吐、腹泻导致相对血容量不足的患者。且部分患者是因为同时联用了一种或多种已知可损害肾功能的药物。当采取有效的支持治疗并停用一切可能会导致肾损害的药物（包括利拉鲁肽）后，多数患者的肾功能可以恢复或被逆转。

【药物相互作用】　本品可以延缓胃排空。若本药与其他口服药同服，在理论上有潜在影响其他药物吸收的可能。

【注意事项】

1. 用药期间需警惕甲状腺 C 细胞肿瘤相关症状和体征，定期进行相关筛查。

2. 如在治疗期间出现疑似急性胰腺炎的临床表现，应及时停药。若确诊患胰腺炎，则以后也不应使用本药。

3. 若出现疑似急性胆囊疾病（如胆囊炎、胆石症）的临床表现，应及时进行相关检查。

4. 2 型糖尿病患者应用本药治疗期间若体重减轻较明显，需及时调整降血糖方案，避免低血糖发生。

5. 用药期间定期监测心率。

6. 用药期间注意监测肾功能变化。

7. 用药期间若出现严重的过敏反应需及时停药，并采取相应的治疗措施。

8. 治疗过程中出现逐渐加重的抑郁症状或自杀观念者需及时停药。有频繁的自杀倾向及既往有过自杀行为的患者须避免应用本品。

9. 本品不应和胰岛素或其他 GLP-1 受体激动剂联用。本品不作为 2 型糖尿病的用药选择。

10. 本药与其他减重药联用的安全性及有效性目前尚不明确。

11. 本品在儿童及哺乳期妇女中的安全性及有效性目前尚不明确。因此不建议上述人群应用本品。

【禁忌证】

1. 临床常用剂量的利拉鲁肽可导致雌性、雄性小鼠及大鼠罹患甲状腺 C 细胞肿瘤，且该作用呈剂量及用药时间依赖性。本品是否同样会诱发人类出现甲状腺 C 细胞肿瘤目前尚不明确。但本品禁用于有甲状腺髓样癌或多发性内分泌腺瘤病 2 型（MEN-2）既往史或家族史的患者。

2. 妊娠期妇女禁用。

3. 对利拉鲁肽或药品中任何一种成分过敏者禁用。

【给药说明】

1. 由诺和诺德制药公司生产，于 2014 年 12 月被美国 FDA 批准用作减重药上市。

2. 本药注射时间没有固定要求，不需要考虑进食与否。

【用法与用量】　成人：

1. 推荐剂量　一次 3mg，一日 1 次，皮下注射，注射部位可为腹部、大腿及上臂。

2. 起始剂量　一次 0.6mg，一日 1 次；每隔 1 周酌情增加给药剂量，直至药物剂量达到一次 3mg，一日 1 次。

【制剂与规格】 利拉鲁肽注射液：为无色清亮液体。预充笔的规格：6mg/3ml。其上有不同的刻度而对应不同的给药剂量：0.6mg、1.2mg、1.8mg、2.4mg 及 3mg。

315　氯 卡 色 林
Lorcaserin

【适应病症】 适用于 BMI≥30kg/m² 或 BMI≥27kg/m² 但同时合并至少 1 种肥胖相关并发症（如高血压、高脂血症、2 型糖尿病）的成人，用药治疗的同时需配合饮食及生活方式的改变。

【药理作用】 氯卡色林为选择性 5-羟色胺 2c（5-HT2c）受体激动药，具有血清素能活性。该药可激动下丘脑阿黑皮素原（POMC）细胞群的 5-HT2c 受体，使阿黑皮素原产生增多，进而可增加饱腹感并减少食物摄入。本药不参与竞争性结合多巴胺、去甲肾上腺素受体，在抑制食欲、减少能量摄入的同时并不影响能量消耗。用药 12 周时一般可观察到较为显著的体重下降。

【不良反应】

1. 常见的不良反应　非糖尿病患者可出现头痛、头晕、恶心、易疲劳、口干、便秘；糖尿病患者可出现低血糖症、头痛、腰背痛、易疲劳和咳嗽。

2. 其他少见的不良反应皮疹、外周性水肿、焦虑、抑郁、失眠、认知障碍、血象改变、高催乳素血症、肺动脉高压、阴茎持续勃起等。

【药物相互作用】

1. 与其他具有血清素能作用的药物联用有发生血清素综合征的风险。这些药物包括（不局限于）选择性 5-羟色胺再摄取抑制药、单胺氧化酶抑制药、三环类抗抑郁药、右美沙芬、苯丙胺、锂剂、曲马朵等。

2. 该药可抑制 CYP2D6 酶的活性，同时服用可使经 CYP2D6 酶代谢的药物血药浓度增加。

【注意事项】

1. 虽然发生率极低，但在应用氯卡色林的过程中仍需警惕出现血清素综合征的可能。

2. 2 型糖尿病患者应用氯卡色林治疗后若体重减轻较明显，需及时调整降血糖药剂量，尽量避免低血糖发生。

3. 虽然临床试验并未发现应用氯卡色林可显著增加患心脏瓣膜病的风险，但用药期间患者若出现该病的相应症状及体征，需及时停药，并进行心脏瓣膜疾病的相关评估。

4. 由于服药后可能会出现注意力不集中等不良反应，用药期间应尽量避免从事精细工作。

5. 若患者在用药期间出现抑郁症状加重、自杀观念及行为，应及时停药。

6. 男性患者在用药期间若出现阴茎持续勃起并超过 4 个小时，应及时急诊就诊。

7. 本药与其他减重药联用的安全性及有效性目前尚不明确。

8. 合并轻度肾功能损害或轻至中度肝功能损害时，氯卡色林用量无需调整。但若存在严重肝、肾功能不全时，本药应慎用或禁用。

9. 妊娠期妇女禁用本药。氯卡色林在儿童及青少年、年龄超过 65 岁的老年人及哺乳期妇女中的安全性、有效性目前尚不明确，因此不建议上述人群服用本药。

【禁忌证】 妊娠期和哺乳期妇女禁用。严重肝、肾功能损伤患者禁用。

【给药说明】

1. 氯卡色林由瑞士 Arena 制药公司生产，于 2012 年 6 月被美国 FDA 批准上市。目前我国尚未批准该减重药上市。

2. 服用氯卡色林不受进食限制。如果用氯卡色林治疗 12 周后体重仍无明显下降（体重下降未超过原有体重的 5%），可考虑停药。

【用法与用量】 口服，成人一日 2 次，一次 10mg。

【制剂与规格】 本药为薄膜衣片，每片 10mg。

参 考 文 献

[1] 沈学敏，王秀莲，高雅萍，焦东海. 降脂减肥片治疗儿童单纯性肥胖症 72 例[J]. 上海中医药杂志，1997（07）：4.

[2] 焦东海，高雅萍，王秀莲，沈学敏. 降脂减肥片治疗老年单纯性肥胖症 216 例临床观察[J]. 上海中医药杂志，1997（01）：18-19.

[3] 陈敏先. 降脂减肥片治疗肥胖病并发症疗效观察[J]. 中医杂志，1992（06）：27-28.

[4] 刘志新，林振，蓝宇，等. 六味能消胶囊对青年肥胖患者合并功能性便秘的临床观察[J]. 中国药房，2010，21（28）：2627-2629.

[5] 胡金梅，李敏，张书宁. 六味能消胶囊治疗单纯性肥胖症患者中医单项症状的疗效观察[J]. 中国药房，2014，25（16）：1456-1458.

第八章 骨质疏松症

概　述

　　骨质疏松是一种以骨量低下、骨微结构损坏、骨脆性增加、易发生骨折为特征的全身性骨病。骨质疏松症可发生于不同性别和任何年龄，但多见于绝经后女性和老年男性。骨质疏松症包括原发性骨质疏松症和继发性骨质疏松症，前者以骨量减少、骨密度减低以致骨强度减弱为主要病理特征，也是老年人腰腿痛、脊柱变形及椎体压缩性骨折的常见病因。而后者病因可见内分泌因素、营养性因素、遗传性因素、药物因素等。

　　中医学中无"骨质疏松症"此病名，但根据病因和病症，属中医学中的"骨痿"和"骨痹"范畴，最早的记载见于《内经》，如《素问·上古天真论》："女子七七，任脉虚，太冲脉衰少，天癸竭，地道不通，故形坏而无子也。男子五八，肾气衰，发堕齿槁……七八，肝气衰，筋不能动，天癸竭，精少，肾脏衰，形体皆极。"因此，此病其病因可分为年长肾虚、肝肾阴虚、脾虚血亏、气虚血瘀等。

　　对于此病的治疗，现代医学的有效措施包括运动、营养支持、预防摔倒等，根据药物作用机制可分为抑制骨吸收药、促进骨形成药、具有抑制骨吸收和促进骨形成双重作用的药物以及其他抗骨质疏松药。而中医治疗则辨证分型论治，如对真元亏虚型则补肾填精，对肝肾阴虚型则滋补肝肾，对脾肾阳虚型则温补脾肾，对气虚血瘀型则补气活血等。

第一节　中　成　药

316　骨疏康胶囊

【药物来源】　《中华人民共和国药典》（2015 年版）

【处方组成】　淫羊藿、熟地黄、骨碎补、黄芪、丹参、木耳、黄瓜子。

【功能主治】　补肾益气，活血壮骨。用于肾虚气血不足所致的中老年骨质疏松症，症见腰脊酸痛、胫膝酸软、神疲乏力。

【用法用量】　口服，每次 4 粒，每日 2 次，饭后服用。

【注意事项】　偶有轻度胃肠反应，一般不影响继续服药。

【用药参考】

1. 临床疗效　应用本品治疗骨质疏松症患者，能够显著提高患者的血钙、骨密度和骨钙素水平，以疼痛、活动情况、骨密度为评价，其总有效率为 88.6%～91.1%。

2. 应用要点　本品具有补肾益气、活血壮骨的功效，对于肾虚兼气血不足所致的原发性骨质疏松症疗效显著；其在防治骨质疏松、增强骨密度、提高成骨细胞活力，改善骨代谢指标上有较强的优势。

3. 配伍用药　应用本品联合骨化三醇和阿仑膦酸钠治疗骨质疏松患者，可以更加显著地改善患者临床症状，改善骨代谢水平，安全性高。

4. 不良反应　本品治疗过程中不良反应轻微[1-4]。

317　骨疏康颗粒

【药物来源】　《中华人民共和国药典》（2015 年版）

【处方组成】　淫羊藿、熟地黄、骨碎补、黄芪、丹参、木耳、黄瓜子。

【功能主治】　补肾益气，活血壮骨。用于肾虚气血不足所致的中老年骨质疏松症，症见腰脊酸痛、胫膝酸软、神疲乏力。

【用法用量】　口服，每次 1 包，每日 2 次，饭后服用。

【注意事项】　偶有轻度胃肠反应，一般不影响继续服药。

【用药参考】　同"316 骨疏康胶囊"。

318　骨松宝胶囊

【药物来源】　《国家食品药品监督管理局国家药品标准新药转正标准》

【处方组成】　淫羊藿、赤芍、三棱、莪术、生地黄、知母、续断、川芎、牡蛎。

【功能主治】　补肾活血，强筋壮骨。用于骨痿（骨质疏松症）引起的骨折、骨痛及预防更年期骨质疏松症。

【用法用量】　口服，每次 2 粒，用于骨痿（骨质疏松症）引起的骨折、骨痛，每日 3 次，用于预防更年期骨质疏松症，每日 2 次。

【用药参考】

1. 临床疗效　应用本品治疗骨质疏松症（压缩性骨折）患者，可有效改善患者的骨质疏松症状，缓解腰背疼痛，提高骨密度，疗效良好。

2. 应用要点　本品具有补肾活血、强筋壮骨的功效，用于骨质疏松引起的骨折、骨痛以及预防骨质疏松。在治疗骨质疏松性压缩性骨折患者，能有效缩短病程，减轻疼痛，减少并发症，防止骨质疏松的进一步加重，减缓继发性后凸畸形的发生和加重。

3. 配伍用药　应用本品联用鲑降钙素治疗骨质疏松症患者，可明显提高骨密度，改善患者生活质量。

4. 不良反应　本品在应用中经济、有效、安全，易被接受[5-8]。

319　骨松宝颗粒

【药物来源】　《中华人民共和国药典临床用药须知·中药成方制剂卷》

【处方组成】　淫羊藿、续断、赤芍、川芎、三棱、莪术、知母、地黄、牡蛎（煅）。

【功能主治】　补肾壮骨，活血强筋。用于肝肾不足所致的骨痿，症见背痛，腰疼膝软，骨脆易折；骨性关节炎、骨质疏松症见上述证候者。

【用法用量】　口服，每次 1 袋，治疗骨折及骨关节炎，每日 3 次；预防骨质疏松，每日 2 次；30 天为一疗程。

【注意事项】　①对于骨质疏松引起的骨折，应在医生指导下，配合其他疗法对症治疗。②肝功能不全者慎用。③饮食宜清淡，适量补充牛乳、豆制品，以便促进钙质吸收。

【用药参考】　本品具有强筋壮骨、补肾活血的功效，应用本品治疗原发性骨质疏松症患者，可以有效缓解症状，减缓增龄性骨量丢失的速度，提高生活质量；配合钙剂可进一步提高疗效，总有效率可达 94.4%，优于单纯补充钙剂治疗 [9-11]。

320　骨松康合剂

【药物来源】　《国家中成药标准汇编·骨伤科分册》

【处方组成】　鸡子壳、大叶骨碎补、杜仲、广山药、蜂王浆、食醋、蜂蜜。

【功能主治】　补益肝肾，壮骨止痛。用于肝肾不足所致的骨质疏松症，症见腰背疼痛，肢节疼痛，痿软无力等。

【用法用量】　口服，每次 30ml，每日 3 次；饭后服用，用时摇匀。

【注意事项】　胃酸过多者遵医嘱。

321　骨愈灵胶囊

【药物来源】　《国家中成药标准汇编·骨伤科分册》

【处方组成】　三七、血竭、红花、乳香（制）、大黄、当归、川芎、没药（制）、白芍、熟地黄、赤芍、骨碎补、续断、自然铜（煅）、五加皮、硼砂。

【功能主治】　活血化瘀，消肿止痛，强筋壮骨。用于骨质疏松症。

【用法用量】　口服，每次 5 粒，每日 3 次；饭后服用或遵医嘱。

【注意事项】　孕妇禁服。

【用药参考】

1. 临床疗效　应用本品治疗骨质疏松症患者，以痛感和 X 线片密度为评价，其好转率可达 77.5%～94.5%。

2. 应用要点　本品具有较强的滋补肝肾、强筋壮骨、补气养血、活血化瘀、消肿止痛抗炎等作用，能够有效改善局部的微循环，促进局部肿胀消退；还可使血液循环得以改善，从而保证适合于机体需要的矿物质得到补充，增加其在骨中的沉积，提高抗骨质疏松及促进骨折愈合的作用。

3. 配伍用药　本品联用注射用骨肽治疗骨质疏松症，疗效显著，可改善患者骨密度、骨代谢和骨转换状态，减少骨量流失。

4. 不良反应　本品应用过程中未见明确不良反应[12-14]。

322　蚝贝钙咀嚼片

【药物来源】　《中华人民共和国药典》（2015 年版）

【处方组成】　牡蛎。

【功能主治】　补肾壮骨。用于儿童钙质缺乏及老年骨质疏松症的辅助治疗。

【用法用量】　嚼服。每次 1 片，每日 3 次，儿童酌减或遵医嘱。

323　金乌骨通胶囊

【药物来源】　《中华人民共和国药典临床用药须知·中药成方制剂卷》

【处方组成】　金毛狗脊、淫羊藿、威灵仙、乌梢蛇、土牛膝、木瓜、葛根、姜黄、补骨脂、土党参。

【功能主治】　滋补肝肾，祛风除湿，活血通络。用于肝肾不足、风寒湿痹引起的腰腿酸痛，肢体麻木。

【用法用量】　口服，每次 3 粒，每日 3 次。

【注意事项】　①不宜同时服用清热泻火药。②对本品过敏者禁用，过敏体质者慎用。③本品宜饭后服用。④服药时忌寒凉及寒腻食物。

【用药参考】

1. 临床疗效　应用本品治疗骨质疏松症患者，以疼痛和骨代谢指标为评价，其疗效可达 87.2%～97.4%。

2. 应用要点　本品具有良好的祛风湿、补肝肾、强腰膝效果，可以提高患者骨密度，改善骨痛程度。

3. 配伍用药　本品联合阿法骨化醇、依降钙素治疗骨质疏松症患者，可以缓解疼痛，改善生活质量，长期应用可增加骨钙素，提高骨骼成骨功能，纠正骨代谢失衡[15-17]。

324　六味壮骨颗粒

【药物来源】　《国家中成药标准汇编·骨伤科分册》
【处方组成】　牦牛骨粉、冬虫夏草、枸杞子、沙棘、蕨麻、手参。
【功能主治】　养肝补肾，强筋壮骨。用于骨质疏松症属肝肾不足者。
【用法用量】　口服，日服 20g，每日 3 次。

325　肾骨胶囊

【药物来源】　《中华人民共和国卫生部药品标准·中药成方制剂》
【处方组成】　牡蛎。
【功能主治】　促进骨质形成，维持神经传导、肌肉收缩、毛细血管正常渗透压，保持血液酸碱平衡，用于儿童、成人或老年人缺钙引起的骨质疏松、骨质增生、骨痛、肌肉痉挛，小儿佝偻症。
【用法用量】　口服，每次 1～2 粒，每日 3 次；孕妇和儿童遵医嘱。
【注意事项】　饭后立即服，服药后多饮水。
【用药参考】
　1. 临床疗效　应用本品治疗骨质疏松症患者，以疼痛、生活质量、骨代谢指标为评价指标，有效率可达 88.6%～95.5%。
　2. 应用要点　本品为牡蛎提取物，具有促进骨质形成，维持神经传导、肌肉收缩、毛细血管正常渗透压，保持血液酸碱平衡等作用。
　3. 配伍用药　本品联合复方骨肽治疗骨质疏松症患者，能够显著改善患者相关症状，改善骨代谢指标和骨密度，提高患者生活质量[18-20]。

326　仙灵骨葆胶囊

【药物来源】　《中华人民共和国药典临床用药须知·中药成方制剂卷》
【处方组成】　淫羊藿、续断、补骨脂、丹参、地黄、知母。
【功能主治】　滋补肝肾，活血通络，强筋健骨。用于肝肾不足、瘀血阻络所致骨质疏松症。
【用法用量】　口服，每次 3 粒，每日 2 粒。或遵医嘱。
【注意事项】　①感冒时不宜服用。②过敏体质者慎用。③服药期间忌生冷、油腻食物。
【用药参考】
　1. 临床疗效　应用本品治疗骨质疏松症患者，可有效改善疼痛症状，提高骨密度和患者生活质量，有效率可达 94% 以上。
　2. 应用要点　本品具有滋补肝肾、活血通络、强筋壮骨的功效，还可以调节机体代谢，刺激骨形成，同时可提高骨密度，使其骨矿含量增加、骨再建活动加快。
　3. 配伍用药　本品联合钙尔奇、唑来膦酸治疗骨质疏松症患者，可缓解患者疼痛，提高骨密度，改善其骨转换状态，促进骨形成，抑制骨吸收，疗效显著，促进康复[21-24]。

第二节 中西药合制药

327 强 骨 胶 囊

【药物来源】 《中华人民共和国药典临床用药须知·中药成方制剂卷》

【处方组成】 骨碎补总黄酮。

【功能主治】 补肾，强骨，止痛。用于肾阳虚所致的骨痿，症见骨脆易折腰背，或四肢关节疼痛，畏寒肢冷或抽筋、下肢无力、夜尿频多；原发性骨质疏松症、骨量减少见上述证候者。

【用法用量】 饭后用温开水送服。每次 1 粒，每日 3 次。3 个月为一疗程。

【注意事项】 ①服药期间禁忌辛辣食物。②宜餐后服用。

【用药参考】

1. 临床疗效 应用本品治疗骨质疏松症，以疼痛、骨密度以及临床症状为评价，有效率为 93% 以上。

2. 应用要点 本品能增加细胞内碱性磷酸酶含量，在抑制破骨细胞活性的同时促进成骨细胞的活性和增殖，增加骨形成，使骨痂厚度增加，骨密度水平升高，骨折愈合能力增强能够增强骨密度，促进骨折愈合，提高患者生活质量。

3. 配伍用药 应用本品联合碳酸钙 D_3、骨瓜提取物、鲑鱼降钙素、唑来膦酸治疗骨质疏松症患者，可有效缓解疼痛，提高患者骨密度，调控骨代谢平衡，疗效显著。

4. 不良反应 应用本品需注意胃肠道不良反应[25-29]。

第三节　西　药

根据药物作用机制可分为以下四类：

1. 抑制骨吸收药：双膦酸盐类、降钙素类、雌激素和选择性雌激素受体调节剂以及 RANKL 单克隆抗体，后者尚未在中国批准使用。

2. 促进骨形成药：甲状旁腺激素。

3. 具有抑制骨吸收和促进骨形成双重作用的药物：有雷奈酸锶和活性维生素 D。

4. 其他抗骨质疏松药。

一、抑制骨吸收药

328　阿仑膦酸钠
Alendronate Sodium

【适应病症】　骨质疏松症。

【药理作用】　本品是骨代谢调节剂，为氨基二膦酸盐，与骨内羟磷灰石有强亲和力。能进入骨基质羟磷灰石晶体中，当破骨细胞溶解晶体时，药物被释放，能抑制破骨细胞活性，并通过成骨细胞间接起抑制骨吸收作用。其特点是抗骨吸收活性强，无骨矿化抑制作用。可以降低多个部位的骨折发生风险，尤其降低多发椎体骨折和髋部骨折的风险。

【不良反应】

1. 少数患者有腹痛，腹泻，恶心，便秘，消化不良。如不按规定方法服用者可有食道溃疡。

2. 偶有血钙降低，短暂白细胞升高，尿红细胞、白细胞升高。

【药物相互作用】

1. 抗酸药和导泻剂常因含钙或其他金属离子如镁、铁等而会影响本药吸收。

2. 与氨基糖苷类合用会诱发低钙血症。

【注意事项】

1. 胃肠道功能紊乱、胃炎、食道不适、十二指肠炎、溃疡病患者慎用。婴幼儿、青少年慎用。

2. 肾功能减退（肌酐清除率<35ml/min）者不推荐使用。

3. 男性骨质疏松症用药的安全性和有效性尚未验证，不推荐使用。

4. 孕妇及哺乳期妇女安全性不明确，不宜使用。

【禁忌证】

1. 食道动力障碍（如食道迟缓不能）、食道狭窄者禁用。

2. 不能站立或坐直至少 30 分钟者禁用。

3. 明显低钙血症者禁用。

【给药说明】

1. 早餐前至少 30 分钟用 200ml 温开水送服，用药后至少 30 分钟方可进食。

2. 在服用本品前后 30 分钟内不宜饮用牛奶、奶制品和含较高钙的饮料。服药后即卧床有可能引起食道刺激或溃疡性食管炎，应至少 30 分钟内避免躺卧。

3. 开始使用本品治疗前，必须纠正钙代谢和矿物质代谢紊乱、维生素 D 缺乏和低钙血症。补钙剂、抗酸剂和一些口服药剂很可能妨碍本品的吸收，因此，服用本品后应至少推迟半小时再服用其他药物。

【用法与用量】　口服，一次 10mg 或 70mg，一周 1 次。

【制剂与规格】　阿仑膦酸钠片：①10mg；②70mg。

阿仑膦酸钠-维生素 D_3 复方制剂：①阿仑膦酸钠片 70mg，维生素 D_3 2800U；②阿仑膦酸钠片 70mg，维生素 D_3 5600U。

329　鲑鱼降钙素
Salcatonin（Salmon Calcitonin）

【适应病症】　治疗老年骨质疏松症，绝经后骨质疏松症，骨转移癌致高血钙症。

【药理作用】

1. 降低破骨细胞活性和数目，直接抑制骨吸收，减慢骨转换，轻度降低血钙水平。

2. 抑制小管对钙、磷重吸收，增加尿钙、磷排泄。

3. 抑制疼痛介质释放，拮抗其受体，发挥周围和中枢性镇痛效果。

【不良反应】

1. 常见有颜面潮红，较少数出现面部、耳、手或足刺痛，恶心、呕吐、胃痛、腹泻、注射部位红肿或胀痛。

2. 罕见过敏反应、皮疹、寒战、头晕、头痛、胸闷、鼻塞、呼吸困难、血糖升高。

【药物相互作用】　降钙素可减少胃液和胰液分泌，起到一定的抗酸药作用。

【注意事项】对蛋白质过敏者可能对本药过敏，因此，对这类患者在用药前最好先做皮试。30%～60%的患者在用药中会出现抗体，但仅 5%～15%由此而对治疗产生抵抗性。药物不会通过胎盘屏障，但能进入乳汁，可抑制泌乳，本药对妊娠期妇女和哺乳期妇女及儿童的影响尚未明确，不宜使用。鼻炎可加强鼻喷剂的吸收。鼻喷剂的全身性不良反应少于针剂。

欧洲人用药品委员会（The EU Committee for Medicinel Products for Human Use，CHMP）2012 年关于鲑鱼降钙素的报告显示长期使用降钙素（≥6 个月）与增加恶性肿瘤风险有轻微相关性。我国建议短期（不超过 3 个月）应用，必要时可采用间歇性重复给药。

【禁忌证】　对降钙素过敏者禁用；孕妇及哺乳期妇女禁用。

【给药说明】

1. 肾功能减退者应减少剂量。

2. 玻璃和塑料会吸附本品，降低药效，因此在配方药后应尽快使用。治疗高钙血症患者时应限制使用钙剂、维生素 D 及其代谢产物。

3. 治疗高钙血症过程中若出现"脱逸现象"，即血钙在一度降低后复又上升，可加用糖皮质激素，如泼尼松（强的松），或加大降钙素的用量，可恢复其降血钙作用。

4. 对骨质疏松症患者进行治疗时，需补充钙剂。

5. 睡前用药或减少剂量有助于减轻不良反应，从小剂量开始，在 2 周内逐渐加量，也有助于减轻不良反应。

6. 若出现继发性失效，可能与抗体产生有关，可换用另一种鱼类降钙素。

7. 剂量的调整应根据患者血钙、碱性磷酸酶、血和尿中骨吸收指标及不良反应等而定。

【用法与用量】

1. 骨质疏松症　100U，一日 1 次或隔日 1 次或一周 3 次，皮下或肌内注射。鼻喷剂一日 1 次，一次 200U。

2. 高钙血症　一日 2～5U/kg，皮下或肌内注射。

【制剂与规格】　鲑鱼降钙素注射液：①1ml：200U；②1ml：100U；③1ml：50U。

鲑鱼降钙素鼻喷剂：鼻喷剂（每按一下 200U），每瓶 14 喷。

330　结合雌激素
Conjugated Estrogen

具体参照第五章"结合雌激素"。

331　雷洛昔芬
Raloxifene

【适应病症】　用于预防和治疗绝经后妇女的骨质疏松症，降低骨折率。

【药理作用】　作为选择性雌激素受体调节剂（SERM），雷洛昔芬对雌激素作用的组织有选择性的激动或拮抗活性。对骨骼部分为激动作用；绝经后妇女因卵巢功能减退使雌激素分泌减少，引起骨吸收增强，骨量丢失，导致骨质疏松症和骨折。雷洛昔芬与雌激素作用相似，使骨吸收降低，同时使钙平衡正向转移，尿钙丢失减少，可保持和增加骨矿量，降低椎体骨折率。对脂代谢起部分激动作用；降低总胆固醇和低密度脂蛋白胆固醇，对高密度脂蛋白胆固醇和三酰甘油水平无明显影响。对子宫内膜无刺激作用；雷洛昔芬不增加子宫内膜厚度。对乳腺组织无刺激作用；雌激素受体阳性的侵袭性乳腺癌总体发生危险性降低。

【不良反应】

1. 少数妇女出现潮热、出汗和外阴阴道干燥症状。

2. 小腿腓肠肌痛性痉挛。

3. 极少数有胃肠道症状，如恶心、呕吐、腹痛和消化不良。

4. 罕见皮疹、水肿、头痛和血压升高。

5. 开始治疗的 4 个月静脉血栓栓塞事件的危险性最大，可发生浅静脉血栓性静脉炎。

6. 可能出现流感样综合征。

7. 可能出现血 AST 和（或）ALT 轻度升高。

【药物相互作用】　同时服用华法林能轻度减少凝血酶原时间；与考来烯胺同用可显著减低

雷洛昔芬的吸收和肠肝循环。

【注意事项】

1. 雷洛昔芬本身不引起子宫内膜增厚，如出现阴道出血，应查明原因。

2. 如既往用过雌激素，使三酰甘油上升，不宜再用雷洛昔芬，以免三酰甘油进一步升高。

3. 不推荐同时全身使用激素替代疗法，如有阴道萎缩症状，可局部使用。

4. 本品不适用于男性。

【禁忌证】

1. 可能妊娠的妇女禁用。

2. 既往或现有静脉血栓栓塞性疾病患者禁用。

3. 对本品过敏者禁用。

4. 肝功能减退者禁用。

5. 严重肾功能减退者禁用。

6. 原因不明的子宫出血患者禁用。

7. 子宫内膜癌患者禁用。

8. 美国 FDA 妊娠期用药安全性分级为口服给药 X。

【给药说明】

1. 本品需要长期服用，建议同时补钙和维生素 D。

2. 可以在一天任何时间服药，不受饮食的限制。

3. 老年人无需调整剂量。

【用法与用量】　口服，一次 60mg，一日 1 次。

【制剂与规格】　盐酸雷洛昔芬片：60mg。

332　帕米膦酸二钠
Pamidronate Disodium

【适应病症】　骨质疏松症、高钙血症。

【药理作用】　参阅"阿仑膦酸钠"。

【不良反应】

1. 使用帕米膦酸二钠的不良反应通常是轻度的和暂时的。最常见的不良反应是无症状低钙症，"流感样"的症状和轻度发热（体温升高＞1℃，可以持续 48 小时）。

2. 发热通常会自行消失而无需治疗。

3. 急性"流感样"反应通常只发生在第一次进行帕米膦酸二钠治疗的时候。

4. 有症状的低钙血症不常见。

5. 少数病人可出现轻度恶心、胸痛、胸闷、头晕乏力及轻微肝肾功能改变等。

6. 使用高剂量进行治疗时，滴注部位的局部软组织发炎也偶有发生。

【注意事项】

1. 本品需以不含钙的液体稀释后立即静脉缓慢滴注，不可将本品直接静脉滴注。

2. 本品不得与其他种类双膦酸类药物合并使用。

3. 动物实验中使用本品曾发生肾毒性，故肾功能损伤慎用。

4. 用于治疗高钙血症时，应同时注意补充液体，使每日尿量达 2L 以上。

5. 使用本品过程中，应注意监测血清钙、磷等电解质水平。

6. 孕妇及哺乳期妇女用药　孕妇应权衡利弊用药，药物可进入母乳中，故哺乳期妇女慎用。

7. 儿童用药　一般不用，可能影响骨骼成长。

8. 老年用药　适当减量。

9. 药物过量　过量或速度过快，可能引起低钙血症，出现抽搐、手指麻木症状，可适量补钙。

【禁忌证】

1. 对帕米膦酸二钠或其他双膦酸盐制剂有过敏史者禁用。

2. 重度肾功能减退（肌酐清除率＜30ml/min 者禁用）。

【给药说明】　30～60mg 加入 500～1000ml 5%葡萄糖注射液或 0.9%氯化钠注射液中缓慢静脉滴注，不可用含钙的液体如林格（Ringer）注射液。

【用法与用量】

1. 骨质疏松症　静脉滴注，30mg，每 3 个月一次。

2. 高钙血症　静脉给药，根据血钙水平调整，总剂量为 30～90mg，一般为 30～60mg，静脉滴注维持 4 小时。可将总剂量于一次性或在 2～4 天中给予，如 60mg 一次性静脉滴注或 30mg 静脉滴注，一日 2 次。

【制剂与规格】　帕米膦酸二钠注射液　5ml：15mg。

帕米膦酸二钠粉针剂：30mg。

333　替　勃　龙
Tibolone

具体参照第五章"替勃龙"。

334　伊班膦酸钠
Ibandronate

【适应病症】　绝经后骨质疏松症、高钙血症。

【药理作用】　能强效抑制破骨细胞活性，诱导破骨细胞凋亡，从而抑制骨吸收。治疗剂量不会引起骨矿化障碍。

【不良反应】　少数患者出现骨骼肌肉疼痛、发热，多数出现于首次用药时，一般症状轻微，无需特殊处理即可自行缓解，严重时可使用解热镇痛类药物缓解症状。下颌骨坏死十分罕见。

【药物相互作用】

1. 本品不应当与含钙溶液混合。

2. 建议双膦酸盐与氨基糖苷类药物并用时应当谨慎，因为两者均可导致延迟性血钙降低。

还应当注意可能伴发的低镁血症。

【注意事项】

1. 由于非甾体类抗炎药会引起胃肠道刺激症状，在和本品同时口服时应特别注意。

2. 不慎通过动脉内或静脉外给药（无特殊推荐原因）可引起组织损伤，因此，本品应通过静脉给药。

3. 在接受伊班膦酸治疗的患者中，已有速发过敏性反应/休克病例报告，包括致死性事件报告。

4. 对于有低钙血症或其他骨骼和矿物质代谢紊乱的患者，在开始本品治疗前应当有效治疗低钙血症以及其他骨骼和矿物质代谢异常。足量摄入钙和维生素 D 对所有患者都非常重要。对无法从饮食中足量摄取的患者，应考虑钙和（或）维生素 D 治疗。可能出现低钙血症，患者的血清钙水平应相应校正。

5. 口服双膦酸盐可引起上消化道黏膜局部刺激症状。由于本品有此类潜在刺激作用并有可能会使潜在疾病恶化，因此，上消化道活动性病变（如：确诊为 Barrett 食管症，吞咽困难，其他食管疾病，胃炎，十二指肠炎或溃疡）患者慎用。

6. 口服双膦酸盐患者中有用药不良经验的报道，例如食管炎、食管溃疡和食管糜烂，部分为重度反应且需住院治疗，但很少引起出血或食管狭窄或穿孔。未遵守用药参考的患者和（或）发生食管刺激可能症状后继续口服双膦酸盐的患者中，重度食管不良反应发生风险似乎更高。患者需特别注意并应能遵守指导用药。

7. 治疗过程中医生需注意患者出现的任何食管不良反应前驱症状和体征，如果治疗过程中患者出现食管刺激可能症状，如出现吞咽困难、吞咽痛、胸骨后痛或新的或加重的烧灼感等症状，应告知患者中止使用本品并及时就医。

8. 临床对照研究中未报道会增加胃和十二指肠溃疡发生的风险，但上市后已有口服双膦酸盐致胃和十二指肠溃疡的病例报告，部分为出现了并发症的严重病例。

9. 当以静脉滴注方式给药时，应配备随时可用的适宜的医疗支持和监测措施。如果出现速发过敏反应或其他超敏反应/过敏反应，应立即停止滴注并且给予相应的治疗。

10. 颌骨坏死在接受双膦酸盐治疗的患者中已有报道。多数病例来自接受牙科治疗的癌症患者，但部分来自绝经后骨质疏松症及其他疾病的患者。已知颌骨坏死的危险因素包括癌症，伴随治疗（如化疗、放疗、皮质类固醇激素）及伴随疾病（如贫血、凝血病、感染、已有齿科疾病）。多数报道病例来自静脉注射双膦酸盐的患者，但部分来自口服治疗的患者。

11. 在治疗期间，这些患者应尽可能避免进行有创齿科手术。对于在双膦酸盐治疗期间发生下颌骨坏死的患者，齿科手术可能导致病情恶化。对需要进行齿科手术的患者，目前尚无资料表明中断双膦酸盐治疗是否能够降低下颌骨坏死的危险。主治医师应根据患者个体的受益/风险评价进行临床判断，指导每个患者的管理计划。

12. 在接受双膦酸盐药物（包括伊班膦酸）治疗的患者中，也有其他口颌面部，包括外耳道骨坏死的病例报告。风险因素与颌骨坏死相似。其他风险因素可能包括反复性轻微创伤（如习惯性使用棉签）。对于伴有耳部症状，包括慢性耳感染的患者，在使用双膦酸盐药物时，应注意发生外耳道骨坏死的可能性。

【禁忌证】

1. 重度肾功能减退者。

2. 低钙血症患者。

3. 妊娠期妇女用药安全性尚未确定，不宜使用。

4. 对双膦酸盐或赋形剂过敏者。

【给药说明】　伊班膦酸钠以 10ml 注射用水稀释，加入 250ml 5%葡萄糖注射液或 0.9%氯化钠注射液，静脉滴注。

【用法与用量】　静脉滴注，绝经后骨质疏松症：2mg 溶解于 5%葡萄糖注射液 250ml，每3 个月一次。高钙血症 2～4mg。

【制剂与规格】　伊班膦酸钠静脉制剂：1mg。

335　依 降 钙 素
Elcatonin

【适应病症】　用于骨质疏松症及骨质疏松引起的疼痛；高钙血症。

【药理作用】　本品为人工合成的鳗鱼降钙素多肽衍生物的无菌水溶液，其主要作用是抑制破骨细胞活性，减少骨的吸收，防止骨钙丢失，同时由于骨骼不断从血浆中摄取钙，导致血钙降低。其降血钙作用比人降钙素大 10～40 倍。

【不良反应】【药物相互作用】【给药说明】　参阅本章"鲑鱼降钙素"。

【注意事项】

1. 本品在睡前使用或用药前给予抗呕吐药可减轻不良反应。

2. 本品是多肽制剂，有引起休克的可能性，故对易发生皮疹、红斑、荨麻疹等过敏反应的患者、支气管哮喘患者或有其既往史患者慎用。

3. 肝功能异常者慎用。

4. 肌内注射时，注意避开神经走向部位及血管，若有剧痛或抽出血液，应速拔针换位注射。反复注射时，应左右交替注射，变换注射部位。

5. 本品用药以 6 个月为目标，不得长期使用。

【禁忌证】　对本品过敏者禁用。

【用法与用量】

1. 骨质疏松症　一次 20U，一周 1 次，肌内注射。

2. 高钙血症　一次 40U，一日 2 次，肌内注射。

【制剂与规格】　依降钙素注射液：①1ml：200U；②1ml：40U。

336　唑 来 膦 酸
Zoledronic Acid

【适应病症】　绝经后骨质疏松症；高钙血症。

【药理作用】由于结构上存在两个氮原子和侧链上有咪唑环，因此有强效抑制骨吸收作用。

【不良反应】

1. 部分患者有发热、头痛、肌痛、流感样症状、关节痛，大都出现于用药 3 天内，可以用对乙酰氨基酚或布洛芬等对症处理。再次给药后此类不良反应明显减少。

2. 少数患者有短期低钙血症，给药后 10 天内一过性血肌酐值轻度升高。下颚骨坏死十分罕见。

3. 局部反应。少数患者有注射局部红肿和（或）疼痛。

【药物相互作用】 不能与其他钙制剂或其他二价离子注射剂同时使用。唑来膦酸血浆蛋白结合率不高（43%～55%），不会和高血浆蛋白结合率的药物发生竞争性相互作用。本品经肾脏排泄，与明显影响肾功能的药物合用时应加以注意。

【注意事项】

1. 给药前应对患者的肾功能、血清肌酐水平进行评估。

2. 患有低钙血症者，需首先补充足量的钙剂和维生素 D，血钙值正常者也应补充适量钙剂和维生素 D。如有髋部骨折或变形性骨炎者，静脉滴注唑来膦酸前，需适量补充钙剂和维生素 D（有推荐一次性口服维生素 D_2 5 万 U）。

3. 进行口腔检查，重视口腔卫生、牙龈炎、骨髓炎应及时处理。拔牙前、后近期之内暂缓应用本品。

【禁忌证】

1. 对唑来膦酸或其他双膦酸盐或药品成分中任何一种辅料过敏者禁用。

2. 严重肾功能不全（肌酐清除率≤35ml/min）患者禁用。

3. 低钙血症患者禁用。

4. 妊娠期和哺乳期妇女禁用。

【给药说明】本品不能与任何其他药物混合后静脉给药，必须通过单独的输液管按照恒量、恒速输注。药品经冷藏，应放置室温后再使用。

【用法与用量】 静脉滴注。绝经后骨质疏松症：100ml，5mg 至少 15 分钟，每年 1 次，疗程 3 年。肿瘤性骨转移、高钙血症：4mg 溶解于 100ml 0.9%氯化钠注射液或 5%葡萄糖注射液中，静脉滴注至少 15 分钟。

【制剂与规格】 唑来膦酸注射液　100ml：5mg。

唑来膦酸粉针剂：4mg。

二、促进骨形成药

337　重组人甲状旁腺激素（1～34）
Recombinant Human Parathyroid Hormone（1～34）[rhPTH（1～34）]

【适应病症】 原发性骨质疏松症。

【药理作用】 每日皮下注射 1 次 rhPTH（1～34）能促进体内成骨细胞（OB）增殖和分化，抑制 OB 凋亡，促成骨作用超过促破骨作用，骨量增加，骨的力学强度得以提升。

【不良反应】 头痛、恶心、头晕、四肢痛较常见，少见轻度高钙血症、高钙尿症和高尿酸血症。

【药物相互作用】　与抑制骨吸收药合用的利弊还有待进一步研究，但停止 PTH 治疗后接着用抑制骨吸收药至少能维持骨量不下降。

【注意事项】　由于该药给大鼠长期注射会诱发成骨肉瘤，所以在人体不宜长期使用，主张疗程为 18 个月，最长不得超过 24 个月。治疗中如饮食摄入的钙和维生素 D 不足，应注意补充。

【禁忌证】
1. 已患骨肿瘤或可疑肿瘤骨转移者禁用。
2. 高钙血症患者禁用。
3. 严重肾损害、以往进行过骨骼的外照射或内照射治疗者禁用。
4. 甲状旁腺功能亢进症或 Paget 病患者禁用。
5. 妊娠期、哺乳期妇女禁用。

【用法与用量】　一日 20μg，皮下注射。最长疗程为 24 个月。结束 24 个月治疗后，以后不得再次重复治疗。

【制剂与规格】　注射用 rhPTH（1～34）：①20μg；②40μg。

三、具有抑制骨吸收和促进骨形成双重作用的药物

338　阿法骨化醇（1α-羟化维生素 D₃）
Alfacalcidol

【适应病症】
1. 改善慢性肾功能不全，甲状旁腺功能低下和抗维生素 D 佝偻病，骨软化症患者因维生素 D 代谢异常的症状，如：低钙血症、抽搐、骨痛及骨损害。
2. 骨质疏松症。

【药理作用】　促进肠道对钙的吸收并调节骨的矿化。在调节钙平衡方面的关键作用，包括对骨骼中成骨细胞活性的刺激作用，为治疗骨质疏松症提供了充分的药理学基础。肾性骨营养不良的患者，治疗后能改善肠道吸收钙的能力，纠正低钙血症及过高的血碱性磷酸和甲状旁腺素浓度。本品还能减轻骨与肌肉疼痛，增强肌力，增加神经-肌肉的协调性，减少跌倒倾向。

【不良反应】　如过量会出现高钙血症或高钙尿症。偶见的急性症状包括食欲缺乏、头痛、呕吐和便秘；慢性症状包括营养不良、感觉障碍，伴有口干、尿多、脱水、情感淡漠、发育停止以及泌尿道感染。

【药物相互作用】　与噻嗪类利尿药合用会增加高钙血症的危险。使用二苯乙内酰胺或苯巴比妥等肝药酶诱导药可能会增加本品的代谢，从而使其血药浓度降低。如同时服用这类制剂则应增加阿法骨化醇的药物剂量。消胆胺能降低脂溶性维生素在肠道的吸收，故可能诱导阿法骨化醇在肠道的吸收不良。

【注意事项】
1. 服用本品的同时，根据医嘱，酌情补充钙剂。

2. 服药期间，应在医生指导下，严密监测血钙、尿钙水平。调整剂量，发生高钙血症时，立即停药。血钙值恢复到正常范围后，可重新减量给药。

【禁忌证】

1. 禁用于与高血钙有关的疾病。

2. 禁用于已知对本品或同类药品及其任何赋形剂过敏的患者。

3. 禁用于有维生素 D 中毒迹象者。

【给药说明】　应根据每名患者的血钙水平以慎重制定本品的每日最佳剂量。开始应用时，宜尽可能使用最小剂量，服药后需监测血钙和血肌酐水平、24 小时尿钙排泄量。

【用法与用量】　骨质疏松症：推荐剂量为一次 0.25μg，一日 2 次。服药后需监测血钙和血肌酐水平。

【制剂与规格】　阿法骨化醇胶囊：①0.25μg；②0.5μg；③1μg。

339　骨　化　三　醇
Calcitriol

【适应病症】【药理作用】【不良反应】【药物相互作用】【给药说明】　参阅本章"阿法骨化醇"。

【注意事项】

1. 高血钙与本品的治疗密切相关。对尿毒症性骨营养不良患者的研究表明，高达 40%使用阿法骨化醇治疗的患者体内发现高血钙。饮食改变（例如增加乳制品的摄入）以致钙摄入量迅速增加或不加控制地服用钙制剂均可导致高血钙。

2. 骨化三醇能增加血无机磷水平，这对低磷血症的患者是有益的，但对肾功能衰竭患者而言则要小心不正常钙沉淀所造成的危险。在这种情况下，要通过口服适量的磷结合剂或减少磷质摄入量而将血磷保持在正常水平（2～5mg/100ml 或 0.65～1.62mmol/L）。维生素 D 抵抗性佝偻病或低血磷性佝偻病患者应继续口服磷制剂，但骨化三醇可以促进肠道对磷的吸收，这种作用可使磷的摄入需要量减少。因此需要定期进行血钙、磷、镁、碱性磷酸酶以及 24 小时尿钙、磷排泄量等实验室检查。

3. 由于骨化三醇是现有最有效的维生素 D 代谢产物，故不需其他维生素 D 制剂与其合用，从而避免高维生素 D 血症。

【禁忌证】　禁用于对骨化三醇、维生素 D 或其类似物及其衍生物、本品任何辅料过敏的患者，及高钙血症或维生素 D 中毒患者。

【用法与用量】　骨质疏松症：推荐剂量为一次 0.25μg，一日 1～2 次。服药后需监测血钙和血肌酐水平。

【制剂与规格】　骨化三醇胶囊：①0.25μg；②0.5μg。

骨化三醇注射液　1ml：1μg。

340 雷奈酸锶
Strontium Ranelate

【适应病症】 治疗绝经后骨质疏松症以降低椎体和髋部骨折的危险性。

【药理作用】

1. 体外研究发现，雷奈酸锶在骨组织培养中增加骨生成，在骨细胞培养中提高成骨细胞前体的复制和胶原的合成；通过减少破骨细胞的分化和吸收活性来减少骨重吸收。从而恢复骨转化的平衡，有利于新骨生成。

2. 在治疗过的动物或人体的骨组织中，锶主要吸附在晶体表面，在新形成骨的碳石灰晶体中替代少许的钙。雷奈酸锶不改变骨晶体的特征。在临床试验研究中，雷奈酸锶每日 2 克服用长达 60 个月后获得的髂前上棘骨活检资料未观察到雷奈酸锶对骨质量和矿化产生有害作用。

【不良反应】 不良事件通常程度轻微并且短暂，少数患者有恶心和腹泻，一般发生在治疗开始时。在Ⅲ期临床试验研究中，使用雷奈酸锶治疗的患者与服用安慰剂的患者相比，5 年中静脉血栓的年发生率约是 0.7%，相对危险度是 1.4。

【药物相互作用】 食物、牛奶和牛奶制品以及含有钙的药品降低雷奈酸锶生物利用度达 60%～70%。因此，服用本品和上述食品或药品时应当至少间隔 2 小时。在服用四环素类或喹诺酮类抗生素时，应当暂时停用雷奈酸锶。

【注意事项】

1. 具有静脉血栓（VTE）高度危险性的患者包括有 VTE 既往史的患者，应当谨慎使用本品。

2. 本品含有苯丙氨酸的原料，可能对高苯丙氨酸血症的人群有害。

3. 出现严重过敏反应时须停止使用本品治疗。

4. 在本品使用中报道有严重的超敏反应综合征，特别是伴有嗜酸性粒细胞增多和全身症状的药物疹（drug rash with eosinophilia and systemic symptoms，DRESS），偶有致命性。DRESS 综合征典型表现为：皮疹、发热、嗜酸粒细胞增多症和全身症状（如腺体疾病、肝炎、间质性肾炎、间质性肺病）。发病时间一般为 3～6 周，大多数情况下停止使用本品和开始皮质激素治疗后结果良好，但恢复缓慢。已有报道，一些病例在停止皮质激素治疗后症状复发。应告知患者，当出现皮疹时立即停止使用本品并及时就诊，向医生报告。因出现过敏反应而停药的患者不应再使用本品。

5. 轻至中度肾功能损害的患者（肌酐清除率 30～70ml/min）不需要调整剂量。

6. 欧洲人用药品委员会（CHMP）分析显示使用雷奈酸锶时心肌梗死、静脉血栓和栓塞事件的风险升高，建议限制该药物用于伴有心脏和循环系统问题病史的患者。在治疗过程中如发生了心脏或循环系统问题，建议停止雷奈酸锶治疗。

【禁忌证】 对本品活性成分和任何赋形剂成分过敏者禁用。重度肾功能损害者（肌酐清除率≤30ml/min）不推荐服本品。

【用法与用量】 口服，一日 1 次，一次 1 袋（2g）。药袋里的颗粒必须在水杯中制成混悬液后服用，一旦制成混悬液应当立即服用。主张空腹 4 小时，于睡前服用。

【制剂与规格】 雷奈酸锶干混悬剂：2g/袋。

341 葡萄糖酸钙
Calcium Gluconate

【适应病症】

1. 预防和治疗钙缺乏症，如骨质疏松、手足抽搐症、骨发育不全、佝偻病以及儿童、妊娠和哺乳期妇女、绝经期妇女和老年人钙的补充。

2. 治疗钙缺乏，急性血钙过低、碱中毒及甲状旁腺功能低下所致的低钙血症。

【药理作用】 本品为钙补充剂，可以维持神经肌肉的正常兴奋性，促进神经末梢分泌乙酰胆碱。血清钙降低时可出现神经肌肉兴奋性升高，发生抽搐；血钙过高则兴奋性降低，出现软弱无力等。钙离子能促进骨骼与牙齿的钙化形成。

【不良反应】

1. 静脉注射可有全身发热，静注过快可产生心律失常甚至心跳停止、呕吐、恶心。

2. 可致高钙血症，早期可表现便秘、嗜睡、持续头痛、食欲不振、口中有金属味、异常口干等，晚期征象表现为精神错乱、高血压、眼和皮肤对光敏感、恶心、呕吐，心律失常等。

【药物相互作用】 禁与氧化剂、枸橼酸盐、可溶性碳酸盐、磷酸盐及硫酸盐配伍；与噻嗪类利尿药同用，可增加肾脏对钙的重吸收而致高钙血症。救治强心苷类中毒时禁用注射液。

【禁忌证】 高钙血症、高钙尿症含钙肾结石或有肾结石病症的患者禁用。

【给药说明】

1. 本药刺激性较大，不宜皮下或肌内注射，应缓慢静脉滴注。

2. 静脉注射时如漏出至血管外，可致注射部位皮肤发红、皮疹和疼痛，并可随后出现脱皮和组织坏死。若发现药液漏出至血管外，应立即停止注射，并用氯化钠注射液做局部冲洗注射，局部给予氢化可的松、1%利多卡因和透明质酸，并抬高局部肢体及热敷。

3. 不宜用于肾功能不全患者与呼吸性酸中毒患者。

4. 发生脱水或低钾血症等电解质紊乱时，应先纠正低钾血症，再纠正低钙血症，以免增加心肌应激性。

【用法与用量】 低钙血症：1g 静脉注射，每分钟注射量不超过 2ml（1ml，0.1g）。需要时可重复注射至抽搐控制。

【制剂与规格】 葡萄糖酸钙片：①0.1g；②0.5g。

葡萄糖酸钙口服液　10ml：1g。

葡萄糖酸钙注射液　10ml：1g。

342 维生素 D$_2$
Vitamin D$_2$

【适应病症】

1. 用于维生素 D 缺乏症的预防与治疗。

2. 用于慢性低钙血症、低磷血症、佝偻病及伴有慢性肾功能不全的骨软化症、家族性低磷血症及甲状旁腺功能低下的治疗。

3. 绝经后和老年性骨质疏松症。

【药理作用】 维生素 D_2 摄入后，在肝细胞微粒体中受 25-羟化酶系统催化生成骨化二醇[25-(OH)D_3]，经肾近曲小管细胞 1α-羟化酶系统催化，生成具有生物活性的骨化三醇[1,25-(OH$_2$)D_3]。促进小肠黏膜刷状缘对钙的吸收及肾小管重吸收磷，提高血钙、血磷浓度，协同甲状旁腺激素、降钙素，促进旧骨释放磷酸钙，维持及调节血浆钙、磷正常浓度。维生素 D_2 促使钙沉着于新骨形成部位，使枸橼酸盐在骨中沉积，促进骨钙化及成骨细胞功能和骨样组织成熟。

【不良反应】

1. 便秘、腹泻、持续性头痛、食欲减退、口内有金属味、恶心、呕吐、口渴、疲乏、无力。

2. 骨痛、尿混浊、惊厥、高血压、眼对光刺激敏感度增加、心律失常、偶有精神异常、皮肤瘙痒、肌痛、严重腹痛（有时误诊为胰腺炎）、夜间多尿、体重下降。

【药物相互作用】

1. 含镁的制酸药与维生素 D_2 同用，特别在慢性肾功能衰竭病人，可引起高镁血症。

2. 巴比妥、苯妥英钠、抗惊厥药、扑米酮等可降低维生素 D_2 的效应，因此长期服用抗惊厥药时应补给维生素 D，以防止骨软化症。

3. 降钙素与维生素 D_2 同用可抵消前者对高钙血症的疗效。

4. 大量钙剂或利尿药与常用量维生素 D_2 并用，有发生高钙血症的危险。

5. 洋地黄与维生素 D_2 同用时应谨慎，因维生素 D_2 可引起高钙血症，容易诱发心律失常。

6. 大量的含磷药与维生素 D_2 同用，可诱发高磷血症。

【注意事项】 治疗中应注意监测血清钙和磷、碱性磷酸酶、尿素氮、肌酐和肌酐清除率，24 小时尿钙、尿磷。

【禁忌证】 高钙血症、维生素 D 增多症、高磷血症伴肾性佝偻病。

【用法与用量】 预防维生素 D 缺乏症：一日 0.01～0.02mg（400～800U）。维生素 D 缺乏症：一日 0.025～0.05mg（1000～2000U），以后减至一日 0.01mg（400U）。

【制剂与规格】 维生素 D_2 软胶囊：①0.125mg（5000U）；②0.25mg（1 万 U）。

维生素 D_2 片：5000U。

维生素 AD 滴剂：维生素 A 1500U、维生素 D_2 500U。

343　维生素 D_3
Vitamin D_3

【适应病症】【药理作用】【不良反应】【药物相互作用】【注意事项】【禁忌证】 参阅本章"维生素 D_2"。

【用法与用量】 预防维生素 D 缺乏症：一日 400～800U。维生素 D 缺乏症：一日 1000～2000U，以后减至一日 400U。

【制剂与规格】 维生素 D_3 胶丸：1μg。

维生素 D 胶囊型滴剂：每粒含维生素 D_3 400U。

四、其他抗骨质疏松药

344 烯甲萘醌
Menatetrenone

【适应病症】 骨质疏松症。

【药理作用】 四烯甲萘醌是维生素 K_2 的一种同型物，是 γ-羧化酶的辅酶，将骨钙素羧化为羧基化骨钙素，后者能够与羟磷灰石矿物质很好地相结合，促进骨形成，改善骨质量。在动物实验中，可见抑制破骨细胞活性和骨吸收的作用。骨质疏松患者长期应用后，可使血中未羧化骨钙素水平降低。

【不良反应】 胃部不适、腹痛、皮肤瘙痒、水肿和氨基转移酶轻度升高。

【药物相互作用】

1. 口服抗凝剂如双香豆素类可干扰维生素 K 的代谢，两药同用，作用相互抵消。

2. 水杨酸类、磺胺类、奎尼丁等也均可影响维生素 K 的效应。

【注意事项】

1. 妊娠期妇女、哺乳期妇女、小儿的应用安全性尚未确定，故不宜用。

2. 出现皮疹、皮肤发红、瘙痒时，应停止用药。

3. 老年人长期用药，应密切观察患者的状态。

【禁忌证】 禁忌用于服用华法林的患者。

【给药说明】 本品为脂溶性，空腹服用时吸收较差，要求饭后服用，增加药物生物利用度。

【用法与用量】 口服，一次 15mg，一日 3 次，饭后服。

【制剂与规格】 四烯甲萘醌软胶囊：15mg。

345 依普黄酮
Ipriflavone

【适应病症】 骨质疏松症。

【药理作用】

1. 依普黄酮是一种异黄酮衍生物，属植物性雌激素类药物，能加强雌激素作用，抑制破骨细胞前体细胞分化并抑制成熟破骨细胞活性，降低破骨细胞对甲状旁腺激素的敏感性，抑制骨吸收。

2. 促进成骨细胞增殖分化和骨形成。

3. 协同雌激素促进降钙素分泌。

【不良反应】 胃纳减退、恶心、呕吐、腹痛、腹胀。

【药物相互作用】

1. 可增强雌激素的作用，故在本药与雌激素制剂合并使用时，应慎重用药。

2. 同时使用茶碱，可使茶碱的血药浓度上升，故在本药与茶碱合并使用时适当减少茶碱用量，并慎重用药。

3. 与香豆素类抗凝血药同时使用时，可增强香豆素类抗凝血药的作用，故本药与抗凝血药合并应用时，应减少香豆素类抗凝血药的用量并慎重用药。

【注意事项】

1. 妊娠期妇女、小儿的应用安全性尚未确定，故不宜用。哺乳期妇女慎用。

2. 药物在轻度肾功能减退患者和老年人中的药代动力学变化与正常人没有区别，但中、重度肾功能减退患者服药后血药浓度较高，会出现第 2 个血药峰值，故应慎用。

【给药说明】 饭后服用既能增加药物生物利用度，又能减轻胃肠道不良反应。

【用法与用量】 口服，一次 200mg，一日 3 次，饭后服。

【制剂与规格】 依普黄酮片：200mg。

参 考 文 献

[1] 成洁,王颖,吉健华,等. 骨疏康胶囊治疗肾阳虚型骨质疏松症疗效及对患者骨代谢影响[J]. 陕西中医,2019,40(09):(1232-1234), 1250.

[2] 杜娟,康哲,白海峰,等. 骨疏康胶囊联合补肾方结合西医治疗女性高泌乳素血症并骨质疏松的临床疗效观察[J]. 大医生,2018, 3(07):51-52.

[3] 陈昌博. 骨疏康胶囊联合骨化三醇和阿仑膦酸钠治疗骨质疏松的临床疗效[J]. 药品评价, 2017, 14(07):(41-43), 63.

[4] 申玲. 碳酸钙 D3 片联合骨疏康胶囊治疗骨质疏松症的效果分析[J]. 河南医学研究, 2017, 26(02):307-308.

[5] 张子东, 许蓉. 联用骨松宝胶囊与鲑降钙素注射液治疗骨质疏松症的效果研究[J]. 当代医药论丛, 2017, 15(19):167-168.

[6] 何美容, 袁春燕, 李娟. 骨松宝胶囊治疗骨质疏松性脊柱压缩性骨折 46 例临床分析[J]. 内蒙古中医药, 2016, 35(02):45.

[7] 邹文孝, 田维君. 骨松宝胶囊治疗骨质疏松症临床观察[J]. 临床军医杂志, 2012, 40(02):384.

[8] 徐发生. 骨松宝胶囊治疗骨质疏松症的疗效分析[J]. 亚太传统医药, 2010, 6(02):51-52.

[9] 华文进. 骨松宝颗粒剂治疗原发性骨质疏松症初步观察[C]. 中国骨质疏松杂志：中国老年学学会骨质疏松委员会, 2007：83, (155-157).

[10] 刘国平. 骨松宝颗粒剂治疗老年骨质疏松症的临床观察[C]. 中国老年学学会骨质疏松委员会, 2003：89.

[11] 孟萍, 黄姝, 艾智华, 等. 骨松宝治疗原发性骨质疏松症的临床观察[J]. 中国临床康复, 2003(15):2222-2223.

[12] 杜增峰, 贺耀耀, 马晓磊, 等. 骨愈灵胶囊联合注射用骨肽治疗骨质疏松症的临床研究[J]. 现代药物与临床, 2016, 31(09): 1382-1385.

[13] 高武兴. 骨愈灵胶囊治疗骨质疏松症 68 例临床疗效观察[J]. 内蒙古中医药, 2013, 32(27):19-20.

[14] 吴永光. 骨愈灵胶囊治疗骨质疏松症临床疗效观察[J]. 湖北中医杂志, 2012, 34(06):32.

[15] 孙丽翠, 刘延卫, 梁冉. 金乌骨通胶囊联合依降钙素治疗骨质疏松症的临床研究[J]. 现代药物与临床, 2018, 33(02):372-375.

[16] 吴晨, 李欣, 施丹. 金乌骨痛胶囊联合阿法骨化醇治疗膝骨关节炎合并骨质疏松症的临床疗效观察[J]. 中医临床研究, 2014, 6(01):(38-39), 42.

[17] 杨茂伟, 李亚伦, 初立伟. 金乌骨通胶囊治疗骨质疏松 67 例临床观察[J]. 中国骨质疏松杂志, 2009, 15(11):(833-834), 800.

[18] 肖明亮, 刘振东, 黄鹤. 肾骨胶囊治疗骨质疏松症临床研究[J]. 辽宁中医药大学学报, 2014, 16(5):207-208.

[19] 段广彩, 唐震, 孔双, 等. 肾骨胶囊治疗肝肾不足证原发性骨质疏松症临床试验研究[J]. 辽宁中医药大学学报, 2013, 15(3): 107-110.

[20] 段毅, 潘复建. 肾骨颗粒联合复方骨肽治疗骨质疏松症的临床研究[J]. 现代药物与临床, 2019, 03:815-819.

[21] 党兴. 仙灵骨葆胶囊联合钙尔奇 D600 治疗骨质疏松症临床研究[J]. 新中医, 2019, 51(10):162-164.

[22] 雷启龙. 仙灵骨葆联合阿法骨化醇治疗骨质疏松症的临床价值[J]. 药品评价, 2019, 16(17):29-30.

[23] 倪靖, 肖云达. 仙灵骨葆胶囊联合碳酸钙 D3 治疗骨质疏松症的临床研究[J]. 中国处方药, 2019, 17(07):96-97.

[24] 张佳敏, 廖智勇. 鲑鱼降钙素联合仙灵骨葆胶囊对老年骨质疏松性腰背疼痛患者骨代谢指标的影响[J]. 颈腰痛杂志, 2019, 40(01):130-131.

[25] 陈伦，祁佳，陶贤. 强骨胶囊联合降钙素治疗骨质疏松的系统评价[J]. 中国骨质疏松杂志，2019，25（11）：1613-1618.

[26] 赵健，金红婷，夏臣杰. 强骨胶囊联合鲑鱼降钙素针剂辅助治疗老年骨质疏松性压缩骨折临床研究[J]. 新中医，2019，51（09）：141-143.

[27] 王鑫众，张利恒，罗浩，等. 强骨胶囊与骨瓜提取物注射液治疗骨质疏松性股骨骨折的价值分析[J]. 中国药物经济学，2019，14（01）：45-48.

[28] 陈丽辉. 骨碎补总黄酮（强骨胶囊）治疗老年骨质疏松症的效果及对骨密度的影响[J]. 临床合理用药杂志，2018，11（11）：60-61.

[29] 邓金梅，蔡冬梅，李延兵. 唑来膦酸联合强骨胶囊治疗绝经后骨质疏松症的疗效观察[J]. 海峡药学，2017，29（12）：174-175.

第九章 血脂异常症

概　述

　　血脂是血浆中所有脂质的总称，高脂血症（hyperlipidemia）是由于脂肪代谢或运转异常导致血浆中血脂水平过高，可表现为高胆固醇血症（hypercholesterolemia）、高甘油三酯血症（hypertriglyceridemia）和混合性高脂血症。另外，高密度脂蛋白降低也是一种病理状态，与上述血脂代谢紊乱统称为血脂异常（dyslipidemia）。

　　中医文献并无"高脂血症"的病名，但早在《内经》中，就有对血脂的初步认识。《灵枢·卫气失常》："脂者，其血清，气滑少。"《灵枢·五癃津液别》："五谷之津液合而为膏者，内渗于骨空，补益脑髓，而下流于阴股。"与现代血脂概念相似。《内经》有云"凝者为膏，释者为脂"，五脏调和，津液输布运行正常，则膏脂能发挥其正常生理功能。本病的发生或由于外源性脂质摄入过多，或由于体内脂质代谢紊乱所致，其治疗应以正虚为本、以化瘀祛痰为标，四诊合参、辨证施治，制定最佳治疗方案。目前众多学者认为，高脂血症的发生主责于肝、脾、肾三脏，其本为三脏虚弱、功能失调，因此，治疗应以调治肝、脾、肾为主。

　　而西医根据患者的危险状态以及血脂异常的特点选择不同剂量以及不同种类的降脂药物。临床上供选用的调脂药物有他汀类、贝特类、烟酸类、树脂类、胆固醇吸收抑制剂及其他。

第一节 中 成 药

346　丹田降脂丸

【药物来源】 《中华人民共和国卫生部药品标准·中药成方制剂》

【处方组成】 丹参、三七、何首乌、人参、川芎、泽泻、当归、黄精、肉桂、淫羊藿、五加皮。

【功能主治】 活血化瘀、健脾补肾，能降低血清脂质，改善微循环。用于高脂血症。

【用法用量】 口服，每次 1～2g，每日 2 次。

【用药参考】

1. 临床疗效　应用本品治疗高脂血症患者，以临床症状以及血脂相关指标为评价，其临床总有效率为 86.6%～96.4%。

2. 应用要点　本品具有滋养肝肾、健脾化浊、益气通脉的功效，对阳虚血瘀型高脂血症标本兼治，补泻兼施。而现代药理学证明，本品能软化血管、纠正脂质代谢异常、降低血脂、促进脂质残余颗粒排泄和清除，同时还能降低血液黏稠度、抗血小板凝集、改善微循环、提升心脏功能，预防心血管事件发生。

3. 配伍用药　本品联合他汀类或贝特类调脂药共同治疗高脂血症患者，能够显著改善患者的临床症状和指征，促进血脂水平恢复，提高疗效。

4. 不良反应　本品没有明显的毒副作用[1-4]。

347　丹香清脂颗粒

【药物来源】 《中华人民共和国药典》（2015 年版）

【处方组成】 丹参、川芎、桃仁、降香、三棱、莪术、枳壳、酒大黄。

【功能主治】 活血化瘀，行气通络，用于高脂血症属气滞血瘀证者。

【用法用量】 开水冲服，每次 1 袋，每日 3 次。

348　灯盏生脉胶囊

【药物来源】 《中华人民共和国药典》（2015 年版）

【处方组成】 灯盏细辛、人参、五味子、麦冬。

【功能主治】 益气养阴，活血健脑。用于气阴两虚、瘀阻脑络引起的胸痹心痛，中风后遗症，症见痴呆、健忘、手足麻木症；冠心病、心绞痛，缺血性心脑血管疾病，高脂血症见上述证候者。

【用法用量】 口服，每次 2 粒，每日 3 次，饭后 30 分钟服用。2 个月为一疗程，疗程可连续。巩固疗效或预防复发，每次 1 粒，每日 3 次。

【注意事项】　脑出血急性期禁用。

349　杜仲双降袋泡茶

【药物来源】　《中华人民共和国卫生部药品标准·中药成方制剂》
【处方组成】　杜仲叶 700g、苦丁茶 300g。
【功能主治】　降压、降脂。用于高血压症及高脂血症等。
【用法用量】　开水泡服，每次 1 袋，每日 2~3 次。

350　复方降脂片

【药物来源】　《国家中成药标准汇编·内科·气血津液分册》
【处方组成】　蒲公英、山楂、槲寄生、黄芪、五味子。
【功能主治】　清热、散结、降脂。用于郁热浊阻所致的高脂血症。
【用法用量】　口服，每次 4~6 片，每日 3 次。
【用药参考】　本品治疗高脂血症患者，能够明显改善患者的血脂指标，疗效可靠。其主要药理作用是通过利胆、保护肝脏功能及加强胆固醇转变为胆酸盐作用，来达到降血脂和保护血管内膜的目的[5]。

351　冠脉康片

【药物来源】　《中华人民共和国卫生部药品标准·中药成方制剂》
【处方组成】　三七、赤芍、佛手、泽泻、甘草。
【功能主治】　活血化瘀，理气止痛，有扩张冠状血管增加血流量的作用。用于冠心病的胸闷和心绞痛，对高胆固醇血症和高甘油三酯血症亦有一定疗效。
【用法用量】　口服，每次 4~5 片，每日 3 次。

352　荷　丹　片

【药物来源】　《中华人民共和国药典》（2015 年版）
【处方组成】　荷叶、丹参、山楂、番泻叶、盐补骨脂。
【功能主治】　化痰降浊、活血化瘀。用于高脂血症属痰浊挟瘀证候者。
【用法用量】　口服，糖衣片每次 5 片，薄膜衣片每次 2 片，每日 3 次。饭前服用。8 周为一疗程，或遵医嘱。
【注意事项】　偶见腹泻、恶心、口干。脾胃虚寒、便溏者忌服。孕妇禁服。
【用药参考】
1. 临床疗效　应用本品治疗高脂血症患者，以临床主要症状和血脂相关指标为评价，其有效率为 83.3%~97.2%。

2. 应用要点　本品具有祛痰降浊、活血化瘀的功效，能有效治疗高脂血症，降低胆固醇、甘油三酯，减少动脉粥样硬化斑块的发生，在防止心脑血管动脉硬化的发生和发展及预防冠心病、脑血管病并发症中具有重要作用；此外荷丹片还可以改善血管内皮功能，具有稳定斑块，抑制血小板聚集，抑制炎症反应及抑制血管平滑肌细胞增生和迁移的作用。

3. 配伍用药　本品联合他汀类或贝特类降脂药治疗高脂血症患者，不仅能够提高疗效，而且可以减少他汀类药物的服用量和不良反应的发生[6-8]。

353　荷叶调脂茶

【药物来源】《国家中成药标准汇编·内科·气血津液分册》
【处方组成】番泻叶、荷叶、车前草。
【功能主治】利湿、降浊、通便。用于湿热内蕴之高脂血症。
【用法用量】开水泡服，每次 1～2 袋，每日 2～3 次；开水 200ml 浸泡 15 分钟后服用。
【注意事项】孕妇禁服；忌酒及辛辣食物。脾虚泄泻者慎用或在医生指导下服用。

354　健脾降脂颗粒

【药物来源】《中华人民共和国药典临床用药须知·中药成方制剂卷》
【处方组成】党参、灵芝、南山楂、丹参、泽泻、远志。
【功能主治】健脾化浊、益气活血。用于脾运失调，气虚血瘀型高脂血症，症见眩晕耳鸣、胸闷纳呆、心悸气短。
【用法用量】口服，每次 10g，每日 3 次。20 天为一个疗程。
【注意事项】①饮食宜清淡；②孕妇慎用。

355　降脂灵颗粒

【药物来源】《中华人民共和国药典》（2015 年版）
【处方组成】制何首乌、枸杞子、黄精、山楂、决明子。
【功能主治】补肝益肾，养血明目。用于肝肾不足型高脂血症，症见头晕、目眩、须发早白。
【用法用量】口服，每次 1 袋，每日 3 次。
【用药参考】
1. 临床疗效　本品治疗高脂血症患者，以临床症状和体征以及血脂指标为评价，其治疗总有效率可达 83.3%～97.5%。
2. 应用要点　本品具有补肝益肾，通脉泻浊功效，可有效地抑制胆固醇和甘油三酯合成、减少肠道吸收，并增加其排泄，通过反馈调节低密度脂蛋白代谢以降低血清胆固醇及甘油三酯水平。
3. 配伍用药　应用本品联合他汀类、阿昔莫司治疗高脂血症患者，可以更加显著地改善患者的临床症状和血脂指标，改善机体的炎症因子和氧化应激状态。

4. 不良反应　本品应用过程中未见严重的不良反应[9-11]。

356　降脂灵片

【药物来源】　《中华人民共和国药典》（2015 年版）

【处方组成】　制何首乌、枸杞子、黄精、山楂、决明子。

【功能主治】　补肝益肾，养血明目。用于肝肾不足型高脂血症，症见头晕、目眩、须发早白。

【用法用量】　口服，每次 5 片，每日 3 次。

【用药参考】　同"355 降脂灵颗粒"。

357　降脂宁颗粒

【药物来源】　《中华人民共和国卫生部药品标准·中药成方制剂》

【处方组成】　山楂（去核）、制何首乌、决明子、荷叶。

【功能主治】　降血脂、软化血管。用于增强冠状动脉血液循环，抗心律不齐及高脂血症。

【用法用量】　口服，每次 10g，每日 3 次。

358　解毒降脂片

【药物来源】　《中华人民共和国卫生部药品标准·中药成方制剂》

【处方组成】　本品为虎杖经加工制成的片剂。

【功能主治】　清热解毒、利湿。并有升高白细胞和降血脂作用，用于急慢性肝炎，慢性支气管炎及风湿性关节炎；可用于高脂血症、化疗、放疗引起的白细胞降低。

【用法用量】　口服，每次 2～3 片，每日 3 次。

【注意事项】　服本品后，尿呈黄色或红色，有轻度腹痛，便稀等副作用，服药 2～3 天或停药后恢复正常。

【用药参考】　应用本品或联合辛伐他汀治疗高脂血症患者，以症状和体征以及血脂指标为评价，总有效率为 94.2%，且不良反应发生率较低[12-13]。

359　金泽冠心胶囊

【药物来源】　《中华人民共和国卫生部药品标准·中药成方制剂》

【处方组成】　泽泻、雪胆。

【功能主治】　降血脂，增加心肌营养性血流量，降低心肌耗氧量，用于冠心病、心绞痛和高脂血症。

【用法用量】　口服，每次 3～4 粒，每日 3 次。

360　金泽冠心片

【药物来源】　《中华人民共和国卫生部药品标准·中药成方制剂》

【处方组成】　泽泻、雪胆。

【功能主治】　降血脂，增加心肌营养性血流量，降低心肌耗氧量，用于冠心病、心绞痛和高脂血症。

【用法用量】　口服，每次 3～4 片，每日 3 次。

361　康尔心胶囊

【药物来源】　《中华人民共和国卫生部药品标准·中药成方制剂》

【处方组成】　三七、人参、麦冬、丹参、枸杞子、何首乌、山楂。

【功能主治】　益气活血，滋阴补肾，增加冠状动脉血流量，降血脂。用于治疗冠心病，心绞痛，胸闷气短等症。

【用法用量】　口服，每次 4 粒，每日 3 次。

362　抗栓保心片

【药物来源】　《中华人民共和国卫生部药品标准·中药成方制剂》

【处方组成】　丹参、白芍、刺五加、山楂。

【功能主治】　活血化瘀、通络止痛、益气降脂。用于气血瘀滞所致的胸闷、憋痛、心悸等症及冠心病心绞痛、心律不齐、高血脂符合上述证候者。

【用法用量】　口服，每次 3～4 片，每日 3 次，饭后服。

363　灵芝糖浆

【药物来源】　《中华人民共和国卫生部药品标准·中药成方制剂》

【处方组成】　本品为灵芝经加工制成的糖浆剂。

【功能主治】　养心安神、健脾和胃。用于心悸，失眠，食欲不振以及神经衰弱，高脂血症，冠心病，慢性支气管炎的辅助治疗。

【用法用量】　口服，每次 20ml，每日 3 次。

364　罗布麻降压片

【药物来源】　《中华人民共和国药典临床用药须知·中药成方制剂卷》

【处方组成】　罗布麻、夏枯草、钩藤、泽泻、珍珠母、牛膝、山楂、菊花。

【功能主治】　平肝潜阳、息风活血、通络止痛。用于肝阳上亢、瘀血阻络，头晕，目眩，头痛，烦躁及高血压、高血脂，动脉硬化见上述证候者。

【用法用量】 口服，每次 4～6 片，每日 3 次。

【注意事项】 ①脾胃虚寒者慎用；②服药期间忌食辛辣、油腻食物；③孕妇慎用。

365 脉安冲剂

【药物来源】 《中华人民共和国卫生部药品标准·中药成方制剂》

【处方组成】 北山楂、麦芽。

【功能主治】 治疗高脂蛋白血症。用于降低血清胆固醇，防止动脉粥样硬化，对降低甘油三酯、β脂蛋白也有一定作用。

【用法用量】 口服，每次 20g，每日 2 次。

366 脉舒胶囊

【药物来源】 《中华人民共和国卫生部药品标准·中药成方制剂》

【处方组成】 本品为落花生经加工制成的胶囊。

【功能主治】 降血脂药，用于高脂血症。

【用法用量】 口服，每次 2 粒，每日 3 次。

367 强力定眩片

【药物来源】 《中华人民共和国药典临床用药须知·中药成方制剂卷》

【处方组成】 天麻、杜仲、野菊花、杜仲叶、川芎。

【功能主治】 平肝息风、益肾定眩。用于高血压、动脉硬化、高脂血症以及上述诸病引起的头痛、头晕、目眩、耳鸣、失眠等症。

【用法用量】 口服，每次 4～6 片，每日 3 次。

【注意事项】 孕妇慎用。

【用药参考】 本品能改善血瘀证患者的血液流变学,抑制血栓形成,具有活血化瘀的作用,治疗高脂血症患者,可以明显改善患者的血脂相关指标,联合阿托伐他汀钙治疗,可以提高疗效,降低后者的不良反应发生率,且无明显的不良反应发生[14]。

368 桑葛降脂丸

【药物来源】 《中华人民共和国药典》（2015 年版）

【处方组成】 桑寄生、葛根、山药、大黄、山楂、丹参、红花、泽泻、茵陈、蒲公英。

【功能主治】 补肾健脾，通下化瘀，清热利湿。用于脾肾两虚、痰浊血瘀型高脂血症。

【用法用量】 口服，每次 4g，每日 3 次；或遵医嘱。

【注意事项】 脾虚便溏者慎服；孕妇禁用。

369　山绿茶降压片

【药物来源】《中华人民共和国卫生部药品标准·中药成方制剂》

【处方组成】本品为山绿茶经加工制成的片。

【功能主治】清热解毒，平肝潜阳。用于眩晕耳鸣，头痛头胀，心烦易怒，少寐多梦及高血压、高血脂见有上述证候者。

【用法用量】口服，每次 2～4 片，每日 3 次。

370　山楂精降脂片

【药物来源】《中华人民共和国药典临床用药须知·中药成方制剂卷》

【处方组成】山楂。

【功能主治】化浊降脂。用于高脂血症。

【用法用量】口服，每次 1～2 片，每日 3 次。

【注意事项】①饮食宜清淡。②孕妇慎用。

【用药参考】本品具有降低血脂、扩张冠状动脉、改善心肌代谢、降低血压、抗心律失常、抗动脉粥样硬化、减肥及络合或捕获自由基，防止机体脂质过氧化反应等作用，符合现代防治理念，即理想的心血管疾病防治药物应当是能起到调整血脂和降低血压的作用[15-16]。

371　山庄降脂片

【药物来源】《中华人民共和国卫生部药品标准·中药成方制剂》

【处方组成】决明子、山楂、荷叶。

【功能主治】清热活血，降浊通便。用于痰浊瘀滞所致的高血压、高脂血症，也可用于预防动脉粥样硬化。

【用法用量】口服，每次 8 片，每日 3 次。

372　首明山胶囊

【药物来源】《国家食品药品监督管理局国家药品标准新药转正标准》

【处方组成】何首乌、山楂、决明子、五灵脂（醋炙）、蒲黄（炒）、泽泻。

【功能主治】滋补肝肾、活血化瘀、祛痰降浊。用于肝肾阴虚、痰瘀阻滞型原发性高脂血症，症见头晕、目眩、胸痛、神疲、腰膝酸软、咽燥口干、舌有瘀斑、苔腻。

【用法用量】口服，每次 4 粒，每日 3 次，饭后服用。

【注意事项】孕妇及大便偏稀或脾肾阳虚便溏者慎用。

【用药参考】本品具有滋补肝肾、调和脾胃、化瘀止痛、除湿消痰的功效，治疗高脂血症患者疗效好、安全性高，能显著改善临床症状，提高治疗依从性，有利于血脂的控制，有效率可达 85%[17]。

373　首乌丸

【药物来源】　《中华人民共和国药典》（2015 年版）

【处方组成】　制何首乌、熟地黄、酒牛膝、桑椹、酒女贞子、墨旱莲、桑叶（制）、黑芝麻、菟丝子（酒蒸）、金樱子、盐补骨脂、豨莶草（制）、金银花（制）。

【功能主治】　补肝肾，强筋骨，乌须发。用于肝肾两虚，头晕目花，耳鸣，腰酸肢麻，须发早白；亦用于高脂血症。

【用法用量】　口服，每次 6g，每日 2 次。

374　舒心降脂片

【药物来源】　《中华人民共和国药典临床用药须知·中药成方制剂卷》

【处方组成】　紫丹参、山楂、桃仁、红花、赤芍、虎杖、鸡血藤、薤白、降香、葛根、荞麦花粉。

【功能主治】　活血化瘀，通阳化浊，行气止痛。用于气滞血瘀、痰浊阻络所致的胸闷、胸痛、心悸、乏力、不寐、脘腹痞满；冠心病、高脂血症见上述证候者。

【用法用量】　口服，每次 3～4 片，每日 3 次。

【注意事项】

1. 气虚血瘀、阴虚血瘀、寒凝血瘀胸痹者慎用。

2. 湿热内蕴、肝胆湿热、肝肾阴虚之高脂血症者慎用。

3. 忌食生冷、辛辣、油腻，忌烟酒、浓茶。

4. 在治疗期间，心绞痛持续发作宜加用硝酸酯类药。如果出现剧烈心绞痛、心肌梗死，应及时救治。

【用药参考】

1. 临床疗效　应用本品治疗高脂血症患者，评估其血脂水平，总有效率为 92.5%。

2. 应用要点　本品具有祛湿降浊、行气活血、祛瘀通脉的作用，药理作用研究表明，本品可以降低血脂水平，促进肠腔内胆固醇水解和游离胆固醇的再脂化，并竞争胆固醇的位置以抑制其吸收。

3. 配伍用药　本品联合阿托伐他汀钙治疗高脂血症，可以明显提高疗效，减少不良反应的发生[18-19]。

375　松龄血脉康胶囊

【药物来源】　《中华人民共和国药典》（2015 年版）

【处方组成】　鲜松叶、葛根、珍珠层粉。

【功能主治】　平肝潜阳，镇心安神。用于肝阳上亢所致的头痛、眩晕、急躁易怒、心悸、失眠；高血压病及原发性高脂血症见上述证候者。

【用法用量】　口服，每次 3 粒，每日 3 次，或遵医嘱。

【用药参考】

1. 临床疗效　应用本品治疗高脂血症患者，以临床症状和体征以及血脂指标为评价，总有效率为 84%~95%。

2. 应用要点　本品具有平肝潜阳、镇心安神、养心息风、活血化瘀的功效，发挥降血脂、降血压的作用；此外，本品具有较强维持血管壁弹性、减轻外周阻力、保护器官和扩张动脉血管等功效，还能调节脂肪代谢，增强机体免疫力。

3. 配伍用药　应用本品联合他汀类或贝特类药物治疗高脂血症患者，不仅能够发挥改善血脂的效果，而且可以降低他汀类药物的不良反应，提高患者的耐受性和依从性[20-22]。

376　田七颗粒

【药物来源】　《中华人民共和国卫生部药品标准·中药成方制剂》

【处方组成】　本品为三七经加工制成的颗粒或块状冲剂。

【功能主治】　活血定痛，祛瘀生新。用于各种痛证，血证，高血压，高血脂，冠心病等。

【用法用量】　用开水冲服，每次 10g，无糖型颗粒每次 3g，每日 3~5 次。

377　葶苈降血脂片

【药物来源】　《中华人民共和国药典临床用药须知·中药成方制剂卷》

【处方组成】　葶苈子、茵陈、泽泻、山楂、黄芩、大黄、木香。

【功能主治】　宜通导滞，消痰渗湿。用于痰湿阻滞所致的眩晕，症见头晕目眩、四肢沉重、肢麻、胸闷、便秘、苔黄或白腻；高脂血症见上述证候者。

【用法用量】　口服，每次 2~3 片，每日 3 次。30 天为一个疗程。

【注意事项】　饮食宜清淡。

【用药参考】　应用本品治疗高脂血症患者，以临床症状、体征和血脂相关指标为评价，其总有效率可达 88%[23]。

378　通便消痤胶囊

【药物来源】　《中华人民共和国卫生部药品标准·中药成方制剂》

【处方组成】　大黄、白术、西洋参、芒硝、枳实、青阳参、小红参、肉苁蓉、荷叶。

【功能主治】　益气活血，通便排毒。用于气虚血瘀，热毒内盛，便秘、痤疮、颜面色斑，高脂血症。

【用法用量】

1. 便秘、排便不爽者，每次 3~6 粒，每日 2 次，根据大便情况酌情加减药量，以大便通畅，每天 1~2 次为宜。

2. 大便每日 1 次者，以 1 粒起服，每日服 1~2 次，根据大便情况逐渐加量至大便通畅，每天 1~2 次为宜。

379　通脉降脂片

【药物来源】《中华人民共和国卫生部药品标准·中药成方制剂》
【处方组成】笔管草、川芎、荷叶、三七、花椒。
【功能主治】降脂化浊，活血通脉。用于治疗高脂血症，防治动脉粥样硬化。
【用法用量】口服，每次 4 片，每日 3 次。
【用药参考】

1. 临床疗效　应用本品治疗高脂血症患者，以血脂相关指标为评价，治疗有效率可达76%～88%。

2. 应用要点　本品具有降脂化浊，活血通脉作用，能够改善血流，降低血液的黏稠度，利于血栓溶解，激活血管内皮素、保护内皮细胞功能；此外，本品还能改善 2 型糖尿病高脂血症患者的综合调脂作用。

3. 配伍用药　应用本品联合阿托伐他汀钙治疗高脂血症患者，可以显著改善血脂指标，提高疗效。

4. 不良反应　本品应用过程中未见明确不良反应[24-25]。

380　消栓通络颗粒

【药物来源】《中华人民共和国药典》（2015 年版）
【处方组成】川芎、丹参、黄芪、泽泻、三七、槐花、桂枝、郁金、木香、冰片、山楂。
【功能主治】活血化瘀、温经通络。用于瘀血阻络所致的中风，症见神情呆滞、言语謇涩、手足发凉、肢体疼痛；缺血性中风及高脂血症见上述证候者。
【用法用量】口服，每次 1 袋，每日 3 次。
【注意事项】禁食生冷、辛辣、动物油脂食物。

381　消栓通络片

【药物来源】《中华人民共和国药典》（2015 年版）
【处方组成】川芎、丹参、黄芪、泽泻、三七、槐花、桂枝、郁金、木香、冰片、山楂。
【功能主治】活血化瘀、温经通络。用于瘀血阻络所致的中风，症见神情呆滞、言语謇涩、手足发凉、肢体疼痛；缺血性中风及高脂血症见上述证候者。
【用法用量】口服，每次 6 片，每日 3 次。
【注意事项】禁食生冷、辛辣、动物油脂食物。

382　心安宁片

【药物来源】《中华人民共和国药典临床用药须知·中药成方制剂卷》
【处方组成】制何首乌、山楂、葛根、珍珠粉。

【功能主治】　养阴宁心，化瘀通络，降血脂。用于血脂过高，心绞痛以及高血压引起的头痛、头晕、耳鸣、心悸。

【用法用量】　口服，每次 4~5 片，每日 3 次；或遵医嘱。

【注意事项】　①饮食宜清淡。②保持心情舒畅。③心绞痛持续发作者应及时救治。

【用药参考】　本品具有滋补肝肾、消导脂浊、活血祛瘀的功效，治疗高脂血症之肝肾阴虚证，调脂总有效率达 83.8%，疗效良好[26]。

383　心可舒胶囊

【药物来源】　《中华人民共和国药典临床用药须知·中药成方制剂卷》

【处方组成】　丹参、葛根、三七、山楂、木香。

【功能主治】　活血化瘀、行气止痛。用于气滞血瘀引起的胸闷、心悸、头晕、头痛、颈项疼痛；冠心病心绞痛、高血脂、高血压、心律失常见上述证候者。

【用法用量】　口服，每次 4 粒，每日 3 次；或遵医嘱。

【注意事项】　①气虚血瘀、痰瘀互阻之胸痹、心悸者不宜单用。②出血性疾病及有出血倾向者慎用。③忌食生冷、辛辣、油腻食物，忌烟酒、浓茶。④在治疗期间，心绞痛持续发作宜加用硝酸酯类药。如果出现剧烈心绞痛、心肌梗死，应及时救治。

384　心可舒咀嚼片

【药物来源】　《中华人民共和国药典临床用药须知·中药成方制剂卷》

【处方组成】　丹参、葛根、三七、山楂、木香。

【功能主治】　活血化瘀、行气止痛。用于气滞血瘀引起的胸闷、心悸、头晕、头痛、颈项疼痛；冠心病心绞痛、高血脂、高血压、心律失常见上述证候者。

【用法用量】　口服，每次 4 片，每日 3 次；或遵医嘱。

【注意事项】　①气虚血瘀、痰瘀互阻之胸痹、心悸者不宜单用。②出血性疾病及有出血倾向者慎用。③忌食生冷、辛辣、油腻食物，忌烟酒、浓茶。④在治疗期间，心绞痛持续发作宜加用硝酸酯类药。如果出现剧烈心绞痛、心肌梗死，应及时救治。

385　心可舒颗粒

【药物来源】　《中华人民共和国药典临床用药须知·中药成方制剂卷》

【处方组成】　丹参、葛根、三七、山楂、木香。

【功能主治】　活血化瘀、行气止痛。用于气滞血瘀引起的胸闷、心悸、头晕、头痛、颈项疼痛；冠心病心绞痛、高血脂、高血压、心律失常见上述证候者。

【用法用量】　口服，每次 1 袋，每日 3 次；或遵医嘱。

【注意事项】　①气虚血瘀、痰瘀互阻之胸痹、心悸者不宜单用。②出血性疾病及有出血倾向者慎用。③忌食生冷、辛辣、油腻食物，忌烟酒、浓茶。④在治疗期间，心绞痛持续发作宜加用硝酸酯类药。如果出现剧烈心绞痛、心肌梗死，应及时救治。

386　心可舒片

【药物来源】《中华人民共和国药典临床用药须知·中药成方制剂卷》
【处方组成】丹参、葛根、三七、山楂、木香。
【功能主治】活血化瘀、行气止痛。用于气滞血瘀引起的胸闷、心悸、头晕、头痛、颈项疼痛；冠心病心绞痛、高血脂、高血压、心律失常见上述证候者。
【用法用量】口服，每次4片（小片）或2片（大片），每日3次；或遵医嘱。
【注意事项】①气虚血瘀、痰瘀互阻之胸痹、心悸者不宜单用。②出血性疾病及有出血倾向者慎用。③忌食生冷、辛辣、油腻食物，忌烟酒、浓茶。④在治疗期间，心绞痛持续发作宜加用硝酸酯类药。如果出现剧烈心绞痛、心肌梗死，应及时救治。

387　心脉通片

【药物来源】《中华人民共和国药典临床用药须知·中药成方制剂卷》
【处方组成】当归、丹参、毛冬青、牛膝、三七、决明子、钩藤、夏枯草、槐花、葛根。
【功能主治】活血化瘀，平脉通脉。用于瘀血阻滞、肝阳上亢所致的眩晕，症见头痛、头晕、项强、胸闷；高血压病、高脂血症见上述证候者。
【用法用量】口服，每次4片，每日3次。
【注意事项】①脾胃虚寒便溏者慎用。②孕妇慎用。③忌食生冷、辛辣、油腻食物，忌烟酒、浓茶。

388　心脉通胶囊

【药物来源】《中华人民共和国药典临床用药须知·中药成方制剂卷》
【处方组成】当归、丹参、毛冬青、牛膝、三七、决明子、钩藤、夏枯草、槐花、葛根。
【功能主治】活血化瘀、平脉通脉。用于瘀血阻滞、肝阳上亢所致的眩晕，症见头痛、头晕、项强、胸闷；高血压病、高脂血症见上述证候者。
【用法用量】口服，每次3粒，每日3次。
【注意事项】①脾胃虚寒便溏者慎用。②孕妇慎用。③忌食生冷、辛辣、油腻食物，忌烟酒、浓茶。

389　心舒宝片

【药物来源】《中华人民共和国卫生部药品标准·中药成方制剂》
【处方组成】丹参、白芍、刺五加、郁金、山楂。
【功能主治】活血化瘀、益气止痛。用于冠心病，气虚血瘀引起的胸闷、心绞痛以及高血压、高血脂、动脉硬化等。

【用法用量】 口服，每次 1~2 片，每日 2 次，饭后服。

【用药参考】

1. 临床疗效　应用本品治疗高脂血症，以血脂相关指标作为评价，总有效率为 82.3%~96.7%。

2. 应用要点　本品具有良好的调脂效果，能多途径、多靶点地干预粥样硬化的形成；联合瑞舒伐他汀治疗高脂血症，可有效降低患者血脂和血清炎性因子水平，改善机体氧化应激状态[27-28]。

390　心元胶囊

【药物来源】《中华人民共和国药典》（2015 年版）

【处方组成】 本品系由制何首乌、丹参、地黄等药味加工制成的胶囊剂。

【功能主治】 滋肾养心，活血化瘀。用于胸痹心肾阴虚、心血瘀阻证，症见胸闷不适、胸部刺痛或绞痛、或胸痛彻背、固定不移、入夜更甚、心悸盗汗、心烦不寐、腰酸膝软、耳鸣、头晕；冠心病稳定型劳累性心绞痛、高脂血症见上述证候者。

【用法用量】 口服，每次 3~4 粒，每日 3 次。

391　血脂康片

【药物来源】《中华人民共和国药典》（2015 年版）

【处方组成】 本品为红曲经加工制成的片剂。

【功能主治】化浊降脂，活血化瘀，健脾消食。用于痰阻血瘀所致的高脂血症，症见气短、乏力、头晕、头痛、胸闷、腹胀、食少纳呆；也可用于高脂血症及动脉粥样硬化所致的其他的心脑血管疾病的辅助治疗。

【用法用量】 口服，每次 2 片，每日 2 次，早晚饭后服用；轻、中度患者每日 2 片，晚饭后服用，或遵医嘱。

【注意事项】①用药期间应定期检查血脂、血清氨基转移酶和肌酸磷酸激酶；有肝病史者服用本品尤其要注意肝功能的监测。②在本品治疗过程中，如发生血清氨基转移酶增高达到正常高限 3 倍，或血清肌酸磷酸激酶显著增高时，应停用本品。③孕妇及哺乳期妇女慎用。④饮食宜清淡。⑤儿童用药的安全性和有效性尚未确定。⑥对本品过敏者禁用。⑦活动性肝炎或无法解释的血清氨基酸转移酶升高者禁用。⑧一般耐受性良好，大部分副作用轻微而短暂。⑨本品常见不良反应为胃肠道不适，如胃痛、腹胀、胃部灼热等。⑩偶可引起血清氨基转移酶和肌酸磷酸激酶可逆性升高。罕见乏力、口干、头晕、头痛、肌痛、皮疹、胆囊疼痛、浮肿、结膜充血和泌尿道刺激症状。

【用药参考】

1. 应用要点　本品治疗高脂血症，可有效地改善高脂血症患者的血脂紊乱，保护内皮细胞功能，具有抑制平滑肌细胞增殖及迁移、抗炎、增加斑块稳定性，使早期斑块消退、改善脉压、调整餐后血脂异常等。

2. 配伍用药　应用本品联合苯扎贝特治疗混合性高脂血症的疗效短期内可靠且安全；应用本品联合阿托伐他汀钙治疗高脂血症患者，疗效显著。

3. 不良反应　本品应用过程中未见明确不良反应[29-31]。

392　血脂灵片

【药物来源】　《中华人民共和国药典》（2015 年版）

【处方组成】　泽泻、决明子、山楂、制何首乌。

【功能主治】　化浊降脂、润肠通便。用于痰浊阻滞型高脂血症，症见头昏胸闷、大便干燥。

【用法用量】　口服，每次 4～5 片，每日 3 次。

【用药参考】　本品具有活血降浊，化痰消食，补肾养阴，润肠通便之功效而发挥明显降脂作用，应用本品治疗高脂血症患者，以血脂相关指标为评价，治疗有效率可达 70%～86%[32]。

393　血脂宁丸

【药物来源】　《中华人民共和国药典》（2015 年版）

【处方组成】　决明子、山楂、荷叶、制何首乌。

【功能主治】　化浊降脂，润肠通便。用于痰浊阻滞型高脂血症，症见头昏胸闷、大便干燥。

【用法用量】　口服，每次 2 丸，每日 2～3 次。

【注意事项】　严重胃溃疡、胃酸分泌多者禁用或慎用。

394　银丹心脑通软胶囊

【药物来源】　《中华人民共和国药典》（2015 年版）

【处方组成】　银杏叶、丹参、灯盏细辛、绞股蓝、山楂、大蒜、三七、艾片。

【功能主治】　活血化瘀、行气止痛，消食化滞。用于气滞血瘀引起的胸痹，胸闷，气短，心悸等；冠心病心绞痛、高脂血症、脑动脉硬化、中风、中风后遗症见上述证候者。

【用法用量】　口服，每次 2～4 粒，每日 3 次。

【用药参考】

1. 临床疗效　应用本品治疗高脂血症患者，以临床症状和体征及血脂相关指标为评价，治疗有效率可达 91%～94%。

2. 应用要点　本品治疗高脂血症，可有效控制患者的血糖、血脂水平，避免疾病呈严重化发展，可降低冠心病、心脑血管疾病的发病率。且对脑供血不足合并高脂血的疗效显著，改善血脂水平，进而维护患者健康，应用价值较高。

3. 配伍用药　应用本品联合小剂量辛他汀钙、阿托伐他汀钙、依折麦布治疗高血压合并高脂血症患者，能够有效纠正其血液流变学代谢紊乱，调节血脂水平，减轻炎性症状，降低血压水平、提高疗效、改善患者血管内皮功能，且安全性较高[33-36]。

395　云南花粉片

【药物来源】 《中华人民共和国卫生部药品标准·中药成方制剂》

【处方组成】 荞麦花粉、油菜花粉。

【功能主治】 具有提高免疫功能、增强体力、促进生长发育、提高骨造血功能，降低血脂及减轻放射损伤等作用。适用于体弱多病，作滋补药。用于血液病，高脂血症，职业性苯、铅中毒及尘肺等的辅助治疗。

【用法用量】 口服，每次 6～12 片（片重 0.3g），或 4～8 片（片重 0.5g），每日 3 次。儿童酌减。

【注意事项】 对花粉过敏、哮喘者忌服。

396　长春宝口服液

【药物来源】 《中华人民共和国卫生部药品标准·中药成方制剂》

【处方组成】 人参、枸杞子、山药、五味子、天冬、麦冬、地黄、熟地黄、制何首乌、茯苓、牛膝、当归、补骨脂、杜仲（制）、巴戟天、知母、黄柏、仙茅、淫羊藿、泽泻（制）、丹参、黄芪、桑寄生、女贞子、墨旱莲。

【功能主治】 补益气血，调和阴阳，滋肝肾，健脾胃，强筋骨。用于中老年人身体虚弱，肝肾亏损所致的精神疲乏，头晕目眩，腰腿酸软，眼花耳鸣，健忘失眠，心悸，气短，浮肿，夜多小便等症；也可作为高脂血症的高血压病人的辅助治疗。

【用法用量】 口服，一次 10ml，一日 2～3 次。

【注意事项】 感冒发热或燥热时暂停服药。

397　脂必妥片

【药物来源】 《中华人民共和国药典临床用药须知·中药成方制剂卷》

【处方组成】 红曲、微晶纤维素、微粉硅胶、硬脂酸、乳糖、硬脂酸镁。

【功能主治】 健脾消食，除湿祛痰，活血化瘀。用于脾虚痰瘀阻滞，症见气短，乏力，头晕，头痛，胸闷，腹胀，食少纳呆等；高脂血症；也可用于高脂血症及动脉粥样硬化引起的其他心脑血管疾病的辅助治疗。

【用法用量】 口服，每次 2 片，每日 2 次，早晚饭后服用或遵医嘱。

【注意事项】 孕妇及哺乳期妇女慎用。

【用药参考】

1. 临床疗效　应用本品治疗高脂血症患者，以血脂相关指标为评价，治疗有效率可达 84%～95%。

2. 应用要点　本品治疗高脂血症疗效显著，价格低廉，服用方便，能安全有效的调脂，抵制动脉粥样硬化斑块的形成，保护血管内皮细胞，减少心血管事件的发生，应用价值较高。

3. 不良反应　本品应用过程中未见严重不良反应[37-38]。

398　脂康颗粒

【药物来源】　《中华人民共和国药典临床用药须知·中药成方制剂卷》

【处方组成】　决明子、枸杞子、桑椹、红花、山楂。

【功能主治】　滋阴养肝，活血通络。用于肝肾阴虚夹瘀之高脂血脂，症见头晕或胀或痛，耳鸣眼花，腰膝酸软，手足心热，胸闷，口干，大便干结。

【用法用量】　开水冲服，每次1袋，每日2次，8周为一个疗程。

【注意事项】　①气虚便溏者慎用。②妇女月经过多者慎用。③服药期间不宜吸烟饮酒，饮食宜清淡。

【用药参考】

1. 临床疗效　应用本品治疗高脂血症患者，以血脂相关指标为评价，治疗有效率可达80%～95%。

2. 应用要点　本品治疗高脂血症，具有明显降脂、降低血液黏稠度及改善微循环、防止动脉硬化、滋阴清肝、活血通络等作用。

3. 配伍用药　应用本品联合他汀类、贝特类治疗高脂血症可有效调脂降脂，降低颈动脉IMT及炎性因子，缩小及稳定斑块，从而降低心脑血管疾病发生率，还具有保肝降酶的疗效。

4. 不良反应　本品应用过程中未见明确不良反应[39-41]。

399　脂脉康胶囊

【药物来源】　《中华人民共和国药典》（2015年版）

【处方组成】　普洱茶、刺五加、山楂、莱菔子、荷叶、葛根、菊花、黄芪、黄精、何首乌、茺蔚子、杜仲、大黄（酒制）、三七、槐花、桑寄生。

【功能主治】　消食、降脂、通血脉、益气血。用于瘀浊内阻、气血不足所致的动脉硬化症、高脂血症。

【用法用量】　口服，每次5粒，每日3次。

第二节 中西药合制药

400 茶色素胶囊

【药物来源】 《中华人民共和国卫生部药品标准·中药成方制剂》

【处方组成】 本品为茶叶经加工提取制成。

【功能主治】 消利头目、化痰消脂。用于痰瘀互结引起的头目眩晕、胸闷胸痛、高脂血症、冠心病、心绞痛、脑梗死等具有上述证候者。

【用法用量】 口服，每次1粒。每日3次。

【用药参考】

1. 临床疗效 应用本品治疗高脂血症患者，以血脂四项指标为评价，其平均有效率在80%以上。

2. 应用要点 本品具有清头目、除烦渴、化痰、消食、利尿、解毒等多重功能，可降低血清中总胆固醇、甘油三酯和低密度脂蛋白，升高高密度脂蛋白，保护血管内皮，抗脂质过氧化和动脉粥样硬化，清除自由基，保护细胞免受损害，增强机体免疫功能；对高脂血症有较好的调节治疗效果。

3. 不良反应 本品对人体肝、肾功能无明显的毒副作用，患者服药后无任何不适感[42-44]。

401 盾叶冠心宁片

【药物来源】 《中华人民共和国卫生部药品标准·中药成方制剂》

【处方组成】 本品为薯蓣科植物盾叶薯蓣的根茎提取制成的浸膏片。

【功能主治】 活血化瘀、行气止痛、养血安神。用于治疗胸痹、心痛属气滞血瘀证，高脂血症，以及冠心病，心绞痛见上述证候者。对胸闷、心悸头晕、失眠等症有改善作用。

【用法用量】 口服，每次2片，每日3次。三个月为一疗程或遵医嘱。

【注意事项】 急性发作时，可加服硝酸甘油片。

【用药参考】

1. 临床疗效 应用本品治疗高脂血症患者，以临床症状、体征和血脂指标为评价，其总有效率为75%～95%。

2. 应用要点 本品具有活血化瘀、行气止痛、养血安神等功效，能有效降低血 TC、TG、LDL-C，升高 HDL-C，综合调节脂质代谢紊乱，通过清除自由基，抗脂质过氧化损伤提高血清 HDL-C 水平，阻止胆固醇在血管壁上沉着，防止粥样硬化形成。

3. 配伍用药 应用本品联合氟伐他汀治疗高脂血症患者，能更进一步改善患者血脂水平，促进机体细胞因子的改善以及肥胖指标的恢复[45-46]。

402　降脂通络软胶囊

【药物来源】　《中华人民共和国药典临床用药须知·中药成方制剂卷》

【处方组成】　姜黄提取物（以姜黄素类化合物计）。

【功能主治】　活血行气，降脂祛浊。用于高脂血症属血瘀气滞证者，症见胸胁胀痛、心前区刺痛、胸闷、舌尖边有瘀点或瘀斑、脉弦或涩。

【用法用量】　口服，每次 2 粒，每日 3 次，饭后服用；或遵医嘱。

【注意事项】　有脘腹、腹泻者慎用。

【用药参考】

1. 临床疗效　应用本品治疗高脂血症，以临床症状、体征、血脂指标为评价，对于各指标改善的总有效率在 70% 以上。

2. 应用要点　本品具有活血行气、降脂祛浊等功效，能够调节血脂、保护肝脏、抗氧化和清除自由基等。

3. 配伍用药　应用本品联合他汀类治疗高脂血症患者，可以明显提高疗效。

4. 不良反应　治疗过程中，患者有轻度腹泻、腹胀发生，但无严重不良反应[47 49]。

403　绞股蓝总苷颗粒

【药物来源】　《中华人民共和国药典临床用药须知·中药成方制剂卷》

【处方组成】　绞股蓝总苷。

【功能主治】　降血脂，养心健脾，益气和血，除痰化瘀。用于高脂血症，见有心悸气短，胸闷肢痛，眩晕头痛，健忘耳鸣，自汗乏力或脘腹胀满等心脾气虚，痰阻血瘀者。

【用法用量】　口服，每次 3g，每日 3 次。

【注意事项】　饮食宜清淡，少油、少盐、低脂饮食。

404　金水宝胶囊

【药物来源】　《中华人民共和国药典》（2015 年版）

【处方组成】　发酵虫草菌粉（Cs-4）。

【功能主治】　补益肺肾，秘精益气。用于肺肾两虚，精气不足，久咳虚喘，神疲乏力，不寐健忘，腰膝酸软，月经不调，阳痿早泄；慢性支气管炎、慢性肾功能不全、高脂血症、肝硬化见上述证候者。

【用法用量】　口服，每次 3 粒，每日 3 次；用于慢性肾功能不全者，每次 6 粒，每日 3 次；或遵医嘱。

405　薯蓣皂苷片

【药物来源】　《中华人民共和国药典临床用药须知·中药成方制剂卷》

【处方组成】 穿山龙水溶性总皂苷。

【功能主治】 用于冠心病心绞痛的辅助治疗。亦可用于并发高血压、高甘油三酯、高胆固醇等症的患者。

【用法用量】 口服，每次 0.12g（1.5 片）～0.16g（2 片），每日 3 次。

【注意事项】 当药品性状发生改变时禁止使用。

【用药参考】 应用本品治疗高脂血症患者，能够明显改善患者的血脂水平、血液流变学，减轻氧化应激反应。治疗期个别病例出现轻微上腹不适，安全性较好[50]。

406　泰脂安胶囊

【药物来源】 《国家食品药品监督管理局国家药品标准新药转正标准》

【处方组成】 女贞叶乙醇提取物。

【功能主治】 滋养肝肾。用于肝肾阴虚、阴虚阳亢证所致的原发性高脂血症。症见头晕痛胀，口干，烦躁易怒，肢麻，腰酸，舌红少苔，脉细。

【用法用量】 口服，每次 3 粒，每日 3 次。

【注意事项】 肾功能异常者慎用；孕妇及哺乳期妇女慎用。

【用药参考】

1. 临床疗效　应用本品治疗高脂血症患者，以血脂四项指标改善情况为评价，其总有效率为 90.0%～94.7%。

2. 应用要点　本品具有平衡调脂、保护肝脏的作用，具有良好的平衡调脂作用，能显著提高血清脂蛋白脂肪酶的数量与活性[51-52]。

407　五加芪菊颗粒

【药物来源】 《国家中成药标准汇编·内科·气血津液分册》

【处方组成】 刺五加、菊花、黄芪、山楂、麦芽、糊精、甜菊素。

【功能主治】 益气健脾，消食导滞。用于脾虚食滞所致的高脂血症。

【用法用量】 开水冲服，每次 10g，每日 2～3 次。

408　心血宁胶囊

【药物来源】 《中华人民共和国药典》（2015 年版）

【处方组成】 葛根提取物、山楂提取物。

【功能主治】 活血化瘀，通络止痛。用于瘀血阻络引起的胸痹，心痛，眩晕；冠心病心绞痛，高血压，高脂血症等见上述证候者。

【用法用量】 口服，每次 2 粒，每日 3 次；或遵医嘱。

【用药参考】 本品具有活血化瘀、通络止痛的功效，能显著改善高脂血症的中医证候，可有效治疗气滞血瘀证原发性高脂血症患者。而现代药理作用表明该制剂具有扩冠、降低心肌耗氧量、抗心肌缺血、抗心肌损伤、抗氧化、清除自由基、抗血小板聚集、降低血脂等作用[53]。

409　心血宁片

【药物来源】　《中华人民共和国药典》（2015 年版）

【处方组成】　葛根提取物、山楂提取物。

【功能主治】　活血化瘀，通络止痛。用于瘀血阻络引起的胸痹，心痛，眩晕；冠心病心绞痛，高血压，高脂血症等见上述证候者。

【用法用量】　口服，每次 4 片，每日 3 次，或遵医嘱。

【用药参考】　同"408 心血宁胶囊"。

410　益心酮片

【药物来源】　《中华人民共和国药典》（2015 年版）

【处方组成】　山楂叶提取物。

【功能主治】　活血化瘀，宣通血脉。用于瘀血阻脉所致的胸痹，症见胸闷憋气、心前区刺痛、心悸健忘、眩晕耳鸣；冠心病心绞痛、高脂血症、脑动脉供血不足见上述证候者。

【用法用量】　口服，每次 2～3 片，每日 3 次。

411　玉金方胶囊

【药物来源】　《中华人民共和国卫生部药品标准·中药成方制剂》

【处方组成】　人参、海马、制何首乌干浸膏、黄精干浸膏、猕猴桃原汁干粉、猪脑粉、盐酸普鲁卡因、苯甲酸、偏重亚硫酸钾、维生素 B_1、维生素 C、磷酸三钙维生素 E。

【功能主治】　补益元气，滋补肝肾，调气和血。主治因元气亏虚，肝肾不足所致的心悸、胸痹，用于冠心病，动脉硬化，高脂血症，高血糖症及精力不足，老年斑，早衰症。

【用法用量】　口服，每次 2 粒，每日 3 次；饭前服用，或遵医嘱。

【注意事项】　个别患者服用初期有咽干，轻度腹泻，不影响继续服用；有过敏者应停用。

【用药参考】　本品能明显改善冠心病的临床症状，降低血脂，增强机体免疫功能，延缓衰老。且本品降血脂与众不同之处就在于它能显著提高血液中的高密度脂蛋白和卵磷脂浓度，高密度脂蛋白能够使血液内和血管壁中的胆固醇不断地清除而送入肝脏，后经卵磷脂不断地从肝脏中消除至胆囊内而被排出体外，从而使血脂维持在正常水平[54-55]。

412　玉金方片

【药物来源】　《中华人民共和国卫生部药品标准·中药成方制剂》

【处方组成】　人参、海马、制何首乌干浸膏、黄精干浸膏、猕猴桃原汁干粉、猪脑粉、盐酸普鲁卡因、苯甲酸、偏重亚硫酸钾、维生素 B_1、维生素 C、磷酸三钙维生素 E。

【功能主治】　补益元气，滋补肝肾，调气和血。主治因元气亏虚，肝肾不足所致的心悸、胸痹，用于冠心病，动脉硬化，高脂血症，高血糖症及精力不足，老年斑，早衰症。

【用法用量】　口服，每次 2 片，每日 3 次；饭前服用，或遵医嘱。

【注意事项】　个别患者服用初期有咽干，轻度腹泻，不影响继续服用；有过敏者应停用。

【用药参考】　同"411 玉金方胶囊"。

413　益康胶囊

【药物来源】　《中华人民共和国卫生部药品标准·中药成方制剂》

【处方组成】　人参、三七、黄芪、黄精、天花粉、何首乌、灵芝、丹参、泽泻、珍珠层粉、维生素 E、维生素 A、甲基橙皮苷。

【功能主治】　调节全身代谢，恢复细胞活力，改善心血管功能，健脑健身，延缓衰老，扶正固本。用于冠心病，高脂血症，脑动脉硬化，老年性视力减退，对甲状腺功能减退和慢性老年性支气管炎有辅助治疗作用。

【用法用量】　口服，每次 2 粒，每日 3 次；三个月为一个疗程。

第三节　西　药

临床上根据患者的危险状态以及血脂异常的特点选择不同剂量以及不同种类的降脂药物，供选用的调脂药物可分为：他汀类、贝特类、烟酸类、树脂类、胆固醇吸收抑制剂及其他。

一、他　汀　类

414　阿托伐他汀
Atorvastatin

【适应病症】

1. 高胆固醇血症　原发性高胆固醇血症患者，包括家族性高胆固醇血症（杂合子型）或混合性高脂血症（相当于 Fredrickson 分类法的 Ⅱa 和 Ⅱb 型）患者，如果饮食治疗和其他非药物治疗疗效不满意，应用本品可治疗其总胆固醇（TC）升高、低密度脂蛋白胆固醇（LDL-C）升高、载脂蛋白 B（ApoB）升高和甘油三酯（TG）升高。在纯合子家族性高胆固醇血症患者，阿托伐他汀钙可与其他降脂疗法（如低密度脂蛋白血浆透析法）合用或单独使用（当无其他治疗手段时），以降低总胆固醇（TC）和低密度脂蛋白胆固醇（LDL-C）。

2. 冠心病　冠心病或冠心病等危症（如糖尿病，症状性动脉粥样硬化性疾病等）合并高胆固醇血症或混合型血脂异常的患者，本品适用于降低非致死性心肌梗死的风险、降低致死性和非致死性卒中的风险、降低血管重建术的风险、降低因充血性心力衰竭而住院的风险、降低心绞痛的风险。

【药理作用】

1. 阿托伐他汀是羟甲基戊二酸单酰辅酶 A（HMG-CoA）还原酶的选择性、竞争性抑制剂。临床研究、病理研究和流行病学研究显示，总胆固醇（TC），低密度脂蛋白胆固醇（LDL-C）和载脂蛋白 B（ApoB）血浆水平升高促进人动脉粥样硬化形成，是心血管疾病发生的危险因素，而高密度脂蛋白胆固醇水平升高则与心血管疾病风险的降低相关。

2. 在动物模型中，阿托伐他汀通过抑制肝脏内 HMG-CoA 还原酶及胆固醇的合成而降低血浆胆固醇和脂蛋白水平，并通过增加肝脏细胞表面的 LDL 受体数以增强低密度脂蛋白的摄取和分解代谢；阿托伐他汀也降低低密度脂蛋白生成和低密度脂蛋白颗粒数。阿托伐他汀可以降低某些纯合子型家族性高胆固醇血症（FH）患者的低密度脂蛋白胆固醇水平，通常其他降脂类药物对这类患者很少有临床疗效。

3. 阿托伐他汀降低纯合子型和杂合子型家族性高胆固醇血症、非家族性高胆固醇血症和混合型血脂异常患者的总胆固醇，低密度脂蛋白胆固醇和载脂蛋白 B 水平。阿托伐他汀也降低极低密度脂蛋白胆固醇和甘油三酯水平，并可使高密度脂蛋白胆固醇和载脂蛋白 A₁ 水平有所升高。阿托伐他汀降低单纯高甘油三酯血症患者的总胆固醇，低密度脂蛋白胆固醇，极低密度脂蛋白胆固醇，载脂蛋白 B，甘油三酯和非高密度脂蛋白胆固醇，并增加高密度脂蛋白胆固醇水平，阿托伐他汀可降低 β 脂蛋白异常血症患者的中间密度脂蛋白胆固醇。

【不良反应】 通常耐受良好。不良反应常为轻度和一过性，发生率约 1%。

1. 最常见 便秘、胃肠胀气、消化不良、腹痛、头痛、恶心、肌痛、无力、腹泻和失眠。也有报道血清氨基转移酶升高和血清磷酸肌酸激酶（CPK）升高。

2. 罕见 肌炎、肌病、横纹肌溶解、感觉异常、周围性神经病变、胰腺炎、肝炎、胆汁淤积性黄疸、食欲缺乏、呕吐、脱发、瘙痒、皮疹、阳痿、高血糖症、低血糖症，胸痛、头晕、血小板减少症和过敏反应（包括血管神经性水肿）。并非所有列出的不良事件都与本品治疗相关。

【药物相互作用】

1. 当他汀类药物与环孢素、贝丁酸类、大环内酯类抗生素、唑类抗真菌药和烟酸合用时，肌病发生的危险性增加。在极罕见情况下，可导致横纹肌溶解，伴有肌红蛋白尿而后继发肾功能不全。

2. 阿托伐他汀钙由细胞色素 CYP3A4 代谢。基于其他 HMG-COA 还原酶抑制药的应用经验，本品与细胞色素 CYP3A4 的抑制药（环孢素、大环内酯类抗生素如红霉素、三唑类抗真菌药如伊曲康唑）合用时应谨慎。细胞色素 CYP3A4 的诱导药（利福平、苯妥英）对本品的作用不详。本品与该同工酶的其他底物间可能的相互作用不详，但对治疗指数窄的药物如Ⅲ类抗心律失常药物（胺碘酮）应多加注意。健康受试者服用本品和抑制细胞色素 CYP3A4 的红霉素（500mg，一日 4 次）时，阿托伐他汀钙的血浆浓度增高。

3. 本品与降压药物或降糖药物合用的临床试验中未发现有临床意义的药物相互作用。

4. 本品多剂量与地高辛联合用药时，地高辛的稳态血浆浓度增加约 20%。服用地高辛的患者应采取适当监测措施。

5. 本品与口服避孕药合用时，炔诺酮和炔雌醇的浓度增高。选用口服避孕药时应注意其浓度增高。

6. 考来替泊与本品合用时，阿托伐他汀钙及其活性代谢产物的血浆浓度下降约 25%。但二药合用的降脂效果大于单一药物使用的降脂效果。

7. 本品与含有氢氧化镁和氢氧化铝的口服抗酸药混悬药合用时，阿托伐他汀钙及其活性代谢产物的血浆浓度下降约 35%；但其降低低密度脂蛋白胆固醇的作用未受影响。

8. 本品与华法林合用，凝血酶原时间在最初几日内轻度减少，15 日后恢复正常。即便如此，服用华法林的患者加服本品时应严密监测。

9. 本品多剂量与安替比林联合用药时未发现对安替比林清除的影响。

【注意事项】

1. 开始治疗前应做肝功能检查并定期复查。患者出现任何提示有肝脏损害的症状或体征时应检查肝功能。氨基转移酶水平升高的患者应加以监测直至恢复正常。如果氨基转移酶持续升高超过正常值 3 倍以上，建议减低剂量或停用本品。过量饮酒和（或）曾有肝疾病史患者慎用。

2. 如患者的 CPK 水平显著升高，诊断或怀疑有肌病时，应停用本品。患者出现任何提示肌病的症状或体征时应检查 CPK。如 CPK 持续明显升高（超过正常上限 10 倍），应停用本品。

3. 儿童使用本品应由专科医生判断。本品在儿童的治疗经验仅限于少数（4～17 岁）患有严重脂质紊乱如纯合子家族性高胆固醇血症的患者。本品在这一患者人群的推荐起始剂量为10mg。根据患者的反应和耐受性，剂量可增加至每日 80mg。尚无本品对该人群生长发育的安全性资料。

4. 在年龄 70 岁以上的老年人使用推荐剂量的阿托伐他汀钙，其疗效及安全性与普通人群没有区别。

5. 肾脏疾病既不会对本品的血浆浓度产生影响，也不会对其降脂效果产生影响，所以肾功能不全无需调整剂量。

【禁忌证】 对本品所含的任何成分过敏者、活动性肝病患者、血清氨基转移酶持续超过正常上限 3 倍且原因不明者、肌病、孕期、哺乳期及任何未采取适当避孕措施的育龄妇女禁用。

【给药说明】 在开始本品治疗前，应进行标准的低胆固醇饮食控制，在整个治疗期间也应维持合理膳食。

【用法与用量】 口服。

1. 常用起始剂量　一次 10mg，一日 1 次。可在一天内的任何时间服用，并不受进餐影响。但最好在晚饭后服用。应根据 LDL-C 基线水平、治疗目标和患者的治疗效果进行剂量的个体化调整。剂量调整间隔时间为 4 周或更长。本品最大剂量为一日 1 次 80mg。大剂量的应用主要在急性冠状动脉综合征的临床试验，在我国尚缺乏这方面的经验，尤其是安全性。

2. 原发性高胆固醇血症和混合性高脂血症　大多数患者服用阿托伐他汀钙一次 10mg，一日 1 次，其血脂水平可得到控制。治疗 2 周内可见明显疗效，治疗 4 周内可见显著疗效。长期治疗可维持疗效。

3. 杂合子型家族性高胆固醇血症　患者初始剂量为一日 10mg。应遵循剂量的个体化原则并每 4 周为时间间隔逐步调整剂量至一日 40mg。如果仍然未达到满意疗效，可选择将剂量调整至最大剂量一日 80mg 或以 40mg 本品联用其他类降脂药物。

4. 纯合子型家族性高胆固醇血症　对于纯合子型家族性高胆固醇血症患者，本品剂量是一日 10~80mg。

【制剂与规格】 阿托伐他汀钙片：①10mg；②20mg；③40mg。

阿托伐他汀钙胶囊：①10mg；②20mg。

氨氯地平阿托伐他汀钙片：①苯磺酸氨氯地平 5mg/阿托伐他汀钙 10mg；②苯磺酸氨氯地平 5mg/阿托伐他汀钙 20mg；③苯磺酸氨氯地平 5mg/阿托伐他汀钙 40mg。

415　氟伐他汀
Fluvastatin

【适应病症】 用于饮食未能完全控制的原发性高胆固醇血症和混合型血脂异常（Fredrickson2a 及 2b 型）的患者。

【药理作用】

1. 氟伐他汀是一个全合成的降胆固醇药物，是羟甲基戊二酰辅酶 A（HMG—CoA）还原酶抑制剂。本品的作用部位主要在肝脏，具有抑制内源性胆固醇的合成，降低肝细胞内胆固醇的含量，刺激低密度脂蛋白（LDL）受体的合成，提高 LDL 微粒的摄取，降低血浆总胆固醇浓度的作用。

2. 在高胆固醇血症和混合性血脂紊乱的患者中，本品可以减少总胆固醇（TC），低密度脂蛋白胆固醇（LDL-C），载脂蛋白 B（apo-B）和甘油三酯（TG）水平，增加高密度脂蛋白胆固醇（HDL-C）水平。在使用药物 2 周内出现良好的治疗效果，从治疗开始 4 周之内出现最大的效应，此效应在整个治疗过程中持续存在。

【不良反应】对每项药物不良反应的发生率定义如下：非常常见（ ≥1/10 ）；常见（ ≥1/100，＜1/10 ）；不常见（ ≥1/1000，＜1/100 ）；罕见（ ≥1/10000，＜1/1000 ）以及非常罕见（ ＜1/10000 ）。

1. 最常见药物不良反应为轻微的胃肠道症状，失眠和头痛。

2. 血液及淋巴系统疾病非常罕见　血小板减少。

3. 免疫系统疾病　①罕见：超敏反应、如皮疹、荨麻疹等。②非常罕见：过敏性反应精神疾病。③常见：失眠。

4. 神经系统疾病　①常见：头痛。②非常罕见：与高脂血症有关的感觉异常、感知迟钝、感觉减退。

5. 血管性疾病　①非常罕见：血管炎胃肠道疾病。②常见：恶心、腹痛、消化不良。③非常罕见：肝炎。④非常罕见：胰腺炎肝胆疾病。

6. 皮肤和皮下组织疾病　非常罕见血管性水肿，面部水肿和其他皮肤反应（如湿疹、皮炎、疱疹等）。

7. 肌肉骨骼以及结缔组织疾病　①罕见：肌痛、肌无力以及肌病。②非常罕见：横纹肌溶解、红斑狼疮样反应、肌炎。

8. 实验室检查　常见血肌酸激酶升高和血转氨酶升高。

【药物相互作用】

1. 其他药物对氟伐他汀的影响

（1）贝特类药物和烟酸：氟伐他汀分别和苯扎贝特、吉非贝齐、环丙贝特或烟酸联合使用，氟伐他汀或其他降脂类药物的生物利用度无临床意义的变化。考虑到其他 HMG-CoA 还原酶抑制剂和上述药物联合应用时，发生疾病的风险增加，氟伐他汀和上述药物联合应用时亦需慎重。

（2）伊曲康唑和红霉素：氟伐他汀与细胞色素 P_{450}（CYP）3A4 的强效抑制剂伊曲康唑和红霉素同时应用，对氟伐他汀生物利用度的影响很少。因为氟伐他汀与此酶的关系很小，因此推断其他 CYP3A4 抑制剂如酮康唑，环孢素等不会影响氟伐他汀的生物利用度。CYP2C9 同工酶在氟伐他汀的代谢过程中起主要的作用（约 75%），而 CYP2C8 和 CYP3A4 起到的作用较小。

（3）氟康唑：在预先服用氟康唑（CYP2C9 抑制剂）的健康志愿者中使用氟伐他汀后，可导致氟伐他汀的暴露量和血药浓度峰值分别升高了约 84% 和 44%。尽管尚未发现服用氟伐他汀后在临床上的安全性发生改变，二者联合应用时亦需慎重。

（4）环孢素：一项研究表明，对在稳定的环孢素治疗的肾移植患者中使用本品，氟伐他汀暴露量（AUC）和最大血药浓度（C_{max}）与健康受试者的历史数据相比增加了 2 倍。尽管这些增加并无显著临床意义，二者联合应用时应慎重。

（5）胆盐结合剂：在服用树脂（如消胆胺）后至少四小时才能服用氟伐他汀，这样会减少氟伐他汀和树脂结合。

（6）利福平：在使用利福平的健康志愿者中使用氟伐他汀，发现氟伐他汀的生物利用度减少了约 50%。这种情况对氟伐他汀降脂效果的影响目前还没有证据。对于长期使用利福平治疗（如治疗结核）的患者，氟伐他汀的剂量应该作相应的调整以确保满意的降脂疗效。

（7）组胺 H_2 受体阻断剂和质子泵抑制剂：氟伐他汀和西咪替丁、雷尼替丁或奥美拉唑同时使用会导致氟伐他汀的生物利用度增加，但是没有临床相关性。尚未进行其他相互作用的研究，其他组胺 H_2 受体阻断剂和质子泵抑制剂不会影响氟伐他汀的生物利用度。

（8）苯妥英：苯妥英对氟伐他汀药物代谢动力学影响很小，在联合应用时，无需调整氟伐他汀的剂量。

（9）心血管药物：当氟伐他汀和普萘洛尔、地高辛、氯沙坦或氨氯地平同时应用时，氟伐他汀的药物代谢动力学没有出现临床显著变化。根据药物代谢动力学数据，当氟伐他汀和这些药物联合应用时，不需要进行监测或调整剂量。

2. 氟伐他汀对其他药物影响

（1）环孢素：本品与环孢素同时使用时，对环孢素的生物利用度没有影响。

（2）秋水仙碱：尚无氟伐他汀与秋水仙碱药代动力学相互作用的资料。但有报道氟伐他汀与秋水仙碱合并用药出现肌肉毒性，包括肌肉疼痛，无力以及横纹肌溶解症。

（3）苯妥英：本品与苯妥英同时使用时，对苯妥英药物代谢动力学性质影响的总体改变程度相对较小，无临床意义。因此在联合使用氟伐他汀时，常规监测苯妥英的血药浓度即已足够。

（4）华法林和其他香豆素类衍生物：健康志愿者服用氟伐他汀和华法林（单剂），与单独服用华法林相比，对华法林的血浆浓度或凝血酶原时间无不良影响。但是，有同时服用本品和华法林或其他香豆素类衍生物的患者发生出血和（或）凝血酶原时间延长的个例报告。因此，在使用华法林和其他香豆素类衍生物的患者中，在氟伐他汀开始，结束和调整剂量的时候，建议密切监测凝血酶原时间。

（5）口服降糖药物：在使用磺脲类药物（格列苯脲，甲苯磺丁脲）治疗的 2 型糖尿病患者中使用氟伐他汀，没有发现具有临床意义的变化。对于采用格列苯脲进行治疗的 2 型糖尿病患者（n=32），同时服用氟伐他汀（每次 40mg，每天 2 次，连续 14 天）可以使格列苯脲的 C_{max}、AUC 以及半衰期分别增加 50%、69% 和 121%。格列苯脲（每次 5 至 20mg）可以使氟伐他汀的 C_{max} 和 AUC 分别增加 44% 和 51%，在这个试验中，血糖，胰岛素和 C-肽水平没有变化。但是，对于同时使用格列苯脲和氟伐他汀的患者，如果氟伐他汀剂量增加至每天 80mg，应对患者进行适当的监测。

【注意事项】

1. 肝功能　像其他降低胆固醇的药物一样，要在开始服用氟伐他汀钠胶囊之前及治疗期间定期检查肝功能。如果谷内转氨酶（ALT）或谷草转氨酶（AST）持续升高大于正常高限的 3 倍或以上，必须停药。有个别关于可能是药物引起肝炎的报告。要求慎用于有肝病史或大量饮酒的患者。

2. 骨骼肌　服用其他 HMG-CoA 还原酶抑制剂的患者有发生肌病（包括肌炎和横纹肌溶解症）的报告。使用氟伐他汀很少有肌病的报道，肌炎和横纹肌溶解的报道极为罕见。如出现不明原因的弥漫性肌肉疼痛，触痛或无力和（或）明显的肌酸激酶（CK）水平升高，要考虑肌病，肌炎或横纹肌溶解。因此应该告知患者出现上述情况要立即报告，特别是伴有无力或发热。无论是否确诊出现肌肉相关疾病，只要 CK 水平显著升高，则应停止氟伐他汀治疗。

3. 包括本品在内的 HMG 辅酶 A 还原酶抑制剂对家族性高胆固醇血症无效。

4. 肌酸激酶的测定　目前在使用他汀类药物的患者中，在无相关症状的情况下没有证据显示需要常规监测血浆肌酸激酶或其他肌肉相关酶类。如果测定肌酸激酶，应该避免剧烈运动或者存在任何可疑的引起 CK 升高的其他情况，否则难以解释和分析。

5. 孕妇和哺乳期妇女用药　由于 HMG 辅酶 A 还原酶抑制剂减少胆固醇的合成，并且可能使某些具生物活性的胆固醇衍生物合成减少，若妊娠或哺乳期妇女服用则可能对胎儿或婴儿有害。因此，HMG 辅酶 A 还原酶抑制剂禁用于怀孕和哺乳期妇女，也禁用于未采取可靠避孕措施的育龄妇女。治疗期间如怀孕，必须停用氟伐他汀钠。没有氟伐他汀在乳汁中排泌的资料，因此，哺乳期妇女不应服用本品。

6. 儿童用药　仅对 9 岁和 9 岁以上杂合子家族性高胆固醇血症的青少年患者服用氟伐他汀进行了研究。对年龄小于 18 岁的患者进行的安全性和有效性研究的治疗期尚未超过 2 年。

7. 老年用药　临床研究证明了本品在两个年龄组（65 岁以上和 65 岁以下）患者中的有效性和耐受性。在老年患者（>65 岁）中治疗应答增强，而且没有耐受性下降的证据，因此不需要调整剂量。

8. 药物过量　意外过量服用氟伐他汀的患者建议给予活性炭口服，如果服进时间较短，可考虑洗胃，需对症治疗。

【禁忌证】

1. 已知对氟伐他汀或药物的其他任何成分过敏的患者。

2. 活动性肝病或持续地不能解释的转氨酶升高。

3. 怀孕和哺乳期妇女以及未采取可靠避孕措施的育龄妇女。

4. 严重肾功能不全（肌酐大于 260μmol/L，肌酐清除率小于 30ml/min）的患者。

【给药说明】　治疗前：和其他他汀类药物一样，氟伐他汀应该慎用于具有横纹肌溶解及其并发症的易患人群。在下列情况下，使用前要测定肌酸激酶水平：

1. 肾脏损伤。

2. 甲状腺功能低下。

3. 遗传性肌病的家族史或个人史。

4. 既往使用他汀或贝特类药物的肌毒性史。

5. 酗酒。

6. 高龄患者（>70 岁），根据是否存在其他的横纹肌溶解的易患因素判断是否需要测定。在此情况下，医生需要评估治疗的风险和相关的效益，并进行临床监测。如果 CK 水平在基线时显著升高（超过正常上限 5 倍），在 5~7 天之后需要重复测定来确认结果，如果 CK 水平仍然明显升高（超过正常上限 5 倍），不应开始治疗。

【用法与用量】　口服，成人一次 20~40mg，一日 1 次，临睡前服用。剂量可按需要调整，但最大剂量不超过一日 80mg。

【制剂与规格】　氟伐他汀胶囊：①20mg；②40mg。

氟伐他汀缓释片：80mg。

416　洛伐他汀
Lovastatin

【适应病症】　高胆固醇血症和混合型高脂血症。

【药理作用】　本品在体内竞争性地抑制胆固醇合成过程中的限速酶羟甲戊二酰辅酶 A 还原酶，使胆固醇的合成减少，也使低密度脂蛋白受体合成增加。主要作用部位在肝脏，结果使血胆固醇和低密度脂蛋白胆固醇水平降低，由此对动脉粥样硬化和冠心病的防治产生作用。本品还降低血清甘油三酯水平和增高血清高密度脂蛋白水平。

【不良反应】

1. 本品最常见的不良反应为胃肠道不适、腹泻、胀气，其他还有头痛、皮疹、头晕、视觉模糊和味觉障碍。

2. 偶可引起血氨基转移酶可逆性升高，因此需监测肝功能。

3. 少见的不良反应有阳痿、失眠。

4. 罕见的不良反应有肌炎、肌痛、横纹肌溶解，表现为肌肉疼痛、乏力、发烧，并伴有血肌酸磷酸激酶升高、肌红蛋白尿等，横纹肌溶解可导致肾功能衰竭，但较罕见。本品与免疫抑制剂、叶酸衍生物、烟酸、吉非罗齐、红霉素等合用可增加肌病发生的危险。

5. 有报道发生过肝炎、胰腺炎及过敏反应如血管神经性水肿。

6. 他汀类药品的上市后监测中有高血糖反应、糖耐量异常、糖化血红蛋白水平升高、新发糖尿病、血糖控制恶化的报告，部分他汀类药品亦有低血糖反应的报告。

7. 上市后经验　他汀类药品的国外上市后监测中有罕见的认知障碍的报道，表现为记忆力丧失，记忆力下降、思维混乱等，多为非严重、可逆性反应，一般停药后即可恢复。

【药物相互作用】

1. 本品与口服抗凝药合用可使凝血酶原时间延长，使出血的危险性增加。

2. 考来替泊、考来烯胺可使本品的生物利用度降低，故应在服用前者 4 小时后服用本品。

3. 本品与免疫抑制剂如环孢素、阿奇霉素、克拉霉素、红霉素、达那唑、伊曲康唑、吉非罗齐、烟酸等合用可增加肌溶解和急性肾功能衰竭发生的危险。

4. 洛伐他汀通过肝酶 CYP3A4 代谢，对 CYP3A4 酶比较敏感，禁止本品与 HIV 或 HCV 蛋白酶抑制剂合用，这两类药品均为 CYP3A4 抑制剂，合并使用可能增加他汀类的血药浓度，并增加肌肉损伤的风险。

【注意事项】

1. 用药期间应定期检查血胆固醇和血肌酸磷酸激酶。应用本品时血氨基转移酶可能增高，有肝病史者服用本品还应定期监测肝功能试验。

2. 在本品治疗过程中如发生血氨基转移酶增高达正常高限的 3 倍，或血肌酸磷酸激酶显著增高或有肌炎、胰腺炎表现时，应停用本品。

3. 饮食疗法始终是治疗高血脂的首要方法，加上锻炼和减轻体重等方式，都将优于任何形式的药物治疗。

4. 孕妇及哺乳期妇女用药：由于在动物实验中本品可导致胎儿发育不良及在母乳中是否

有排泄尚不清楚，故在孕妇及乳母不推荐使用。

5. 在儿童中的使用有限，长期安全性未确立。

【禁忌证】

1. 对洛伐他汀过敏的患者禁用。对其他 HMG-CoA 还原酶抑制剂过敏者慎用。

2. 有活动性肝病或不明原因血氨基转移酶持续升高的患者禁用。

【给药说明】

1. 应用本品时如有低血压、严重急性感染、创伤、代谢紊乱等情况，须注意可能出现的继发于肌溶解后的肾功能衰竭。

2. 肾功能不全时，本品剂量应减少。

3. 本品宜与饮食共进，以利吸收。

【用法与用量】 口服，成人常用量：一次 10～20mg，一日 1 次，晚餐时服用。剂量可按需要调整，但最大剂量不超过一天 80mg。

【制剂与规格】 洛伐他汀片（胶囊）：①10mg；②50mg。

洛伐他汀颗粒：20mg。

417 匹伐他汀
Pitavastatin

【适应病症】 高脂血症、家族性高胆固醇血症。

【药理作用】 匹伐他汀钙是通过拮抗性抑制合成胆固醇途径所必须的限速酶 HMG-CoA 还原酶，从而阻止肝脏内胆固醇的合成。其结果促进了肝脏内的 LDL 受体表达，使从血中到肝脏的 LDL 摄取增加，因此血浆总胆固醇下降。另外，由于肝脏内持续的胆固醇合成障碍，也导致了向血液中分泌的 VLDL 减少，从而使血浆中的甘油三酯下降。

【不良反应】 常见有腹痛、便秘等胃肠道不适，偶见血清肝酶升高和肌酸激酶上升。在以匹伐他汀治疗的所有临床试验中，无论是临床表现还是实验室检查，匹伐他汀的不良反应都无剂量相关性，且与其他他汀类或安慰剂的副作用相似，这表明尽管此药有更强的抑制 HMG-CoA 还原酶的作用，但其安全性和其他他汀类相似。由于该药很少通过细胞色素 P450 途径代谢，因而该药不像其他他汀类药物那样易受可改变细胞色素 P450 活性的药物的影响。

【药物相互作用】

1. 禁止合并使用环孢（菌）素：由于环孢素使本药的血药浓度上升，易出现伴随急剧的肾功能恶化的横纹肌溶解症等严重不良事件。

2. 肾功能检查值异常的患者，原则上是不能合并用药的，只有在临床上判断为不得不使用的情况下才可以慎重合并使用。

3. 与贝特类和烟酸类药物合用时，易出现伴随急剧肾功能恶化的横纹肌溶解症。如果发现有自觉症状（肌肉痛、乏力感）、CK（CPK）升高、血和尿中的肌球蛋白升高以及血清肌酐升高等肾功能恶化的情况，应立刻停止使用本药。

4. 考来烯胺有使本药的血药浓度降低的可能性，故服用考来烯胺后需间隔充分时间后再服用本药。同时给药可能会降低本药的吸收。

【注意事项】

1. 以下患者需慎重给药　①肝病患者或有既往史的患者、酒精中毒者（本药物主要分布和作用于肝脏，有使肝功能进一步恶化的可能。另外，对酒精中毒者，有易出现横纹肌溶解症的报告）。②肾病患者或有既往史的患者（横纹肌溶解症的报告病例大多是有肾功能障碍的患者，另外发现伴随横纹肌溶解症可以发生急剧的肾功能恶化）。③正在服用贝特类药物（苯扎贝特等），烟酸的患者（易出现横纹肌溶解症）。④甲状腺功能低下症患者、遗传性肌疾病（肌营养障碍等）或有家族史患者、药物性肌障碍的既往史患者（有易出现横纹肌溶解症的报告）。

2. 在使用本药的情况下以下几点要充分注意　①从服药开始到12周之间至少要检查肝功能1次，以后定期（如半年1次）检查。②服药过程中要定期检查血中脂质值，如发现对治疗无反应时应停止给药。

【禁忌证】

1. 对本品成分有既往过敏史的患者。

2. 重症肝病患者或胆道闭塞的患者（这些患者服用本药可能导致血药浓度升高，不良反应发生频率增高，并有使肝功能进一步恶化的可能）。

3. 正服用环孢菌素的患者（可能导致血药浓度升高，不良反应发生频率增高。可能发生横纹肌溶解症等严重的不良反应）。

4. 孕妇及可能妊娠的妇女和哺乳期妇女。

【给药说明】

1. 用前必须进行充分检查，确认患有高胆固醇血症、家族性高胆固醇血症后再考虑使用本品。

2. 由于对家族性高胆固醇血症中纯合体没有使用经验，所以在治疗上只有判定为不得不使用的情况，才考虑作为 LDL-血液成分部分清除等非药物疗法的辅助治疗而考虑使用本品。

【用法与用量】　通常成人晚饭后口服匹伐他汀 1～2mg，并随年龄和症状的不同适当增减用量，最大用量不超过一天 4mg。

【制剂与规格】　匹伐他汀片：①1mg；②2mg；③4mg。

418　普伐他汀
Pravastatin

【适应病症】　高脂血症、家族性高胆固醇血症。

【药理作用】

1. 本品为 3-羟基-3-甲基戊二酰辅酶 A（HMG-CoA）还原酶抑制剂，选择性地作用于合成胆固醇的主要脏器肝脏和小肠，迅速且强力降低血清胆固醇值，改善血清脂质。

2. 本品通过两方面发挥其降脂作用。第一为可逆性抑制 HMG-CoA 还原酶活性使细胞内胆固醇的量有一定程度的降低，导致细胞表面的低密度脂蛋白（LDL）受体数的增加，从而加强了由受体介导的低密度脂蛋白胆固醇（LDL-C）的分解代谢和血液中 LDL-C 的清除。第二，通过抑制 LDL-C 的前体——极低密度脂蛋白胆固醇（VLDL-C）在肝脏中的合成从而抑制 LDL-C 的生成。临床研究表明，对伴有不同程度胆固醇升高的患者，本品能减少心血管疾病的发病率和死亡率。

【不良反应】

1. 总病例 11224 例中, 329 例 (2.93%, 本项包括不能计算发生率的副作用) 出现副作用 (包括临床检验值异常), 主要有皮疹 (0.11%)、腹泻 (0.08%)、胃部不适感 (0.07%) 等。

2. 重大不良反应 (发生率不详)　①出现肌肉痛、乏力感、CPK 上升、血中及尿中肌红蛋白上升为特征的横纹肌溶解症, 随之引起急性肾功能衰竭等严重肾损害, 若出现此类症状应立即停药。②可能出现伴有黄疸、显著 AST 及 ALT 上升等肝功能障碍, 故应注意观察, 此种情况应立即停药并给予适当处理。③可能出现血小板减少, 故应注意观察, 并采取适当的处理准备 (有伴有紫癜和皮下出血症状的血小板减少报告)。④有出现肌病的报告。⑤有出现周围神经障碍的报告。⑥有出现狼疮样综合征、血管炎等过敏症状的报告。

3. 其他不良反应　①他汀类药品上市后监测中有高血糖反应、糖耐量异常、糖化血红蛋白水平升高、新发糖尿病、血糖控制恶化的报告、部分他汀类药品亦有低血糖反应的报告。②上市后经验: 他汀类药物的国外上市后监测中有罕见的认知障碍报道, 表现为记忆力丧失、记忆力下降、思维混乱等。

【药物相互作用】

1. 经体内和体外实验证实, 本品不经细胞色素 CYP3A4 代谢, 因此不会与其他由细胞色素 P_{450} 系统代谢的药物 (如苯妥英钠、奎尼丁等) 产生明显的相互作用, 也不会与细胞色素 CYP3A4 抑制剂 (如地尔硫卓、伊曲康唑、酮康唑、红霉素等) 产生明显的相互作用。

2. 华法林　华法林与普伐他汀钠 40mg 同时服用对凝血酶原时间不会产生影响。

3. 西咪替丁　普伐他汀钠单用或与西咪替丁合用时的普伐他汀 0~12 小时的 AUC 之间没有区别。单用普伐他汀钠或普伐他汀钠与西咪替丁合用的 AUC 与普伐他汀钠与抗酸药合用时的 AUC 具显著差异。

4. 地高辛　0.2mg 地高辛与 20mg 普伐他汀钠合用 9 天, 地高辛的生物利用度未发生改变; 普伐他汀的 AUC 有增高趋势, 但普伐他汀与其代谢产物合并生物利用度没有发生改变。

5. 环孢霉素　至今为止, 已有一些环孢素与普伐他汀钠 (剂量高至 20mg) 合用的临床资料, 这些资料没有显示环孢素的浓度会受到普伐他汀的影响。

6. 吉非贝齐　临床试验发现, 普伐他汀钠与吉非贝齐合用, CPK 水平升高和因骨骼肌肉症状而停药的发生率, 与安慰剂对照组、单用吉非贝齐组、单用普伐他汀钠组相比, 有升高的趋势, 普伐他汀的尿排泄量及其蛋白结合均减少。建议普伐他汀钠不要和吉非贝齐联合使用。

7. 其他　与阿司匹林、抗酸剂 (服用本品 1 小时后)、西咪替丁、烟酸合用药代动力学无明显差异。与利尿剂、抗高血压药、洋地黄、血管紧张素转换酶抑制剂、钙通道阻断剂、β 受体阻断剂及硝酸甘油合用无明显药物相互作用。

【注意事项】

1. 与其他 HMG-CoA 还原酶抑制剂类似, 本品可能升高碱性磷酸酶及转氨酶的水平。建议在治疗前, 调整剂量前或其他需要时, 应测定肝功能。伴有活动性肝脏疾病或不明原因的持续性转氨酶升高的患者, 禁用本品。

2. 本品罕见引起横纹肌溶解伴继发于肌红蛋白尿的急性肾功能衰竭, 可引起无并发症的肌痛。肌病表现为肌肉压痛或者关节附近肌无力，并有肌酸磷酸激酶（CPK）升高达正常上限的 10 倍以上。有弥散性肌痛、肌肉压痛或者肌无力，和（或）CPK 显著升高的患者，需考虑肌病的可能性。

3. 下述患者应慎重用药　①有严重肝损害或既往史患者。②有严重肾损害或既往史患者。③正在服用贝特类药物（苯扎贝特等）、免疫抑制剂（环孢素等）、烟酸的患者。

4. 尚未确立小儿用药的安全性。

5. 孕妇及哺乳期用药　①尚未确立妊娠期用药的安全性，因此孕妇或可能妊娠的妇女，仅在治疗的益处大于风险时方可给药。②哺乳期妇女避免用药，不得已给药时，应停止哺乳。

【禁忌证】

1. 对本品或本品中任何成分有过敏症既往史患者。

2. 有活动性肝病或不明原因血氨基转移酶持续升高的患者禁用。

【给药说明】

1. 在应用本品调血脂治疗时须同时用饮食治疗。

2. 用本品过程中如有氨基转移酶增高达 3 倍正常高限，或肌酸磷酸激酶显著增高或有肌炎，应停用本品。若患者出现急性或严重的会导致发生继发于横纹肌溶解的急性肾功能衰竭，如败血症、低血压、大手术、创伤；重症代谢性、内分泌疾病，电解质紊乱；未控制的癫痫等情况，暂停使用本品。

3. 肾功能减退时本品剂量应减少。

4. 本品可在空腹时或进餐时服用。

【用法与用量】　口服，成人一次 10～20mg（一般从 20mg 开始），一日 1 次，临睡前服用。剂量可按需要调整，但最大剂量不超过一日 40mg。

【制剂与规格】　普伐他汀钠片：①10mg；②20mg；③40mg。
普伐他汀钠胶囊：①5mg；②10mg。

419　瑞舒伐他汀
Rosuvastatin

【适应病症】　本品适用于经饮食控制和其他非药物治疗仍不能适当控制血脂异常的原发性高胆固醇血症（Ⅱa 型，包括杂合子家族性高胆固醇血症）或混合型血脂异常症（Ⅱb 型）。本品也适用于纯合子家族性高胆固醇血症的患者，作为饮食控制和其他降脂措施（如 LDL 去除疗法）的辅助治疗，或在这些方法不适用时使用。

【药理作用】

1. 瑞舒伐他汀是一种选择性、竞争性 HMG-CoA 还原酶抑制剂。动物试验与细胞培养试验结果显示，瑞舒伐他汀被肝脏摄取率高，并具有选择性，肝脏是降低胆固醇的作用靶器官。体内、体外试验结果显示，瑞舒伐他汀能增加细胞表面的肝 LDL 受体数量，由此增强对 LDL 的摄取和分解代谢，并抑制肝脏 VLDL 合成，从而减少 VLDL 颗粒的总数量。

2. 对于纯合子与杂合子家族性高胆固醇血症，非家族性高胆固醇血症、混合性高脂血症者总胆固醇，瑞舒伐他汀能降低总胆固醇、LDL-C、ApoB、非 HDL-C 水平。瑞舒伐他汀也能降低 TG、升高 HDL-C 水平。对于单纯高甘油三酯血症患者,瑞舒伐他汀能降低总胆固醇、LDL-C、VLDL-C、ApoB、非 HDL-C、TG 水平，并升高 HDLC 水平。尚未确定瑞舒伐他汀对心血管发病率与死亡率的影响。

【不良反应】

1. 血清氨基转移酶升高　本药与其他 HMG-COA 还原酶抑制药一样可能会引起肝功能异常。在剂量一日 5～40mg 时，氨基转移酶升高（指连续 2 次检查超过正常值上限 3 倍以上）的发生率在 0～0.4% 的范围。大多数情况下，氨基转移酶升高是短暂的，短暂停药后会恢复正常。到目前为止尚无肝功能衰竭和不可逆肝病的报道。建议在用药前和用药后或调整剂量后 6 周进行肝功能检查。

2. 肌酶升高和肌病　在目前的临床研究中，曾有肌痛的报道，而肌酶升高（超过正常上限 10 倍）在一日 5～40mg/d 的剂量发生率为 0.2%～0.4%。在一日 40mg 的剂量，该药相关性肌病的发生率为 0.1%。而横纹肌溶解即使在一日 80mg 的剂量发生率亦很少见。

【药物相互作用】　本药不经过 CYP3A4 酶系代谢，因此与经过该酶代谢的药物无显著相互作用。

1. 与红霉素联合应用可使本药的血药浓度降低 30%，但无临床意义。

2. 与环孢素联用，不会影响环孢霉素的作用，但会使本药的血药浓度增加 7～11 倍。

3. 与华法林合用，不会增加华法林的血药浓度，但会增加 INR 比值。

4. 与地高辛合用，对地高辛血药浓度无显著影响。

5. 与非诺贝特合用，不会影响二者的血药浓度。

6. 与吉非贝齐合用，可使吉非贝齐的血药浓度增加 120%。

7. 与避孕药合用，本药会增加避孕药的血药浓度。

【注意事项】

1. 在儿童中有限的应用本品虽未见异常，但长期安全性未确立。

2. 应用本品时血清氨基转移酶、碱性磷酸酶和胆红素可能增高，有肝病史者用本品治疗期间应定期监测肝功能。

3. 对其他 HMG-COA 还原酶抑制药过敏者慎用。

4. 如有低血压、严重急性感染、创伤、代谢紊乱等情况，须注意可能出现的继发于肌溶解后的肾功能衰竭。

5. 对于 65 岁以上的老人、甲状腺功能低下患者和肾功能不全的患者,要注意肌酶的升高。通常肌病的发生与药物的起始剂量有关。

【禁忌证】

1. 对本药的任何一种成分过敏的患者。

2. 活动性肝病或难以解释的持续的血清氨基转移酶升高。

3. 妊娠和哺乳期妇女：对于生育年龄的妇女，服用该药前必须了解对妊娠和胎儿潜在的危害；妊娠时正在服用该药，必须立即停用，并告知对胎儿潜在的危害。

【给药说明】

1. 在应用本品调血脂治疗时须同时用饮食治疗。

2. 如有氨基转移酶增高达 3 倍正常高限值，或肌酸磷酸激酶显著增高或有肌炎,应停药。

3. 肾功能减退时本品剂量应减少。

4. 本品可在空腹时或进餐时服用。

【用法与用量】　口服，一日 5～20mg，顿服，可在一天中任何时候服用，饭后和空腹皆可。剂量应个体化，一般起始剂量一日为 10mg，根据治疗目标和患者对药物的反应，每 4～6 周检查血脂，逐渐增加或适当调整药物剂量。

【制剂与规格】　瑞舒伐他汀片（胶囊）：①5mg；②10mg；③20mg。

420　辛伐他汀
Simvastatin

【适应病症】　高胆固醇血症和混合型高脂血症。

【药理作用】

1. 本品本身无活性，口服吸收后的水解产物在体内竞争性地抑制胆固醇合成过程中的限速酶 HMG-CoA。

2. 辛伐他汀可降低正常的和升高的低密度脂蛋白胆固醇（LDL-C）水平。低密度脂蛋白（LDL）由极低密度脂蛋白（VLDL）生成，主要通过与 LDL 受体结合代谢。辛伐他汀降低 LDL 的作用机制在于降低 VLDL 胆固醇浓度和 LDL 受体的诱导作用，从而导致 LDL-C 的产生减少和（或）分解代谢增加。

3. 载脂蛋白 B（ApoB）在辛伐他汀治疗期间也有下降。

【不良反应】

1. 辛伐他汀一般耐受性良好，大部分副作用轻微且为一过性。在临床对照实验中只有少于 2%的病人因辛伐他汀的副作用而中途停药。

2. 在已有对照组的临床试验中不良反应（分为可能、可疑或肯定）与药物有关的发生率≥1%的有腹痛、便秘、胃肠胀气，发生率在 0.5%～0.9%的不良反应有疲乏无力、头痛。发现肌病的报告很罕见。

3. 下列不良反应的报告曾出现在无对照组临床试验或上市后的应用中：如恶心、腹泻、皮疹、消化不良、瘙痒、脱发、晕眩、肌肉痉挛、肌痛、胰腺炎、感觉异常、外周神经病变、呕吐和贫血、横纹肌溶解和肝炎/黄疸罕有发生，横纹肌溶解和肝炎有报导。

4. 包括下列一项或多项特征的明显过敏反应综合征罕有报导：血管神经性水肿、狼疮样综合征、风湿性多发性肌痛、脉管炎、血小板减少症、嗜酸细胞减少症、关节炎、关节痛、荨麻疹、发烧、发热、潮红、呼吸困难，以及不适。

5. 他汀类药品的上市后监测中有高血糖反应、糖耐量异常、糖化血红蛋白水平升高、新发糖尿病、血糖控制恶化的报告，部分他汀类药品亦有低血糖反应的报告。

6. 上市后经验　他汀类药品的国外上市后监测中有罕见的认知障碍的报道，表现为记忆力丧失、记忆力下降、思维混乱等，多为非严重、可逆性反应，一般停药后即可恢复。

7. 实验室检查发现，血清转氨酶显著和持续性升高的情况罕有报导。肝功能检查异常为轻微或一过性的。来源于骨骼肌部分的血清肌酸激酶（CK）升高的情况已有报告。

【药物相互作用】

1. 当辛伐他汀与其他在治疗剂量下对细胞色素 CYP3A4 有明显抑制作用的药物（如：环孢菌素、米贝地尔、伊曲康唑、酮康唑、红霉素、克拉霉素和奈法唑酮）或纤维酸类衍生物或烟酸合用时，导致横纹肌溶解的危险性增高。

2. 本品与羟甲基戊二酰辅酶 A（HMG-CoA）还原酶抑制剂合并用药会增加肌病的发生率和严重程度，这些药物包括吉非罗齐和其他贝特类（非诺贝特除外），以及降脂剂量的烟酸（$\geqslant 1g/d$）。此外，血浆中高水平的羟甲基戊二酰辅酶 A（HMG-CoA）还原酶抑制剂的活性增高也会增加肌病的危险。辛伐他汀和其他羟甲基戊二酰辅酶 A（HMG-CoA）还原酶抑制剂由细胞色素 P_{450} 的同工酶 3A4 所代谢。数种在治疗剂量对此代谢途径有明显抑制作用的药物能增高羟甲基戊二酰辅酶 A（HMG-CoA）还原酶抑制剂的血药水平，并因而增加肌病的危险。这些药物包括环孢菌素、四氢萘酚类、钙通道阻滞剂米贝地尔、伊曲康唑、酮康唑及其他抗真菌唑类、大环内酯类抗生素红霉素和克拉霉素，以及抗抑郁药奈法唑酮。

3. 葡萄柚汁含有一种或多种抑制 CYP3A4 的成分，能增加经 CYP3A4 代谢的药物的血浆水平。常规饮用量（每日一杯 250ml）所产生的影响很小且无临床意义。然而，在辛伐他汀治疗期间，大量的饮用（每日超过 1 升）则显著增加血浆 HMG-CoA 还原酶抑制剂的活性，应加以避免。

4. 香豆类衍生物　临床研究曾发现辛伐他汀能中度提高香豆类抗凝剂的抗凝效果。故成人早期应用抗凝血治疗及并用辛伐他汀时应多次检查凝血酶原时间，借此确定凝血酶原时间没有显著改变。当服用香豆类衍生物的病人，已有一个稳定的凝血酶原时间后，仍推荐在固定的期间内继续做凝血酶原时间的监察。如果辛伐他汀的剂量有变动，应同样执行以上的程序。在未服用抗凝血剂的病人中，辛伐他汀治疗从未有报导对出血或凝血酶原时间有影响。

5. 与他汀类可能产生相互作用的药物包括　HIV 蛋白酶抑制剂（如洛匹那韦、达芦那韦、利托那韦）、唑类抗真菌药（如伊曲康唑、酮康唑）、大环内酯类抗感染药（如红霉素、克拉霉素、泰利霉素）、贝特类调脂药（如吉非贝特、苯扎贝特）、烟酸、奈法唑酮、环孢素、胺碘酮、地尔硫卓、夫地西酸等。

【注意事项】

1. 肝脏作用　①在临床试验中，有少数服用辛伐他汀的患者有显著的血清转氨酶持续升高的现象。建议在治疗前对于转氨酶有升高现象的患者应加强检查并多加留意。如果病人的转氨酶有继续升高的表现，特别是转氨酶升高超过正常值三倍以上并保持持续，则应立即停药。②推荐应在开始他汀类药物治疗前进行肝酶检查，此后有临床指征再行监测。若在治疗过程中出现有临床指征的严重的肝脏损害，和（或）高胆红素血症，和（或）黄疸，则应立即停药。如果未找到这些指征出现的可能的病因，则不能重新开始用药。

2. 肌肉反应　①应用辛伐他汀治疗的患者普遍有肌酸激酶（CK）：（来自骨骼肌）轻微的一过性升高，但这些并无任何临床意义。②对于有弥漫性的肌痛，肌软弱或（和）显著的肌酸激酶（CK）升高（大于正常值十倍以上）的情况应考虑为肌病。因此应要求病人若发现有不可解释的肌痛，肌软弱或肌无力应立即告诉医生。若发现肌酸激酶（CK）显著上升或诊断或怀疑肌痛，应立即停止辛伐他汀的治疗。③对于有急性或严重的条件暗示的肌病及有因横纹肌溶解而导致二次急性肾衰竭倾向的病人应停止羟甲基戊二酰辅酶 A（HMG-CoA）还原酶抑制剂的治疗。

3. 血糖异常　血糖异常为他汀类新的不良反应，如果患者出现多尿、多饮、多食、疲乏等怀疑与糖尿病或血糖紊乱有关的症状，立即向医生咨询，以明确病因并采取适当的处理措施。建议使用他汀类的糖尿病患者密切监测血糖状况，如果出现血糖控制恶化，应立即就诊。

【禁忌证】

1. 对本品任何成分过敏者。

2. 活动性肝病或无法解释的血清转氨酶持续升高者。

3. 怀孕及哺乳期妇女。

4. 禁止与四氢酚类钙通道阻滞剂米贝地尔合用。

【给药说明】

1. 由于纯合子型家族性高胆固醇血症的患者低密度脂蛋白（LDL）受体的完全缺乏的缘故，辛伐他汀对此类病人的治疗效果不大理想。

2. 辛伐他汀只有中等程度降低甘油三酯的效果，而不适合治疗以甘油三酯升高为主的异常情况（如 I、IV 及 V 型高脂血症）。

【用法与用量】口服，成人一次 10～20mg，一日 1 次，晚餐时服用。高危患者，可从 20mg，甚至 40mg 开始，一日 1 次。剂量可按需要调整，但最大剂量不宜超过一日 40mg。

中度肾功能不全时，本品剂量可不减少；但在严重肾功能不全（肌酐清除率＜30ml/min）应减少剂量，小心使用。

【制剂与规格】　辛伐他汀片（胶囊）：①5mg；②10mg；③20mg；④40mg。

二、贝　特　类

421　苯　扎　贝　特
Bezafibrate

【适应病症】　高甘油三酯血症、高胆固醇血症、混合型高脂血症。

【药理作用】　本品为氯贝丁酸衍生物类血脂调节药。其降血脂作用有两种机制，一是本品增高脂蛋白脂酶和肝脂酶活性，促进极低密度脂蛋白的分解代谢，使血甘油三酯的水平降低。其次是本品使极低密度脂蛋白的分泌减少。本品降低血低密度脂蛋白和胆固醇，可能通过加强对受体结合的低密度脂蛋白的清除。本品降低血甘油三酯的作用比降低血胆固醇强，也使高密度脂蛋白升高。此外本品尚可降低血纤维蛋白原。

【不良反应】

1. 最常见的不良反应为胃肠道不适，如消化不良、厌食、恶心、呕吐、饱胀感、胃部不适等。

2. 其他较少见的不良反应还有头痛、头晕、乏力、皮疹、瘙痒、阳痿、贫血及白细胞计数减少等。

3. 偶有胆石症或肌炎（肌痛、乏力）。本品属氯贝丁酸衍生物，有可能引起肌炎、肌病和横纹肌溶解综合征，导致血肌酸磷酸激酶升高。发生横纹肌溶解，主要表现为肌痛合并血肌酸磷酸激酶升高、肌红蛋白尿，并可导致肾衰，但较罕见。在患有肾病综合征及其他肾损害而导致血白蛋白减少的患者或甲状腺功能亢进的患者中，发生肌病的危险性增加。

4. 偶有血氨基转移酶增高。

【药物相互作用】

1. 本品可明显增强口服抗凝药的作用，与其同用时应注意降低口服抗凝药的剂量，经常监测凝血酶原时间以调整抗凝药剂量。其作用机制尚不确定，可能是因为本品能将华法林等从其蛋白结合位点上替换出来，从而使其作用加强。

2. 本品与其他高蛋白结合率的药物合用时，也可将它们从蛋白结合位点上替换下来，导致其作用加强。如甲苯磺丁脲及其他磺脲类降糖药、苯妥英、呋塞米等，在降血脂治疗期间服用上述药物，则应调整降糖药及其他药物的剂量。

3. 氯贝丁酸衍生物与 HMG-CoA 还原酶抑制剂，如洛伐他汀等合用治疗高脂血症，将增加两者严重肌肉毒性发生的危险，可引起肌痛、横纹肌溶解、血肌酸磷酸激酶增高等肌病。应尽量避免联合使用。

4. 本品主要经肾排泄，在与免疫抑制剂，如环孢素合用时，可增加后者的血药浓度和肾毒性，有导致肾功能恶化的危险，应减量或停药。本品与其他有肾毒性的药物合用时也应注意。

5. 本品能增加降糖药的作用。

【注意事项】

1. 本品对诊断有干扰　①血红蛋白、白细胞计数可能减低。②血氨基转移酶可能增高。③血肌酐升高。

2. 用药期间应定期检查　①全血象及血小板计数。②肝肾功能试验。③血脂。④血肌酸磷酸激酶。

3. 如用药后临床上出现胆石症、肝功能显著异常、可疑的肌病的症状（如肌痛、触痛、乏力等）或血肌酸磷酸激酶显著升高，则应停药。

4. 在治疗高血脂的同时，还需关注和治疗可引起高血脂的各种原发病，如甲状腺功能减退、糖尿病等。某些药物也可引起高血脂，如雌激素、噻嗪类利尿药和 β 阻滞剂等，停药后，则不再需要相应的抗高血脂治疗。

5. 本品在妊娠期的安全性未确立，故孕妇不推荐使用。本品是否分泌进入乳汁不详，故哺乳期妇女不宜服用。

6. 儿童服用本品的疗效及安全性，目前尚无实验研究加以证实，故不宜应用。

7. 老年人应根据肝肾功能状态调节用药剂量。如有肾功能不良时，须适当减少本品用药量。

【禁忌证】

1. 对苯扎贝特过敏者禁用。

2. 患胆囊疾病、胆石症者禁用，本品有可能使胆囊疾患症状加剧。

3. 肝功能不全或原发性胆汁性肝硬化的患者禁用。

4. 严重肾功能不全患者禁用，因为在肾功不全的患者服用本品有可能导致横纹肌溶解和严重高血钾；肾病综合征引起血白蛋白减少的患者禁用，因其发生肌病的危险性增加。

【给药说明】　在应用本品调血脂治疗时须同时用饮食治疗。

【用法与用量】口服，成人一次 200～400mg，一日 3 次。疗效佳者维持量可为一次 200mg，一日 2 次。肾功能障碍时按肌酐清除率调整剂量：40～60ml/min 者，一次 400mg，一日 2 次；15～40ml/min 者，一日或隔日 1 次，一次 200mg 或 400mg；低于 15ml/min 者，一次 200mg；每 3 日 1 次。

【制剂与规格】　苯扎贝特片：200mg。

苯扎贝特胶囊：200mg。

422　非 诺 贝 特
Fenofibrate

【适应病症】治疗成人饮食控制疗法效果不理想的高脂血症，其降甘油三酯及混合型高脂血症作用较胆固醇作用明显。

【药理作用】本品为氯贝丁酸衍生物类血脂调节药。通过抑制极低密度脂蛋白和甘油三酯的生成并同时使其分解代谢增多，降低血低密度脂蛋白、胆固醇和甘油三酯；还使载脂蛋白 A I 和 A II 生成增加，从而增高高密度脂蛋白。本品尚有降低正常人及高尿酸血症患者的血尿酸作用。动物实验表明，非诺贝特具有致畸性和致癌性。

【不良反应】发生率约有 2%～15%。胃肠道反应包括腹部不适、腹泻、便秘最常见（约 5%）；神经系统不良反应包括乏力、头痛、性欲丧失、阳痿、眩晕、失眠（约 3%～4%）；肌痛伴血肌酸磷酸激酶增高（约 1%）；皮疹（2%）。有使胆石增加的趋向，可引起胆囊疾病，乃至需要手术。偶有血氨基转移酶增高，包括丙氨酸及门冬氨酸氨基转移酶。

【药物相互作用】

1. 本品有增强香豆素类抗凝剂疗效的作用，同时使用可使凝血酶原时间延长，故合用时应减少口服抗凝药剂量，以后再按检查结果调整用量。

2. 本品与胆汁酸结合树脂，如考来烯胺等合用，则至少应在服用这些药物之前 1 小时或 4～6 小时之后再服用非诺贝特。

3. 本品应慎与 HMG-COA 还原酶抑制剂，如普伐他汀、氟伐他汀、辛伐他汀等合用，可引起肌痛、横纹肌溶解、血肌酸磷酸激酶增高等肌病，严重时应停药。

4. 本品主要经肾排泄，在与免疫抑制剂，如环孢素或其他具肾毒性的药物合用时，可能有导致肾功能恶化的危险，应减量或停药。

5. 本品与其他高蛋白结合率的药物合用时，可使它们的游离型增加，药效增强，如甲苯磺丁脲及其他磺脲类降糖药、苯妥英、呋塞米等，在降血脂治疗期间服用上述药物，则应调整降糖药及其他药的剂量。

【注意事项】

1. 有非诺贝特治疗后血清肌酐升高的报告，停药后趋向于回复到基线水平。肌酐升高的临床意义尚不清楚。对于原有肾功能受损患者、老年和糖尿病患者，建议定期监测肾功能。

2. 对诊断的干扰　用时血小板计数、血尿素氮、血清氨基转移酶、血钙等可能增高；血碱性磷酸酶、γ-谷氨酰转肽酶及胆红素可能降低。

3. 用药期间定期检查　①全血细胞及血小板计数；②肝功能；③血胆固醇、三酰甘油或低密度与极低密度脂蛋白。

【禁忌证】

1. 严重肾功能不全、肝功能不全、原发性胆汁性肝硬化或不明原因的肝功能持续异常的患者禁用。

2. 哺乳期妇女禁用。美国 FDA 妊娠期药物安全性分级为口服给药 C。

【给药说明】

1. 曾有使用贝特类和其他降血脂药发生肌毒性，包括罕见伴随或不伴随肾功能衰竭的横纹肌溶解病例的报告。如果有低蛋白血症以及之前曾有肾功能不全，这种疾病的发生率会增加。有肌病和（或）横纹肌溶解易感因素（包括年龄大于 70 岁，有遗传性肌病的个人或家族史、肾功能受损、糖尿病、甲状腺功能减退、以及大量摄入酒精）的患者，发生横纹肌溶解风险可能增高。

2. 对于出现弥漫性肌肉痛，肌炎，肌痛性肌肉痉挛，肌无力，伴或不伴肌源性 CPK 明显增高（超过正常 5 倍以上）的患者，应怀疑是否出现肌毒性，对这样的病例，应停止使用非诺贝特。使用非诺贝特的患者出现上述症状应当立即报告医生。

3. 观察性研究发现，当贝特类降脂药，特别是吉非罗齐，与 HMG-COA 还原酶抑制剂（他汀类）联合使用时横纹肌溶解的风险增高。除非调脂治疗的获益可能超过其风险，应避免联合使用贝特类与他汀类。

4. 治疗 2 个月无效即应停药。当胆固醇的水平正常时，建议减少剂量，但治疗结节性黄瘤可能需时 1 年。

5. 本品宜与饮食同进，以防止胃部刺激。

【用法与用量】 口服，成人：①普通片（胶囊），一次 0.1g，一日 3 次，维持量一次 0.1g，一日 1~3 次。②微粒型胶囊，一次 0.2g，一日 1 次。③微粒型片剂，一次 0.16g，一日 1 次。

【制剂与规格】 非诺贝特片：0.1g。

非诺贝特胶囊：①0.1g；②0.2g。

非诺贝特（微粒型）片：0.16g。

非诺贝特（微粒型）胶囊：0.2g。

非诺贝特缓释片：0.25g。

非诺贝特缓释胶囊：0.25g。

非诺贝特缓释胶囊（2）：0.2g。

423 吉非罗齐（吉非贝齐）
Gemfibrozil

【适应病症】 高脂血症。用于 IV 或 V 型高脂蛋白血症、冠心病危险性大而饮食控制、减轻体重等治疗无效者；也适用于 2b 型高脂蛋白血症、冠心病危险性大而饮食控制、减轻体重、其他血脂调节药物治疗无效者。

【药理作用】 本品为氯贝丁酸类血脂调节药，其作用机制尚未完全明了，可能涉及周围脂肪分解，减少肝脏摄取游离脂肪酸而减少肝内甘油三酯形成，抑制极低密度脂蛋白载脂蛋白的合成而减少极低密度脂蛋白的生成。本品降低血甘油三酯而增高血高密度脂蛋白浓度，虽可轻度降低血低密度脂蛋白胆固醇血浓度，但在Ⅳ型高脂蛋白血症可能使低密度脂蛋白有所增高。5 年安慰剂对照研究显示本品能减少冠心病猝死或心肌梗死的发生。

【不良反应】

1. 最常见的不良反应为胃肠道不适，如消化不良、厌食、恶心、呕吐、饱胀感等。

2. 其他较少见的不良反应还有头痛、头晕、乏力、皮疹、瘙痒、阳痿等。

3. 偶有胆石症、肌炎（肌痛、乏力）、横纹肌溶解；偶见肝功能试验（血氨基转移酶、乳酸脱氢酶、胆红素、碱性磷酸酶增高）异常，但停药后可恢复正常。

4. 个别有严重贫血、白细胞减少、血小板减少和骨髓抑制。

【药物相互作用】

1. 本品可明显增强口服抗凝药的作用，与其同用时应注意降低口服抗凝药的剂量，经常监测凝血酶原时间以调整抗凝药剂量。其作用机理尚不确定，可能是因为本品能将华法林等从其蛋白结合位点上替换出来，从而使其作用加强。

2. 本品与其他高蛋白结合率的药物合用时，也可将它们从蛋白结合位点上替换下来，导致其作用加强，如甲苯磺丁脲及其他磺脲类降糖药、苯妥英、呋塞米等，在降血脂治疗期间服用上述药物，则应调整降糖药及其他药的剂量。

3. 氯贝丁酸衍生物与羟甲戊二酰辅酶 A 还原酶抑制剂,如洛伐他汀等合用治疗高脂血症,将增加两者严重肌肉毒性发生的危险,可引起肌痛、横纹肌溶解、血肌酸磷酸激酶增高等肌病,应尽量避免联合使用。

4. 本品与胆汁酸结合树脂,如考来替泊等合用,至少应在服用这些药物之前 2 小时或 2 小时之后再服用吉非罗齐。因胆汁酸结合药物可结合同时服用的其他药物,进而影响其他药的吸收。

5. 本品主要经肾排泄,在与免疫抑制剂,如环孢素合用时,可增加后者的血药浓度和肾毒性,有导致肾功能恶化的危险,应减量或停药。本品与其他有肾毒性的药物合用时也应注意。

【注意事项】

1. 由于本品单独应用或与他汀类合用时发生横纹肌溶解和肾功能衰竭的概率相对较高,目前主张少用本品而改用安全性较好的贝特类药。

2. 本品对诊断有干扰：①血红蛋白、血细胞压积、白细胞计数可能减低；②血肌酸磷酸激酶、碱性磷酸酶、氨基转移酶、乳酸脱氢酶可能增高。

3. 用药期间应定期检查：①全血象及血小板计数；②肝功能试验；③血脂；④血肌酸磷酸激酶。

4. 在治疗高血脂的同时,还需关注和治疗可引起高血脂的各种原发病,如甲状腺功能减退、糖尿病等。某些药物也可引起高血脂,如雌激素、噻嗪类利尿药和β阻滞剂等,停药后,则不再需要相应的抗高血脂治疗。

5. 在动物中大剂量使用本品可致胎仔死亡,人体研究未有报道。本品是否进入乳汁不详,故孕妇及哺乳期妇女不宜服用本品。

6. 老年人如有肾功能不良时,须适当减少本品用药量。

【禁忌证】

1. 患胆囊疾病、胆石症者禁用，本品有可能使胆囊疾患症状加剧。肝功能不全或原发性胆汁性肝硬化的患者禁用，本品可促进胆固醇排泄增多，使原已较高的胆固醇水平增加。

2. 严重肾功能不全患者禁用，因为在肾功能不全的患者服用本品有可能导致横纹肌溶解和严重高血钾；肾病综合征引起血清蛋白减少的患者禁用，因其发生肌病的危险性增加。

3. 美国 FDA 妊娠期药物安全性分级为口服给药 C。

【给药说明】

1. 鉴于本品对人类有潜在致癌的危险性，使用时应严格限制在指定的适应证范围内，且疗效不明显时应及时停药。

2. 治疗 3 个月后如无效即应停药。如用药后临床上出现胆石症、肝功能显著异常、可疑的肌病的症状（如肌痛、触痛、乏力等）或血肌酸磷酸激酶显著升高，也应停药。

3. 本品停用后血胆固醇和甘油三酯可能反跳超过原来水平，故宜给低脂饮食并监测血脂至正常。饮食疗法始终是治疗高血脂的首要方法，加上锻炼和减轻体重等方式，都将优于任何形式的药物治疗。

【用法与用量】　口服，成人一次 0.3～0.6g，一日 2 次，早餐及晚餐前 30 分钟服用。

【制剂与规格】　吉非罗（贝）齐片：①0.15g；②0.3g。

吉非罗（贝）齐胶囊：①0.15g；②0.3g；③0.6g。

三、烟　酸　类

424　阿 西 莫 司
Acipimox

【适应病症】　高三酰甘油血症（Ⅳ型），高胆固醇血症（2a 型）、高甘油三酯合并高胆固醇血症（2b 型）等。

【药理作用】　本品为烟酸的衍生物，能抑制脂肪组织的分解，减少游离脂肪酸自脂肪组织释放，从而降低甘油三酯（TG）在肝中的合成，并通过抑制极低密度脂蛋白（VLDL）和低密度脂蛋白（LDL）的合成，使血液中甘油三酯（TG）和总胆固醇（TC）的浓度下降。本品还可抑制肝脏脂肪酶的活性，减少高密度脂蛋白（HDL）的分解。治疗 1 个月内可见降血脂疗效。

【不良反应】

1. 较多见　由皮肤血管扩张所致的潮热感、瘙痒。

2. 少见　胃灼热感、上腹隐痛、头痛、哮喘。

3. 罕见　免疫变态反应所致的皮疹、荨麻疹、斑丘疹、唇水肿、哮喘样呼吸困难、低血压等。

【药物相互作用】

1. 在同时应用降糖药或抗凝药的患者中没有显示出不良的药物相互作用。

2. 当本品与他汀或贝特类药物联合应用时应谨慎。因为有烟酸（阿西莫司结构类似物）

与这类降脂药联合应用时骨骼肌肉事件增加的报道。

【注意事项】

1. 对于长期接受治疗的患者，应适当地进行定期的脂质、脂蛋白、肝功能及肾功能检查。

2. 在儿童中的安全性未确立，故不宜应用。

3. 肾功能不全时本品剂量应减少。

【禁忌证】

1. 对本药过敏者及消化道溃疡患者禁用。

2. 严重肾损伤（肌酐清除率小于 30ml/min）禁用。

3. 孕妇及哺乳期妇女禁用。

【给药说明】 在使用本品治疗之前，应先采取低胆固醇饮食、低脂肪饮食和停止酗酒的治疗措施。

【用法与用量】 口服，成人一次 250mg，一日 2～3 次，饭后服用。剂量可按需要调整，但最大剂量不超过一日 1200mg。肾功能障碍时按肌酐清除率调整剂量，40～80ml/min 者一日 1 次 250mg；20～40ml/min 者隔日 1 次 250mg。

【制剂与规格】 阿西莫司胶囊：250mg。

425 烟 酸
Nicotinic Acid（Niacin）

【适应病症】 高三酰甘油血症（Ⅲ、Ⅳ、Ⅴ型高脂蛋白血症）、高胆固醇血症、混合型高脂血症。

【药理作用】 本药属 B 族维生素，通过抑制极低密度脂蛋白（VLDL）的合成而影响血中胆固醇的运载，大剂量时可降低血清甘油胆固醇及三酰甘油浓度，但转化为烟酰胺后则无降血脂作用。此外，本药还有扩张周围血管的作用，从而可缓解血管痉挛症状，改善局部供血。现多用烟酸的衍生物，如阿西莫司、烟酸肌醇酯等。

【不良反应】

1. 本品产生强烈的皮肤潮红或瘙痒，使许多患者不能耐受，但如坚持几周后，多数患者这种反应可减轻。

2. 有报道，烟酸可诱发溃疡病；可发生色素沉着、皮肤干燥等。大剂量烟酸产生肝功能异常，丙氨酸转移酶增高，磺溴酞钠（BSP）潴留，甚至出现黄疸。在非糖尿病患者可产生血糖增高，糖耐量异常。

3. 烟酸可使血尿酸增高，甚至出现痛风性关节炎，如出现上述改变，应停药。

4. 烟酸可增加降压药的扩血管作用，可产生低血压。

【药物相互作用】

1. 烟酸与吉非罗齐合用，肌病的发生率增加（约 5 倍）。

2. 烟酸剂量≥1g/d 与他汀类合用有发生横纹肌溶解症的罕见病例报道。

3. 与阿司匹林合用，可能减少烟酸的代谢和消除。

4. 胆酸螯合树脂可与烟酸结合，使烟酸吸收减少，当合用时，应与树脂隔开至少 4～6

小时。

【注意事项】

1. 烟酸缓释制药不能用等量代替普通制药，应从低剂量起始。

2. 常饮酒或有肝病史的患者使用本品应慎重。

3. 与他汀类合用，密切随访，注意发生肌病可能。

4. 治疗过程中监测肝功能（ALT，AST）。

5. 烟酸可能使荧光计测定的尿儿茶酚胺产生假阳性。烟酸也可使尿糖假阳性（与硫酸铜反应）。

6. 妊娠、哺乳期妇女慎用。

【禁忌证】 对本品过敏、活动性溃疡病、显著或不能解释的肝功能异常、痛风或显著高尿酸血症。

【给药说明】 大剂量使用烟酸普通制剂，常出现潮红和肝毒性不良反应，影响其应用。潮红的发生也可能由于前列腺素所致，如预先 30 分钟服阿司匹林，可显著减轻潮红。烟酸缓释制剂最好进食低脂食品后睡前服用。从小剂量开始，逐步增量，也可减轻此种反应。

【用法与用量】 口服。

1. 普通片　宜自小剂量开始，一次 50～100mg，一日 3 次，饭间服用可减轻胃部刺激症状，1～3 周间逐步增加剂量，最大剂量一日 2～3g。

2. 缓释片　一般开始一次 370～500mg，一日 1 次，睡前服药，每 2～4 周加量，每次加量 500mg，最大剂量一日 2000mg。耐受性优于普通制药。

较长时间中止本品的治疗或先前接受过其他烟酸制品治疗的患者,也应如此。在治疗期间,不能用烟酸制品替代本品。维持治疗 7 周后,由医生确定适合个体的用药剂量及用药持续时间。如患者对 1000mg/d 的应答不足,剂量可增加至 2000mg/d。4 周内日剂量的增加不得超过 500mg,每日的最大用药剂量为 2000mg。

【制剂与规格】 烟酸片：①50mg；②100mg。

烟酸缓释片：①250mg；②375mg；③500mg；④750mg；⑤1000mg。

烟酸注射液：①2ml：20mg；②2ml：100mg；③5ml：50mg。

四、胆酸螯合剂

426　考来替泊
Colestipol

【适应病症】

1. 2a 型高脂蛋白血症、冠心病危险性大而控制饮食治疗无效者。本品降低血浆总胆固醇和 LDL-C 浓度，对血清 TG 浓度无影响或使之轻度升高，因此，对单纯 TG 升高者无效。

2. 胆管不完全阻塞所致的瘙痒。

【药理作用】本品在小肠内与胆酸结合,形成不溶性化合物阻止其重吸收,而随粪便排泄。本品与胆汁酸在小肠中结合后导致胆汁酸在肝内合成的增加,由于胆汁酸的合成是以胆固醇为底物，使得肝内胆固醇减少，从而使肝脏 LDL 受体活性增加而去除血浆中 LDL。本品增加肝脏 VLDL 的合成，从而增加血浆中 TG 的浓度，特别是高三酰甘油血症者。本品降低血清中的胆酸，可缓解因胆酸过多而沉积于皮肤所致的瘙痒。

【不良反应】

1. 较常见 便秘，通常较轻微，短暂性，但可能很严重，可引起肠梗阻。

2. 较少见 ①胆石症；②胃肠道出血或胃溃疡；③脂肪泻或吸收不良综合征，特别是每日用量超过 30g 更易发生；④嗳气；⑤腹泻；⑥眩晕；⑦头痛；⑧恶心或呕吐；⑨胃痛。

【药物相互作用】

1. 一方面引起维生素 K 的耗去而增加抗凝药物,如香豆素及茚满二酮衍生物的抗凝作用；另一方面本品在胃肠道内与口服抗凝药结合降低其抗凝作用。抗凝药至少早于本品 6 小时前服用，并根据测定的凝血酶原时间调整剂量。

2. 减低洋地黄苷在小肠内的重吸收及肠肝循环，缩短其半衰期。服用本品而洋地黄血浓度达到稳定状态时，撤除本品有发生洋地黄严重中毒的危险性，须谨慎。有人建议应在洋地黄服用后 8 小时左右再服。

3. 与鹅去氧胆酸或熊去氧胆酸结合，影响后两者的吸收，疗效降低，同时增加胆汁中胆固醇的饱和度。

4. 与利尿药、青霉素 G、保泰松、普萘洛尔、四环素等口服药在小肠内结合影响它们的吸收，降低疗效，故宜在服本品前 1 小时或后 4 小时服上述药物。

5. 与甲状腺激素包括右旋甲状腺素合用时，通过结合及延迟或阻止甲状腺激素的重吸收而降低甲状腺激素的作用。建议两者的服药时间间隔 4～5 小时，并定期检查甲状腺功能。

6. 与万古霉素口服药合用时，两者结合，使得粪便中的万古霉素浓度降低，因此两者不宜合用。

【注意事项】

1. 大鼠服用本品 18 个月后，没发现发生小肠肿瘤的证据，目前尚无有关本品致突变作用的文献报道。

2. 尽管本品不被人体吸收，但因为本品可造成妊娠期妇女对维生素及其他营养物质的吸收障碍，所以对胎儿有潜在的不良作用。

3. 对哺乳的影响，人类未证实有问题。

4. 在小儿中，本品的作用与年龄的关系还缺乏研究。因胆固醇为小儿生长发育所必需，2 岁以下小儿不主张服用本品。

5. 在老年人中，本品的作用与年龄的关系还缺乏研究。60 岁以上患者易发生胃肠道不良反应及营养障碍。

6. 对诊断的干扰 ①碱性磷酸酶及 AST 测定值可能增高；②血清氯、磷浓度可能增高，血清钾、钠浓度可能减低；③凝血酶原时间可能延长；④测定维生素 B_{12} 吸收的 Schilling 试验异常。

7. 下列情况慎用 ①出血倾向；②胆石症；③胃肠功能损害；④甲状腺功能减退；⑤吸收功能障碍，特别是脂肪泻；⑥消化性溃疡；⑦完全性胆管阻塞或完全性闭锁，此时胃肠道内无胆汁酸与本品相结合；⑧便秘，存在肠梗阻的危险；⑨冠心病、痔疮，可因服用本品后出现严重的便秘而加重病情；⑩肾功能不全。

8. 疗程中应注意随访　①血胆固醇及三酰甘油浓度；②凝血酶原时间；③血清钙浓度。

9. 美国 FDA 妊娠期药物安全性分级为口服给药 B。

【禁忌证】

1. 对本品过敏者。

2. 苯丙酮尿症者对本品无糖制药中甜味药阿司帕坦（aspartame）所含有的苯丙氨酸过敏者禁用。

【给药说明】

1. 为防止误吸或食管不适，本品的粉剂应与 90ml 水或其他液体混合形成悬液后再服用。

2. 疗程中出现便秘或症状加重，为防止肠梗阻的发生，本品应减量或停用，给予轻泻药或增加水分摄入，可能有助于便秘的减轻。

3. 用于治疗高脂血症时须注意：①发生血浆胆固醇浓度反常性地增高时，应停用本品；②治疗 3 个月无效应停药，但治疗结节性黄瘤可能需时 1 年。

4. 长期服用本品应补充脂溶性维生素，以肠道外途径给予。

【用法与用量】　口服，成人一日 15～30g，分 2～4 次，用餐前服。

【制剂与规格】　考来替泊散剂：5g。

427　考来烯胺
Colestyramine

【适应病症】

1. 2a 型高脂蛋白血症（高胆固醇血症）。本品降低血浆总胆固醇和低密度脂蛋白浓度，对血清甘油三酯浓度无影响或使之轻度升高，因此，对单纯甘油三酯升高者无效。

2. 胆管不完全阻塞所致的瘙痒。

【药理作用】　参阅本章"考来替泊"。

【不良反应】　多发生于服用大剂量及超过 60 岁的病人。有报道，长期服用本品偶尔可致骨质疏松。

1. 较常见　①便秘，通常程度较轻，短暂性，但可能很严重，可引起肠梗阻；②烧心感；③消化不良；④恶心、呕吐；⑤胃痛。

2. 较少见的有　①胆石症；②胰腺炎；③胃肠出血或胃溃疡；④脂肪泻或吸收不良综合征；⑤嗳气；⑥肿胀；⑦眩晕；⑧头痛。

【药物相互作用】　考来烯胺可延缓或降低其他与之同服的药物吸收，特别是酸性药物，减少了肝肠循环。这些药物包括：噻嗪类利尿药、普萘洛尔、地高辛和其他生物碱类药物、洛哌丁胺、保泰松、巴比妥酸盐类、雌激素、孕激素、甲状腺激素、华法林及某些抗生素，为避免药物相互作用的发生，可在本品服用前 1 小时或服用后 4～6 小时再服用其他药物。

【注意事项】

1. 便秘患者慎用。

2. 合并甲状腺功能减退症、糖尿病、肾病、血蛋白异常或阻塞性肝病患者，服用本品同时应对上述疾病进行治疗。

3. 长期服用应注意出血倾向；年轻患者用较大剂量易产生高氯性酸中毒。

4. 长期服用本品同时应补充脂溶性维生素（以肠道外给药途径为佳）。

5. 本品增加大鼠在服用强效致癌物质时的小肠肿瘤发生率。

6. 对孕妇和哺乳期婴儿的影响还缺乏人体研究。本品口服后几乎完全不被吸收，但可能影响孕妇或母乳对维生素及其他营养物质的吸收，对胎儿或乳儿产生不利影响。

7. 由于考来烯胺是离子交换树脂的氯化物形式，因此长期使用后可造成血氯过多酸中毒，特别是有报道患高氯血症的儿童服用本品可导致血叶酸浓度下降，建议治疗期间补充叶酸。

【禁忌证】

1. 对考来烯胺过敏的患者禁用。

2. 胆道完全闭塞的患者禁用。

3. 美国 FDA 妊娠期药物安全性分级为口服给药 C。

【给药说明】

1. 为防止误吸或食管不适，本品的粉剂应与 120～180ml 水或其他液体混合形成混悬液后再服用。

2. 疗程中出现便秘或症状加重，为防止肠梗阻的发生，本品应减量或停药。

3. 用于治疗高脂血症时须注意：①发生血浆胆固醇浓度反常性地增高时，应停用本品；②治疗 3 个月无效应停药，但治疗结节性黄瘤可能需时 1 年。

4. 用于治疗瘙痒症，症状缓解后剂量应减小。

【用法与用量】　口服。

1. 成人推荐量，一日 2～24g（无水考来烯胺），用于止痒，分 3 次于饭前服或与饮料搅匀服用。

2. 初始剂量，一日 4g（无水考来烯胺），分 2 次服用，维持剂量为一日 2～24g（无水考来烯胺），分 2 次或多次服用。

【制剂与规格】　考来烯胺散剂：9g（含 4g 无水考来烯胺）。

五、其　　他

428　普罗布考
Probucol

【适应病症】　高胆固醇血症。

【药理作用】

1. 调血脂作用　本品通过降低胆固醇合成、促进胆固醇分解使血胆固醇和低密度脂蛋白降低；通过改变高密度脂蛋白亚型的性质和功能、影响卵磷脂胆固醇酰基转移酶和胆固醇脂转移蛋白和载脂蛋白 E 的功能、使脂质化的胆固醇/总胆固醇比率回复正常等作用加强血高密度脂蛋白胆固醇的逆转运；通过抑制细胞间黏附因子-1 和 P-选择素的表达抑制单核细胞黏附到内皮细胞。因此本品可防治动脉粥样硬化及其所引起的心脑血管疾病。

2. 抗脂质过氧化作用   本品有显著的抗脂质过氧化作用，可抑制致炎因子、致动脉粥样硬化因子的基因表达和自由基介导的炎症，改善内皮舒张功能，从而抑制泡沫细胞和动脉粥样硬化斑块的形成、消退或减小动脉粥样硬化斑块。因此本品可抗血管成形术后再狭窄，并有消黄瘤作用。

【不良反应】

1. 常见   腹泻、腹痛、恶心、呕吐、消化不良。

2. 少见   头痛、头晕、感觉异常、失眠、耳鸣、皮疹、皮肤瘙痒等。

3. 罕见   心电图 Q-T 间期延长、室性心动过速、血小板减少、血管神经性水肿。

【药物相互作用】

1. 本品与可导致心律失常的药物，如三环类抗抑郁药及抗心律失常药和吩噻嗪类药物合用时，应注意不良反应发生的危险性增加。

2. 本品能加强香豆素类药物的抗凝血作用。

3. 本品能加强降糖药的作用。

4. 本品与环孢素合用时，与单独服用环孢素相比，可明降低后者的血药浓度。

【注意事项】

1. 服用本品对诊断有干扰：可使血氨基转移酶、胆红素、肌酸磷酸激酶、尿酸、尿素氮短暂升高。

2. 服用本品期间应定期检查心电图 Q-T 间期。

3. 服用三环类抗抑郁药、Ⅰ类及Ⅲ类抗心律失常药和吩噻嗪类药物的患者服用本品发生心律失常的危险性大。

4. 是否排泌进入乳汁尚不清楚，故不推荐用于孕妇及哺乳期妇女。

5. 在儿童的安全性未知，故不宜应用。

6. 美国 FDA 妊娠期药物安全性分级为口服给药 B。

【禁忌证】

1. 对本品过敏者禁用。

2. 有心肌损害、严重心律失常、不明原因晕厥者。

3. 用于本品可引起心电图 Q-T 间期延长和严重室性心律失常，故在下列情况忌用：①近期心肌损害，如新近心肌梗死者；②严重室性心律失常，如心动过缓者；③有心源性晕厥或有不明原因晕厥者；④有 Q-T 间期延长者；⑤正在使用延长 Q-T 间期的药物；⑥血钾或血镁过低者。

【给药说明】

1. 在应用本品调血脂治疗时须同时用饮食治疗。

2. 肾功能不全时本品剂量应减少。本品用于 65 岁以上老年人，其降胆固醇和低密度脂蛋白胆固醇的效果较年轻患者更为显著。

【用法与用量】   口服，成人一次 0.5g，一日 2 次，早、晚餐时服用。

【制剂与规格】   普罗布考片：①0.125g；②0.25g。

429 依折麦布（依泽麦布）
Ezetimibe

【适应病症】

1. 原发性高胆固醇血症。

2. 纯合子家族性高胆固醇血症（HoFH）。

3. 纯合子谷甾醇血症（或植物甾醇血症）。

【药理作用】

1. 本品附着于小肠绒毛刷状缘，抑制胆固醇的吸收，从而降低小肠中的胆固醇向肝脏中的转运，使得肝脏胆固醇贮量降低从而增加血液中胆固醇的清除。本品不增加胆汁分泌（如胆酸螯合剂），也不抑制胆固醇在肝脏中的合成（如他汀类）。

2. 与安慰剂比较，本品抑制小肠对胆固醇吸收的54%。他汀类减少肝脏合成胆固醇。两种药物合用可以进一步降低胆固醇水平，优于两种药物的单独应用。

3. 本品选择性抑制胆固醇吸收的同时并不影响小肠对甘油三酯、脂肪酸、胆汁酸、孕酮、乙炔雌二醇及脂溶性维生素A、D的吸收。本品和HMG-CoA还原酶抑制剂联合使用与任何一种药物单独治疗相比能有效改善血清中TC，LDL-C，ApoB，TG及HDL-C水平。

【不良反应】

1. 在本品与他汀类联合应用的对照研究中，曾发现血清氨基转移酶持续性升高（≥正常值上限3倍）。因此，当本品与他汀类联合应用时，治疗前应进行肝功能测定。

2. 在临床研究中，与对照组相比（安慰药或单独使用他汀类药物），本品引起肌病与横纹肌溶解症未增加。本品引起CPK大于正常值上限10倍的发生率为0.2%，安慰剂发生率为0.1%，本品与他汀类药物联用发生率为0.1%，单独使用他汀类药物发生率为0.4%。

【药物相互作用】 临床前研究表明本品无诱导细胞色素P_{450}药物代谢酶的作用。

1. 消胆胺 同时服用消胆胺可降低总依折麦布（依折麦布＋依折麦布葡萄糖苷酸）平均AUC约55%。在消胆胺基础上加用本品来增强降低LDL-C的作用时，其增强效果可能会因为上述相互作用而降低。

2. 非诺贝特 在药代动力学研究中，本品与非诺贝特联合用药时，非诺贝特增加总依折麦布浓度约1.5倍。如果患者接受本品与非诺贝特联合治疗时怀疑出现胆结石，则需进行胆囊检查，并考虑选择其他降脂治疗。

【注意事项】

1. 尚无关于孕期用药临床资料。动物实验表明，本品对妊娠、胚胎及胎儿发育、分娩及出生后新生儿发育均无直接或间接的不良影响。然而，孕妇仍应谨慎应用本品。

2. 在儿童和青少年（10～18岁）人群中本品的吸收及代谢与成年患者相近。根据总依折麦布的血浆浓度，青少年与成年人药代动力学并无差异。尚无小于10岁的儿童人群的药代动力学资料。儿童及青少年患者（9～17岁）的临床资料仅限于在HoFH及谷甾醇血症患者中。

3. 老年患者（大于65岁）总依折麦布的血浆浓度是年轻患者（18～45岁）的两倍。用药后LDL-C的降低量和安全性在老年患者与年轻患者中无显著差别。因此，老年患者无需调整用药剂量。

【禁忌证】

1. 对本品任何成分过敏者。

2. 活动性肝病，或不明原因的血清转氨酶持续升高的患者。

3. 美国 FDA 妊娠期药物安全性分级为口服给药 C。

【给药说明】

1. 在应用本品调血脂治疗时须同时用饮食治疗。

2. 用本品过程中如有氨基转移酶增高达 3 倍正常高限，或肌酸磷酸激酶显著增高或有肌炎，应停用本品。

3. 肾功能减退时本品剂量应减少。

【用法与用量】　口服，一次 10mg，一日 1 次，可单独服用或与他汀类联合应用或与非诺贝特联合应用。本品可在一日之内任何时间服用，可空腹或与食物同时服用，每日服药时间应相同。

【制剂与规格】　依泽（折）麦布片：10mg。

依泽（折）麦布辛伐他汀片：①依泽（折）麦布 10mg/辛伐他汀 40mg；②依泽（折）麦布 10mg/辛伐他汀 20mg。

430　鱼　　油
Fish Oil

【适应病症】　高三酰甘油血症。

【药理作用】　鱼油中含有丰富的 n-3 脂肪酸，主要成分为二十碳五烯酸（EPA，eicosapentanoic acid）和二十二碳六烯酸（DHA，docosahexaenoic acid）。临床上应用治疗剂量的鱼油（4g/d EPA 和 DHA），可有效降低 TG。同时，已有不少报道 n-3 脂肪酸可减少心血管疾病死亡率及猝死、心律失常、心肌梗死、心力衰竭发生的风险，但作用机制仍未十分明确。由于人类并不能通过自身合成不饱和脂肪酸，植物及海洋微生物的 n-3 脂肪酸成为人类饮食中不可缺少的要素。

n-3 脂肪酸可抑制肝脏 VLDL 合成和分泌，同时，促进血液中 TG 的水解以及 VLDL 与血管内皮的结合，从而降低 TG。鱼油降低 TG 的效果与使用剂量及基础 TG 水平有关。鱼油对于血 TG<1.0mmol/L 的患者几乎没有降脂作用。若 TG>2.3mmol/L，应用 4g/d 鱼油治疗，可使 TG 降低 30%。对于具有急性胰腺炎风险血 TG>5.5mmol/L 的患者，美国胆固醇成年人教育计划Ⅲ推荐鱼油与贝特类或烟酸类药物联合应用。

【不良反应】　摄入大剂量的鱼油可使出血时间延长，同时体外实验提示鱼油可使血栓素 A_2 及血小板活化因子活性降低。然而测定凝血时间或纤溶因子却不能证实鱼油具有相似的作用。另外，临床试验并没有发现应用鱼油使行冠状动脉旁路移植术、经皮冠状动脉成形术的患者出血事件增加。一项临床随机试验表明，500 例患者在行经皮冠状动脉球囊扩张术前 2 周给予 6.9g DHA 及 EPA 预处理（围手术期同时给予 325mg/d 阿司匹林及肝素注射），结果并没有发现出血的增加。另一项纳入 610 例冠脉旁路移植术患者的临床试验也得到类似的结果，该研究随机给予患者安慰剂或 4g/d 鱼油治疗，同时随机给予阿司匹林或华法林，使国际标准化指标控制在 2.5～4.2，1 年后并没有发现出血事件增加。鱼油是否影响国际标准化指标目前并没有大规模临床试验证实，但一项小规模试验提示鱼油并不干扰华法林的剂量调整。少数证据提示若患者同时接受华法林和鱼油治疗，建议将国际标准化指标控制在一个较低的目标值。

【用法与用量】 口服，成人 0.5～2g/d，分 3 次。

【制剂与规格】 多烯酸乙酯软胶囊（EPA+DHA 含量 85%）：0.25g。

参 考 文 献

[1] 张静，孟锦，陈克研，等. 丹田降脂丸联合依折麦布治疗高脂血症的临床研究[J]. 药物评价研究，2020，43（02）：299-303.

[2] 匡东东. 丹田降脂丸联合阿托伐他汀治疗高脂血症随机平行对照研究[J]. 实用中医内科杂志，2019，33（08）：28-30.

[3] 郑宇昕，李益萍，王肖龙. 丹田降脂丸对高脂血症的临床疗效及安全性 Meta 分析[J]. 世界中西医结合杂志，2018，13（08）：1049-1053.

[4] 梁忠明，姜丽萍. 丹田降脂丸治疗老年高脂血症的临床疗效[J]. 中国老年学杂志，2015，35（11）：2973-2975.

[5] 张功学. 复方降脂灵治疗中老年高脂血症的对照研究[J]. 中国医药指南，2009，7（24）：234-235.

[6] 史小映. 荷丹片联合苯扎贝特治疗高脂血症的临床研究[J]. 现代药物与临床，2018，33（12）：3175-3178.

[7] 杨福梅. 阿托伐他汀钙片联合荷丹片治疗混合型高脂血症的疗效观察[J]. 云南中医药杂志，2017，38（12）：31-32.

[8] 圣洪平，许敏芳，徐俊良. 荷丹片治疗高脂血症疗效观察与中医辨证分型研究[J]. 中国社区医师，2016，32（35）：125-126.

[9] 郭丽敏，林珊珊，龚晓娟，等. 降脂灵片联合阿昔莫司治疗高脂血症的临床研究[J]. 现代药物与临床，2019，34（06）：1673-1677.

[10] 赵雨朝. 降脂灵片联合瑞舒伐他汀钙治疗高脂血症的临床研究[J]. 中西医结合心脑血管病杂志，2018，16（18）：2698-2700.

[11] 张晓兰，沈洋，段雄波，等. 降脂灵片联合阿托伐他汀钙对高脂血症病人颈动脉斑块的影响[J]. 中西医结合心脑血管病杂志，2017，15（09）：1083-1085.

[12] 孙艳玲，王云振，刘晓匪. 解毒降脂片治疗高脂血症 70 例[J]. 光明中医，2014，29（12）：2581-2582.

[13] 谭克元. 辛伐他汀联合解毒降脂片治疗高脂血症的疗效观察[J]. 川北医学院学报，2007（05）：467-468.

[14] 刘卫红. 强力定眩片联合阿托伐他汀治疗高脂血症的疗效观察[J]. 中国药物经济学，2019，14（4）：94-96.

[15] 刘珊. 山楂降脂片治疗血脂异常（痰浊瘀阻证）的临床疗效观察[D]. 辽宁中医药大学，2019.

[16] 许宗凡，谢后光，邹双凤. 山楂精降脂片治疗高脂血症 68 例疗效观察[J]. 医学信息（中旬刊），2010，5（04）：877-878.

[17] 王志，马全龙. 首明片胶囊治疗原发性高脂血症临床研究[J]. 当代医学，2010，16（26）：52-53.

[18] 李尚华，水生权，朱旬. 分析阿托伐他汀片联合舒心降脂片对高血压患者血压及血脂水平的影响[J]. 中国医学创新，2015，12（08）：31-33.

[19] 方厚民，赖玡莉. 氨氯地平阿托伐他汀片与舒心降脂片联合使用对高血压伴血脂异常的效果探究[J]. 泰山医学院学报，2014，35（12）：1274-1275.

[20] 江晓涛，温俊茂，陈国铭，等. 松龄血脉康胶囊治疗高脂血症的 Meta 分析[J]. 中西医结合心脑血管病杂志，2019，17（04）：489-496.

[21] 师帅，褚瑜光，胡元会，等. 松龄血脉康胶囊治疗高脂血症的系统评价[J]. 中西医结合心脑血管病杂志，2018，16（24）：3583-3592.

[22] 周昱. 松龄血脉康胶囊联合阿托伐他汀钙片治疗血脂异常患者颈动脉粥样硬化疗效观察[J]. 新中医，2017，49（11）：15-17.

[23] 陈波，曹君娴，吴华慧，等. 荸荔降血脂治疗高脂血症临床疗效观察[J]. 中医药学刊，2004（07）：1183-1184.

[24] 林腾凤. 通脉降脂片治疗高脂血症的临床观察[J]. 湖北中医杂志，2011，33（05）：45.

[25] 陈炬烽，陈国通，方素钦，等. 通脉降脂片治疗高脂血症的临床观察[J]. 中国医院用药评价与分析，2008（06）：449-451.

[26] 娄彬，王德春，盛兴产，等. 心安宁片治疗高脂血症 62 例[J]. 江苏中医药，2003（03）：24-25.

[27] 何君杰，姜九，唐文锐，等. 心舒宝片联合瑞舒伐他汀治疗高脂血症的临床研究[J]. 现代药物与临床，2019，34（03）：672-676.

[28] 蔡少杭，陈晖，吴怡萍，等. 心舒宝片治疗高脂血症 120 例临床疗效观察[J]. 中国医疗前沿，2013，8（04）：38-39.

[29] 靳彤. 血脂康联合小剂量瑞舒伐他汀治疗高脂血症患者的疗效性和安全性分析[J]. 现代诊断与治疗，2019，30（19）：3382-3384.

[30] 高凌俊. 血脂康胶囊联合依折麦布治疗老年高脂血症的疗效观察[J]. 中西医结合心脑血管病杂志，2019，17（17）：2633-2634.

[31] 郭淑惠. 用血脂康与辛伐他汀治疗血脂异常的效果及安全性对比[J]. 当代医药论丛，2019，17（15）：128-130.

[32] 李剑平，余国友. 血脂灵片治疗高脂血症 70 例临床疗效观察[J]. 浙江预防医学，2001（10）：53-54.

[33] 张玮琛, 桂玉然, 龙欢, 等. 银丹心脑通联合小剂量辛伐他汀治疗高血压合并高脂血症临床观察[J]. 湖南中医药大学学报, 2019, 39（07）: 913-917.

[34] 师帅, 褚瑜光, 宋庆桥, 等. 银丹心脑通软胶囊治疗高脂血症疗效及安全性系统评价[J]. 西部中医药, 2019, 32（05）: 44-50.

[35] 王周远. 银丹心脑通软胶囊辅治青年高血压合并高脂血症疗效观察[J]. 实用中医药杂志, 2019, 35（03）: 296-297.

[36] 杨东, 段喜顺. 银丹心脑通软胶囊联合依折麦布治疗高脂血症的临床研究[J]. 现代药物与临床, 2018, 33（11）: 2813-2817.

[37] 冯丹. 脂必妥片对老年血脂异常患者血脂及超敏 C 反应蛋白的影响[J]. 中国实用医药, 2015, 10（15）: 151-152.

[38] 黄南. 脂必妥片治疗高脂血症的疗效观察[J]. 中国医药指南, 2012, 10（12）: 657-658.

[39] 赵秀敏, 李风学, 谷婧. 脂康颗粒治疗高脂血症的临床研究[J]. 中国医药导报, 2017, 14（20）:（117-119）, 124.

[40] 李辉. 脂康颗粒联合瑞舒伐他汀对高脂血症患者血管内皮功能及 TNF-α、IL-1 的影响[J]. 中西医结合心脑血管病杂志, 2015, 13（03）: 290-292.

[41] 王成章, 杨红霞, 马丽苹, 等. 脂康颗粒治疗老年高脂血症 80 例临床观察[J]. 华北国防医药, 2006（05）: 341-342.

[42] 李晓强. 茶色素胶囊治疗血脂异常临床验证总结[J]. 实用医技杂志, 2007（22）: 3004-3005.

[43] 张丛相, 张振建. 茶色素胶囊治疗高脂血症的临床观察[J]. 湖北中医杂志, 2001（02）: 26.

[44] 李世才, 马淑贞, 张铨学, 等. 茶色素治疗高脂血症 100 例临床疗效观察[J]. 新疆医学, 2000（01）: 43-44.

[45] 冯青, 陈鸿仪. 盾叶冠心宁片联合氟伐他汀治疗高脂血症的临床研究[J]. 现代药物与临床, 2019, 34（12）: 3554-3557.

[46] 张楠, 张杰, 刘志礼, 等. 盾叶冠心宁片治疗高脂血症的临床试验研究[J]. 中西医结合心脑血管病杂志, 2009, 7（03）: 255-256.

[47] 赵菲. 降脂通络软胶囊治疗原发性高脂血症（气滞血瘀证）的临床观察[D]. 黑龙江中医药大学, 2017.

[48] 刘志信. 降脂通络软胶囊治疗气滞血瘀型高脂血症的临床效果[J]. 临床合理用药杂志, 2016, 9（21）: 90-92.

[49] 谢英, 和渝斌, 张世新, 等. 降脂通络软胶囊联合阿托伐他汀钙片治疗混合型高脂血症的临床研究[J]. 中国中西医结合杂志, 2014, 34（09）: 1059-1063.

[50] 李蓉, 张胅华, 曹磊, 等. 薯蓣皂苷片治疗高脂血症的系统评价[J]. 中国药房, 2011, 22（19）: 1806-1810.

[51] 师帅, 胡元会, 张丽梅, 等. 泰脂安治疗高脂血症的系统评价[J]. 中西医结合心脑血管病杂志, 2019, 17（23）: 3665-3672.

[52] 尹义军, 金道群. 泰脂安胶囊对血脂的调节作用及其对血小板聚集功能的影响[J]. 时珍国医国药, 2013, 24（04）: 863-865.

[53] 唐震, 张晓宇, 张旭, 等. 心血宁片治疗气滞血瘀证原发性高脂血症的临床研究[J]. 中华中医药学刊, 2013, 31（07）: 1505-1507.

[54] 张娟, 李莉, 崔天祥, 等. 玉金方片剂的临床应用研究[J]. 中国实用神经疾病杂志, 2006（03）: 29-32.

[55] 李莉, 张娟, 崔天祥, 等. 玉金方胶囊临床应用 300 例疗效分析[J]. 中国基层医药, 2006（04）: 604-606.

第十章 尿 崩 症

概 述

尿崩症是指由于各种原因使抗利尿激素（ADH）（又名精氨酸加压素，AVP）分泌不足或缺乏（又称中枢性或垂体性尿崩症），或肾脏对 ADH 反应缺陷（又称肾性尿崩症）而引起的一组症状群，临床特点为多尿、烦渴、低比重尿和低渗尿。临床上多数是 ADH 缺乏导致的中枢性尿崩症，也有部分是肾小管对 ADH 的反应障碍导致的肾性尿崩症，也有各种因素导致饮水过多所表现的多饮、多尿症状。

根据发病原因，目前可将其分为 4 类，其病因和治疗各不相同，可分为中枢性尿崩症、肾性尿崩症、妊娠期尿崩症及先天性渴感异常尿崩症。临床常见的是中枢性和肾性尿崩症。

对各种类型症状严重的尿崩症患者，都应该及时纠正高钠血症，正确补充水分，恢复正常血浆渗透压。教育患者必要时应该调节药量，避免一些潜在危险的发生。

第一节　中枢性尿崩症

中枢性尿崩症可见于任何年龄，通常在儿童期或成年早期发病，其症状的严重程度取决于引起 AVP 合成与分泌受损的部位和程度。引起中枢性尿崩症的因素有多种，如肿瘤、创伤、炎性病变、脑血管病变等。有明确病因者称为继发性尿崩症。部分患者颅内无病变，病因不明，称为特发性。可能为常染色体隐性遗传，多系与 ADH 合成有关的基因缺陷所致。约 30% 的病人为原发性尿崩症（原因不明或特发性），25% 与脑部、垂体、下丘脑部位的肿瘤有关（包括良、恶性肿瘤），16% 继发于脑部创伤，20% 发生于颅部术后。

药物治疗时，可使用激素替代疗法（去氨加压素等）或其他药物治疗（氢氯噻嗪等）。

431　加　压　素
Vasopressin

【适应病症】

1. 中枢性尿崩症、头部手术或外伤所致暂时性尿崩症的治疗。

2. 中枢性尿崩症、肾性尿崩症的鉴别诊断试验。

【药理作用】　通过提高肾集合管上皮细胞的通透性而增加水的重吸收，使尿量减少，尿渗透压升高；超生理剂量时可使血管平滑肌收缩，对毛细血管和小动脉的作用更明显，并可使胃肠道平滑肌收缩。对咯血和食管静脉曲张破裂出血的患者，因使小动脉收缩、血流减慢、降低了肺静脉或门静脉压力而减少出血。本品也可增加 ACTH、生长激素和促卵泡素的分泌。

【不良反应】

1. 过敏反应，表现为发热、皮肤发红、荨麻疹，手、足、颜面、口唇肿胀，胸闷、支气管痉挛等，较少见。

2. 大剂量应用时，可出现血压升高、心律失常、心绞痛或心肌梗死，周围血管收缩引起血栓形成、坏疽，较少见。

3. 水中毒，儿童及老年人较易发生，常发生在尿量减少后仍大量饮水，但较少见。表现为神志模糊、持续性头痛、尿少、抽搐、体重增加，严重时昏迷。

4. 腹部或胃部绞痛、嗳气、腹泻、头晕、出汗增多、肠蠕动增加、恶心、呕吐、皮肤和口唇周围苍白以及肢体颤抖等，均少见，与剂量过大或个体敏感性有关。

【药物相互作用】

1. 与卡马西平、氯磺丙脲或安妥明合用时能增强本品的抗利尿作用。

2. 与锂制剂、去甲肾上腺素或脱甲氯四环素合用时，可减弱本品的抗利尿作用。

【注意事项】　下列情况慎用：哮喘、癫痫、偏头痛、心功能不全、冠心病、高血压及慢性肾功能不全者。

【禁忌证】　因本品可有部分催产素效应，妊娠期禁；对本品过敏者禁用。

【给药说明】　加压素-水剂注射液一般不作为中枢性尿崩症长期治疗用药，仅作为手术、外伤、昏迷等情况时短期使用，但应注意出入液量平衡。还用于诊断中枢性尿崩症的禁水-加压素试验。中枢性尿崩症患者的长期治疗常使用鞣酸加压素-油质注射液。

【用法与用量】

1. 中枢性尿崩症的诊断　禁水-加压素试验时，成人皮下注射加压素-水剂 3mg 后，继续禁水 2 小时，测血和尿渗透压、尿量、尿比重、血压、脉率等。儿童用量酌减。

2. 中枢性尿崩症患者的长期治疗　常使用鞣酸加压素-油质注射液，起始剂量 2～4mg，每 3～6 日注射 1 次，根据维持时间和尿量调整剂量和注射间隔时间。

【制剂与规格】 加压素注射液（水剂注射液）：①1ml：6mg；②1ml：12mg。

鞣酸加压素注射液（油质注射液）：5ml：100mg。

432　卡 马 西 平
Carbamazepine

【适应病症】 中枢性部分尿崩症，可以单用或与氯磺丙脲或氯贝丁酯等合用。

【药理作用】 促进抗利尿激素（ADH）的分泌或提高效应器对 ADH 的敏感性。

【不良反应】

1. 本品可刺激抗利尿激素分泌，引起水的潴留和容量扩大以及稀释性低钠血症，患者出现失水、无力、恶心、呕吐和精神紊乱，神经系统异常，昏睡以及痫性发作增多。虽然这些症状亦可能与其他不良反应有关，但低钠血症仍被认为是主要的可能性。值得注意的是，有 1 例合并无菌性脑膜炎的肌阵挛性癫痫患者，接受本品治疗后引起脑膜炎的复发。

2. 最常见的是中枢神经系统反应，表现为视物模糊、复视、眼球震颤。常见的不良反应有恶心、呕吐、高血压、低血压、头晕、嗜睡、笨拙、精神错乱。

3. 较少见不良反应　①变态反应；②Stevens-Johnson 综合征或中毒性表皮坏死溶解症（toxic epidermal necrolysis），皮疹，荨麻疹，瘙痒；③儿童行为障碍；④严重腹泻；⑤稀释性低钠血症或水中毒，表现为精神紊乱，激怒或敌对行为，特别是老年人中为多，持续性头痛，癫痫发作频率增加；严重恶心、呕吐和偶有失水、无力等；⑥红斑狼疮样综合征，表现为皮疹、荨麻疹、瘙痒、发热、骨关节痛及少见的疲劳或无力等。

罕见不良反应：①腺体瘤或淋巴腺瘤；②血液恶变质包括再生不良性贫血；③急性间歇性卟啉病，粒细胞减少，白细胞增多或减少，全细胞减少和血小板减少，骨髓抑制；④心血管影响，包括心律失常、房室传导阻滞、心动过缓、充血性心力衰竭、水肿晕厥等；⑤中枢神经毒性反应，表现为说话困难、口齿不清，精神抑郁、心神不定、强直以及幻听，不能控制的躯体运动，视幻觉等；⑥肝炎，表现为黄尿，大便变白，皮肤眼睛发黄；⑦低钙血症；⑧肾中毒、急性肾功能衰竭或水中毒；⑨感觉异常或周围神经病；⑩血管性水肿、肺炎等。

药物过量产生的症状有：无尿、少尿或尿潴留；心血管影响（包括传导阻滞、心律失常）；高血压、低血压；休克；恶心、呕吐；共济失调，手足徐动或偏侧投掷运动；抽搐，以儿童多见；反射亢进；运动减少、瞳孔散大；震颤、呼吸抑制。上述过量症状可在过量服药后 1～3 小时内出现。

此外，由于本品的化学结构与三环类抗抑郁药相似，可能会激发潜在精神病以及老年人的精神紊乱或激动不安。中枢神经系统的不良反应发生率随着血药浓度增高（大于 8.5～10μg/ml）而增多。

【药物相互作用】

1. 丙戊酸钠及新型抗癫痫药萘咪酮（nafimidone）、登齐醇（denzimol）、司替戊醇（stiripentol）等可抑制本品的代谢；苯巴比妥、苯妥英钠、扑米酮可诱导本品的代谢；此外，本品有诱导丙成酸的肝毒性代谢产物增加的趋势，可缩短乙琥胺和氯硝西泮的半衰期。本品对苯妥英钠的作用不恒定，两药合用时须监测血药浓度。

2. 雷诺嗪，主要由 CYP3A4 代谢。本品与之合用，雷诺嗪的血药浓度大幅下降，两者合用为禁忌。

3. 与奈法唑酮、伏立康唑或奈非那韦合用，CYP3A4 调节的这些药物或其活性代谢物的代谢被诱导，血药浓度降低，而 CYP3A4 调节的本品的代谢被抑制，血药浓度上升，出现毒性的风险增加。与奈法唑酮或伏立康唑合用为禁忌。

4. 与腺苷合用，对心脏传导的作用相加，传导阻滞的风险加大。

5. 与曲马朵、厄洛替尼、伊马替尼、拉帕替尼、达沙替尼、舒尼替尼、尼罗替尼、依曲韦林、洛匹那韦、地拉韦啶、马拉韦罗、依立替康、伊沙匹隆、托伐普坦、屈奈达隆、他克莫司、西罗莫司、坦罗莫司，多西环素等 CYP3A4 的底物合用，这些药物或其活性代谢物的代谢被本品诱导，因而血药浓度降低，应避免。如必须合用，应增加这些药物的剂量并严密监测出现毒性反应的可能。

6. 与氯氮平合用，CYP3A4 调节的氯氮平的代谢被诱导，而两药骨髓抑制和神经毒性的作用叠加。

7. 与对乙酰氨基酚合用使肝脏毒性增加，并可加速后者的代谢，疗效降低。

8. 与香豆素类抗凝药合用，由于本品对肝药酶的诱导作用，抗凝药的血浓度降低，半衰期缩短，抗凝作用减弱，应监测凝血酶原时间，调整药量。

9. 与碳酸酐酶抑制药合用可引起骨质疏松的危险性增加，出现早期症状时碳酸酐酶抑制药即应停用，必要时给予相应的治疗。

10. 与氯磺丙脲、氯贝丁酯、去氨加压素、赖氨加压素（lypressin）、垂体后叶素、加压素等合用，可加强抗利尿作用，合用的各药都需减量。

11. 与含雌激素的避孕药、环孢素、洋地黄类（可能地高辛除外）、雌激素、左甲状腺素或奎尼丁合用时，由于本品对肝药酶的诱导，可加快上述药物的代谢，降低疗效，用量应作调整。

12. 氨己烯酸、达芦那韦、右丙氧芬以及红霉素、醋竹桃霉素可抑制本品的代谢，使其血药浓度升高，引起不良反应。

13. 氟哌啶醇、洛沙平、噻吨类、马普替林或三环类抗抑郁药可使本品及其活性代谢产物的血浓度升高，可引起不良反应。此外，上述药物可降低惊厥阈，从而降低本品的抗癫痫疗效，需调整上述药物的用量以控制癫痫发作。

14. 与锂盐合用可引起严重的神经毒性。锂盐还可以降低本品的抗利尿作用。

15. 可以降低诺米芬辛（nomifensine）的吸收并加快其清除。

【注意事项】

1. HLA-B*1502 等位基因阳性者，使用本品出现 Stevens-johnson 综合征、中毒性表皮坏死等致死性的皮肤反应的风险大。亚洲人包括南亚印度人该基因阳性者极为普遍。使用本品前如条件许可，应测试该基因，阳性者不能使用本品。

2. 有引起再生障碍性贫血和粒细胞减少的报道，用药前应做血液学检查供对照。用药过程中如出现白细胞和血小板计数降低或减少，应严密监测。如出现明显的骨髓抑制的证据，应考虑停药。

3. 本品能通过胎盘，妊娠期妇女用药的胎儿致畸作用低于苯妥英钠及扑米酮，脊柱裂的发生率为 0.5%。

4. 本品能随乳汁分泌，约为血药浓度的 60%，哺乳期妇女服用可能对乳儿有危害。

5. 老年患者对本品敏感者多，可引起精神错乱或激动不安、焦虑、房室传导阻滞或心动过缓。

6. 不典型失神发作史的患者，全身痉挛发作的频率可能增加。

7. 心电图异常或心脏传导障碍史的患者，出现房室传导阻滞的风险增加。

8. 有药物过敏反应史的患者，有出现交叉过敏的风险。

9. 眼内压升高患者，由于本品的抗胆碱作用，病情可加重。

10. 精神病史患者，有激活潜在精神病的风险。

11. 有报道，使用本品，自杀的风险增加。

12. 对临床试验的干扰　可使血尿素氮、ALT、AST、碱性磷酸酶、血清胆红素、尿糖、尿蛋白含量测试值升高；甲状腺功能试验值降低；血钙浓度降低。

13. 下列情况应慎用　①乙醇中毒；②心脏损害，包括器质性心脏病和充血性心脏病；③冠状动脉病，④糖尿病；⑤青光眼；⑥对其他药物有血液方面不良反应史的患者（易产生卡马西平诱发骨髓抑制的危险）；⑦肝损害，抗利尿激素分泌异常，其他内分泌异常及紊乱，可能使垂体功能低下、甲状腺功能低下或肾上腺皮质功能减退所引起的低钠血症加剧；⑧有本品治疗中断史；⑨肾损害；⑩肝卟啉病，有报道可引起急性发作，应避免使用本品。

14. 用药期间注意随访检查　①全血细胞计数，包括血小板和网织红细胞以及血清铁检查。在给药前检查一次，治疗开始后经常复查达 2～3 年；②尿常规；③血尿素氮；④肝功能试验；⑤卡马西平血浓度测定。

【禁忌证】

1. 对本品或三环类化合物过敏者。

2. 有骨髓抑制史者。

3. 禁与单胺氧化酶抑制药合用，禁在单胺氧化酶停药不足 2 周内使用者。

4. 美国 FDA 妊娠期药物安全性分级为口服给药 D。

【给药说明】

1. 饭后立即服药，可减少胃肠道反应。漏服时应尽快补服，不得一次补服双倍量，可在 1 日内分次补足用量。如已漏服 1 日以上，注意有可能复发。

2. 遇有下列情况应停药　①肝脏中毒症状或活动性肝病，有骨髓抑制的明显证据，如血红蛋白<110g/L，白细胞<4×10⁹/L，血小板<100×10⁹/L 时应立即停药。其中以白细胞下

降为最常见，但如癫痫只有应用本品才能控制，其他药物无效时可考虑减量，密切随访白细胞计数，可能会停止下降，逐渐回升，那时再加大剂量，以达到控制癫发作的剂量。②有心血管方面不良反应或皮疹出现，治疗应即停止。③用作特异性疼痛综合征的止痛时，如果疼痛完全缓解，应每月试行减量或停药。

3. 过量时的治疗　过量时需催吐或洗胃，给予药用炭或轻泻药阻止吸收，采取加速排泄的措施，如利尿。仅在严重中毒并有肾功能衰竭时才有指征做血液透析。小儿严重中毒时可能需换血，须持续观察呼吸、心功能、血压、体温、瞳孔反应、肾和膀胱功能数日。如有呼吸抑制，须作气管插管，给氧进行人工呼吸。血压降低和休克时，抬高双下肢、应用血容量扩张剂及升压药。惊厥时需要用地西泮或巴比妥类药，但这两类药可能增加呼吸抑制、低血压和昏迷，患者如在过去 1 周内用过单胺氧化酶抑制剂时不宜用本品。血液异常，如有骨髓抑制的证据，则应停用本品。每天做全血、血小板与网织红细胞计数，做骨髓穿刺以观察恢复情况，如有再生不良性贫血发生，则应采取相应的措施。

【用法与用量】　尿崩症，成人单用时一日 0.3～0.6g，如与其他抗利尿药合用，每日 0.2～0.4g，分 3 次服用。

【制剂与规格】　卡马西平片：①0.1g；②0.2g。

卡马西平缓释片：0.2g。

卡马西平胶囊：0.2g。

卡马西平缓释胶囊：0.1g。

433　氯贝丁酯
Clofibrate

【适应病症】　用于治疗尿崩症。

【药理作用】　刺激垂体后叶释放出抗利尿素。

【不良反应】

1. 长期用本品使胆石症、胆囊炎患者加剧而需手术。

2. 有增加周围血管病、肺栓塞、血栓性静脉炎、心绞痛、心律失常和间歇性跛行发生的危险。

3. 临床上偶见胸痛、气短、心绞痛；血肌酸磷酸激酶和血清转氨酶增加，但并非由于心肌梗死。

4. 临床上常见的不良反应有腹泻与恶心；较少见的不良反应有：①心律失常；②白细胞减少或贫血而有发热、寒战、咳嗽、声哑、背痛、排尿困难；③因肾脏毒性作用而见血尿、尿少、脚与下肢浮肿。

5. 临床上少见但持续存在时须加注意的不良反应有：流感样综合征或肌炎（肌痛、乏力、常见于有肾病者，并常伴有肌酸磷酸激酶和血转氨酶增高），头痛、胃痛、性功能减退、呕吐等。

6. 用本品治疗高脂血症，可降低非致命性心肌梗死发生率，但并不一定减少心血管病的死亡率和致命性心肌梗死的发生。本品有增加非心血管原因引起死亡的危险。

【药物相互作用】

1. 本品与抗凝药同时使用时，可明显增加其抗凝作用，故须经常测定凝血酶原时间以调整抗凝药剂量，使之维持在理想的范围内，预防出血并发症的出现。

2. 本品与呋塞米同时使用，可增加两者各自的效果，可引起肌病、肌僵直和利尿，尤其对于低蛋白血症者。

3. 本品可替换酸性药物如苯妥英钠或甲苯磺丁脲的蛋白结合位点，因此当与上述药物或其他高蛋白结合率的药物合用时,应注意可使后者的药效增加,如与口服降糖甲苯磺丁脲合用,使其降糖作用加强。

4. 本品有可能引起肌病或横纹肌溶解，因此应尽量避免与 HMG-CoA 还原酶抑制剂，如普伐他汀、辛伐他汀等合用，以减少两者严重肌肉毒性发生的危险。

【注意事项】

1. 下列情况慎用　①胆石症，本品可使胆道并发症增多。②肝功能不全，此时蛋白结合率减少但半衰期不变。③甲状腺功能亢进，本品可激发肌病。④溃疡病，可能促使其再活动。⑤肾功能不全，清除率降低使不良反应发生率增加，尤其是肌病。⑥对本品不耐受。

2. 用药期间定期检查　①全血象计数，尤其治疗前有贫血或白细胞计数减少者。②血肌酸磷酸激酶，尤其在尿毒症患者。③肝功能试验包括血清氨基转移酶。④血脂水平。

3. 在使用本品过程中，如有血清淀粉酶增高、肝功能异常、血胆固醇、低密度脂蛋白增高，须停药。

4. 对诊断的干扰　①血肌酸磷酸激酶可能升高，尤其在肾功能衰竭或低白蛋白血症时。②血浆 β 脂蛋白可能升高，此时血极低密度脂蛋白极低，但血低密度脂蛋白反而增高。③血浆纤维蛋白原可能降低。④血清门冬氨酸氨基转移酶和丙氨酸氨基转移酶可能增高。⑤本品可导致肌痛、肌炎、肌病及横纹肌溶解，有时可合并血肌酸磷酸激酶升高，因此对于那些具有某些危险因素可导致继发于横纹肌溶解的肾衰竭的患者,应考虑停药,如急性严重感染、低血压、大型手术、创伤、严重的代谢、内分泌或电解质失调、癫痫活动等。如血肌酸磷酸激酶显著升高或肌炎诊断成立，则应停药。

5. 在治疗血脂异常的同时，还需关注和治疗可引起血脂异常的各种原发病，如甲状腺功能减退、糖尿病等。

6. 某些药物也可能引起血甘油三酯升高，如雌激素、噻嗪类利尿药和 β 阻滞剂等，停药后，则不再需要相应的调脂治疗。

7. 饮食疗法始终是治疗高血脂的首要方法，加上锻炼和减轻体重等方式，都将优于任何形式的药物治疗。

8. 鉴于本品可导致肿瘤发生，加重胆囊疾病等方面的不良反应，应严格限制其适应证在适当的范围内。并且在没有显著疗效的情况下，应予以停药。

9. 育龄妇女及孕妇不推荐使用此药。

10. 妊娠妇女禁止使用，本品对妊娠的影响的研究不充分，目前尚不知本品是否会对胎儿造成危害或影响生殖功能，但动物实验表明，本品可通过胎盘屏障，在胎儿体内蓄积，血浆药物浓度较母体更高，可能是排出本品的酶系在胎儿期尚未出现。

11. 哺乳期妇女禁用，因本品的活性代谢物可排泌进入乳汁。

12. 老年人如有肾功能不良，须适当减少本品剂量。

13. 目前尚无有关本品药物过量的报道，如发生药物过量，应针对中毒症状采取相应支持疗法。

【禁忌证】

1. 对氯贝丁酯过敏者禁用。

2. 原发性胆汁性肝硬化的患者禁用，因本品可促进胆固醇排泄增多，使原已较高的胆固醇水平增加。

3. 有肝肾功能不全的患者禁用，因为在肾功不全的患者服用本品有可能导致横纹肌溶解和严重高血钾。

【给药说明】

1. 为减少胃肠道反应，本品宜与饮食同进。

2. 用药期间定期检查：①全血象计数，尤其治疗前有贫血或白细胞计数减少者；②血肌酸磷酸激酶，尤其在尿毒症患者；③肝功能试验包括血清氨基转移酶，在治疗前、最初 2 月每月、以后每 2 月各检查一次，起效后每 4 月检查一次；④血清低密度和极低密度脂蛋白，在治疗前、最初数月每 2 周，以后每月检查血清胆固醇和甘油三酯，疗效稳定后定期复查。

【用法与用量】 口服，成人常用量为一次 0.25～0.5g，一日 3～4 次。

【制剂与规格】 氯贝丁酯胶囊：①0.25g；②0.5g。

434　氯磺丙脲
Chlorpropamide

【适应病症】 中枢性尿崩症。

【药理作用】 本品还具有抗利尿作用，可降低游离水的清除，于部分性尿崩症患者，可加强残存的抗利尿激素作用。

【不良反应】

1. 可有腹泻、恶心、呕吐、头痛、胃痛或不适。

2. 较少见的有皮疹。

3. 少见而严重的有黄疸、肝功能损害、骨髓抑制、粒细胞减少（表现为咽痛、发热、感染）、血小板减少症（表现为出血、紫癜）等。

4. 可引起水钠潴留、低血钠症。

【药物相互作用】

1. 与酒精同服时，可以引起腹部绞痛、恶心、呕吐、头痛、面部潮红和低血糖。

2. 与 β 受体阻滞剂同用，可增加低血糖的危险，而且可掩盖低血糖的症状，如脉率增快、血压升高；小量用选择性 β 受体阻滞剂如阿替洛尔（atenolol）和美托洛尔（metoprolol）造成此种情况的可能性较小。

3. 氯霉素、胍乙啶、胰岛素、单胺氧化酶抑制剂、保泰松、羟保泰松、丙磺舒、水杨酸盐、磺胺类与本品同时用，可加强降血糖作用。

4. 肾上腺皮质激素、肾上腺素、苯妥英钠、噻嗪类利尿剂、甲状腺素可增加血糖水平，与本类药同用时，可能需增加本类药的用量。

5. 香豆素类抗凝剂与本类药同用时，最初彼此血浆浓度皆升高，但以后彼此血浆浓度皆减少，故需要调整两者的用量。

【注意事项】

1. 下列情况应慎用体质虚弱、高热、恶心和呕吐、甲状腺功能亢进、老年人。

2. 用药期间应定期测血糖、尿糖、尿酮体、尿蛋白和肝、肾功能，并进行眼科检查等。

3. 排泄较甲苯磺丁脲慢，不要在晚上、尤其不进食情况下服药，易发生低血糖，引起低血糖反应时间持久而严重，纠正低血糖后也要注意观察 3～5 日。

【禁忌证】 下列情况应禁用：

1. 1 型糖尿病人。

2. 2 型糖尿病人伴有酮症酸中毒、昏迷、严重烧伤、感染、外伤和重大手术等应激情况。

3. 肝、肾功能不全和心衰患者。

4. 对磺胺药过敏者。

5. 白细胞减少的病人。

【给药说明】

1. 动物试验和临床观察证明磺酰脲类降血糖药物可造成死胎和胎儿畸形，孕妇不宜服用。本类药物可由乳汁排出，乳母不宜服用，以免婴儿发生低血糖。

2. 老年病人及有肾功能不全者对本类药的代谢和排泄能力下降，用药量应减少，不宜用长效制剂。

【用法与用量】 对成人尿崩症，每次 0.1～0.2g，每日一次，每 2～3 日按需递增 50mg，最大剂量 0.5g。

【制剂与规格】 氯磺丙脲片：① 0.1g；② 0.25g。

435　氢氯噻嗪（双氢克尿噻）
Hydrochlorothiazide

【适应病症】 中枢性或肾性尿崩症。

【药理作用】

1. 对水、电解质排泄的影响　①利尿作用：尿钠、钾、氯、磷和镁等离子排泄增加，而对尿钙排泄减少。本品作用机制主要抑制远端小管前段和近端小管（作用较轻）对氯化钠的重吸收，从而增加远端小管和集合管的 Na^+-K^+交换，K^+分泌增多。本品能不同程度地抑制碳酸酐酶活性，故能解释其对近端小管的作用。本品还能抑制磷酸二酯酶活性，减少肾小管对脂肪酸的摄取和线粒体氧耗，从而抑制肾小管对 Na^+、Cl^-的主动重吸收。②降压作用：除利尿排钠作用外，可能还有肾外作用机制参与降压，可能是增加胃肠道对 Na^+ 的排泄。

2. 对肾血流动力学和肾小球滤过功能的影响　由于肾小管对水、Na^+重吸收减少，肾小管内压力升高，以及流经远曲小管的水和 Na^+增多，刺激致密斑通过管-球反射，使肾内肾素、血管紧张素分泌增加，引起肾血管收缩，肾血流量下降，肾小球入球和出球小动脉收缩，肾小球滤过率也下降。

【不良反应】 大多不良反应与剂量和疗程有关。

1. 水、电解质紊乱所致的副作用较为常见。低钾血症较易发生与噻嗪类利尿药排钾作用有关，长期缺钾可损伤肾小管，严重失钾可引起肾小管上皮的空泡变化，以及引起严重快速性心律失常等异位心律。低氯性碱中毒或低氯、低钾性碱中毒，噻嗪类特别是氢氯噻嗪常明显增加氯化物的排泄。此外低钠血症亦不罕见，导致中枢神经系统症状及加重肾损害。脱水造成血容量和肾血流量减少亦可引起肾小球滤过率降低。上述水、电解质紊乱的临床常见反应有口干、烦渴、肌肉痉挛、恶心、呕吐和极度疲乏无力等。

2. 高糖血症。本药可使糖耐量降低，血糖升高，此可能与抑制胰岛素释放有关。

3. 高尿酸血症。干扰肾小管排泄尿酸，少数可诱发痛风发作。由于通常无关节疼痛，故高尿酸血症易被忽视。

4. 过敏反应，如皮疹、荨麻疹等，但较为少见。

5. 血白细胞减少或缺乏症、血小板减少性紫癜等亦少见。

6. 其他如低血压、便秘、腹泻、食欲缺乏、胆囊炎、性功能减退、光敏感、肌痉挛、头痛、头昏、感觉异常、视物模糊、色觉障碍、黄视症、静坐不能等，但较罕见。

7. 严重的不良反应　心律失常（罕见）、湿疹（罕见）、史-约（Stevens-Johnson）综合征（罕见）、中毒性表皮坏死（罕见）、胰腺炎（罕见）、造血功能障碍（罕见）、肝毒性（罕见）、系统性红斑狼疮（罕见）、肺水肿（罕见）、闭角型青光眼。

【药物相互作用】

1. 与降压药合用时，利尿降压作用均加强。

2. 与抗痛风药合用时，后者应调整剂量。

3. 与肾上腺皮质激素、促肾上腺皮质激素、雌激素、两性霉素 B（静脉用药）合用，能降低本药的利尿作用，增加发生电解质紊乱的机会，尤其是低钾血症。

4. 与非甾体类消炎镇痛药尤其是吲哚美辛合用，能降低本药的利尿作用，与前者抑制前列腺素合成有关。

5. 与拟交感胺类药物合用，利尿作用减弱。

6. 与考来烯胺（消胆胺）合用，能减少胃肠道对本药的吸收，故应在口服考来烯胺 1 小时前或 4 小时后服用本药。

7. 与多巴胺合用，利尿作用加强。

8. 使抗凝药作用减弱，主要是由于利尿后机体血浆容量下降，血中凝血因子水平升高，加上利尿使肝脏血液供应改善，合成凝血因子增多。

9. 降低降糖药的作用。

10. 洋地黄类药物、胺碘酮等与本药合用时，应慎防因低钾血症引起的副作用。

11. 与锂制剂合用，因本药可减少肾脏对锂的清除，增加锂的肾毒性。

12. 乌洛托品与本药合用，其转化为甲醛受抑制，疗效下降。

13. 增强非去极化肌松药的作用，与血钾下降有关。

14. 与碳酸氢钠合用，发生低氯性碱中毒机会增加。

【注意事项】

1. 交叉过敏　与磺胺类药物、呋塞米、布美他尼、碳酸酐酶抑制剂有交叉反应。

2. 对诊断的干扰　可致糖耐量降低、血糖、尿糖、血胆红素、血钙、血尿酸、血胆固醇、甘油三酯、低密度脂蛋白浓度升高，血镁、钾、钠及尿钙降低。

3. 下列情况慎用　①无尿或严重肾功能减退者，因本类药效果差，应用大剂量时可致药物蓄积，毒性增加。②糖尿病。③高尿酸血症或有痛风病史者。④严重肝功能损害者，水、电解质紊乱可诱发肝昏迷。⑤高钙血症。⑥低钠血症。⑦红斑狼疮，可加重病情或诱发活动。⑧胰腺炎。⑨交感神经切除者（降压作用加强）。⑩有黄疸的婴儿。

4. 随访检查　①血电解质。②血糖。③血尿酸。④血肌酶，尿素氮。⑤血压。

5. 应从最小有效剂量开始用药，以减少副作用的发生，减少反射性肾素和醛固酮分泌。

6. 有低钾血症倾向的患者，应酌情补钾或与保钾利尿药合用。

7. 孕妇及哺乳期妇女用药　①孕妇：能通过胎盘屏障。对高血压综合征无预防作用。故孕妇使用应慎重。②哺乳期妇女：不宜服用。

8. 儿童用药　慎用于有黄疸的婴儿，因本类药可使血胆红素升高。

9. 老年患者用药　老年人应用本类药物较易发生低血压、电解质紊乱和肾功能损害。

10. 药物过量　应尽早洗胃，给予支持、对症处理，并密切随访血压、电解质和肾功能。

【禁忌证】　对本药或磺胺类药物过敏者禁用；无尿者禁用。

【给药说明】

1. 应从最小有效剂量开始用，以减少不良反应的发生，减少反射性肾素和醛固酮分泌。

2. 每日用药一次时，应在早晨用药，以免夜间排尿次数增多。间歇用药（非每日用药）能减少电解质紊乱发生的机会。

3. 有低钾血症倾向的患者，应酌情补钾或与潴钾利尿药合用。

4. 用药期间如出现口干、乏力、嗜睡、肌痛、腱反射消失等电解质紊乱的症状，应及时减量或停药。

5. 高血压患者需做手术时，术前可不必停药，但麻醉医师应有所了解。

【用法与用量】　口服。

1. 成人用量　①治疗水肿性疾病：一次 25～50mg，一日 1～2 次，或隔日用药，或连服 3～4 日后停药 3～4 日。②治疗高血压：一日 12.5～25mg，1 次或分 2 次服用；老年人可从一次 12.5mg，一日 1 次开始，并按降压效果调整剂量。停用时应缓慢停药。

2. 儿科用量　一日 1～2mg/kg，分 1～2 次服。

【制剂与规格】　氢氯噻嗪片：①6.25mg；②10mg；③25mg；④50mg。

436　去氨加压素
Desmopressin

【适应病症】

1. 治疗中枢性尿崩症，可减少尿量，增加尿渗透压，降低血浆渗透压。

2. 用于尿崩症的诊断和鉴别诊断。

3. 用于治疗 6 岁或以上患者的夜间遗尿症。

【药理作用】　本品是加压素的类似物，为 1-脱氨基-8 右旋精氨酸加压素，为去氨加压素的醋酸盐，简称 DDAVP。结构的改变使其较天然加压素的抗利尿作用显著增强，而对平滑肌的收缩作用显著减弱，避免了天然加压素所致升压的不良反应。其抗利尿作用/加压作用比约为加压素的 2000～3000 倍；其抗利尿作用时间也较加压素长，可达 6～24 小时。

【不良反应】

1. 用药时若不限制饮水，可能会引起水潴留及其并发症状，如血清钠降低、体重增加，严重者可引起抽搐，甚至昏迷。

2. 治疗期间遗尿症或尿崩症时，常见的不良反应有头疼、腹痛和恶心；罕见皮肤过敏反应、低钠血症和情绪障碍；仅有个别全身过敏反应的报道。

【药物相互作用】

1. 吲哚美辛、辛伐他汀可增强患者对本药的反应，但不会影响本药作用的持续时间。

2. 某些能增加抗利尿激素释放的药物，如三环类抗抑郁药、氯丙嗪、卡马西平等与本药合用时可增加其抗利尿作用并有引起水潴留的危险。

【注意事项】

1. 对用药过量引起的水潴留和低钠血症者的处理　对无症状的低钠血症患者，除暂停用本品外应限制饮水；对有症状的患者，除上述处理外，可静脉滴注等渗性氯化钠溶液；当体液潴留症状严重时，如已引发抽搐或神志不清，需加用利尿药呋塞米。

2. 美国 FDA 妊娠期用药安全性分级为口服给药、肠道外给药、鼻腔给药 B。

3. 婴儿，有水、电解质平衡紊乱及颅内压增高者慎用。

【禁忌证】

1. 对本品过敏者禁用。

2.2B 型血管性血友病患者禁用。

3. 抗利尿激素分泌异常综合征（SIADH）等低钠血症患者禁用。

4. 心功能不全或心绞痛患者禁用。

5. 中至重度肾功能不全患者禁用。

【给药说明】

1. 下列情况用药应特别小心，以防止体液积聚过多：①年幼及年老患者。②体液和（或）电解质不平衡的患者。③容易产生颅内压增高的患者。

2. 曾有个案致畸的报道。

3. 经鼻给予本品高剂量（300μg）后测试母乳，证明母乳中药物的含量远低于足以影响利尿所需要的剂量。

4. 本品长期使用无明显耐药或失效现象。

【用法与用量】

1. 醋酸去氨加压素注射液　用于治疗中枢性尿崩症时，成人常用剂量为一日 1～4μg，皮下或静脉注射，通常分早、晚 2 次给药。长期治疗时一般不采用注射剂。

2. 醋酸去氨加压素鼻喷液　成人常用剂量为起始时，鼻喷一次 10μg，半小时后尿量明显减少。8～16 小时后尿量开始增多，待尿量达到用药前的 60% 以上时可第二次用药，根据尿量调整喷药时间与次数。鼻喷液每喷一次恒定剂量 10μg，剂量调整只能调节用药次数。

3. 醋酸去氨加压素片　①尿崩症，一次 0.025～0.1mg，一日 1～3 次，根据疗效调整剂量。

对多数成人患者，适宜的剂量为一次 0.1～0.2mg，一日 2～3 次。②夜间遗尿症，首次用量为睡前 0.2mg，如疗效不显著可增至 0.4mg，连续使用 3 个月后停用本品至少 1 周，以评估是否需要继续治疗。用药前 1 小时到服药后 8 小时内需限制饮水量。

【**儿科用法与用量**】　口服，治疗中枢性尿崩症，3 个月龄至 12 岁，0.05～0.1mg/次，每日 2～3 次；夜间遗尿症 0.2mg～0.4mg/次，睡前用。

中枢性尿崩症儿童去氨加压素治疗剂量与成人较接近，但仍应注意饮水量和尿量以避免水中毒，并根据尿量调整剂量，直至获得满意疗效。

【**制剂与规格**】　去氨加压素片：①0.1mg；②0.2mg。

去氨加压素注射液　1ml：4μg。

去氨加压素鼻喷液（0.01%）　2.5ml：250μg（每喷 0.1ml，含 10μg）。

去氨加压素滴鼻液　2.5ml：250μg。

第二节　肾性尿崩症

　　肾性尿崩症的症状相对较轻，临床表现多变，尿量波动较大，多伴有原发的肾脏疾病引起的症状，如低血钾、高血钙症状，在原发性疾病治愈后症状会减轻或消失。

　　针对病因治疗或对症治疗时，可应用氢氯噻嗪、吲哚美辛及加压素类药物，吲哚美辛与氢氯噻嗪并用效果更好。加压素类药物对肾性尿崩症疗效有限，可短期试用。

437　阿米洛利
Amiloride

　　【适应病症】　水肿性疾病及难治性低钾血症的辅助治疗（由于螺内酯和氨苯蝶啶大部分需经肝脏代谢后排出体外，肝功能严重损害时，两药代谢减少，药物剂量不易控制，此时宜应用阿米洛利，因后者不需经肝脏代谢）。

　　【药理作用】　本品为强效保钾利尿药，留钾排钠不依赖于醛固酮，它作用于肾小管远端，阻断钠-钾交换机制，促使钠、氯排泄而减少钾、氢离子分泌，其本身促尿钠排泄和抗高血压活性较弱，但与噻嗪类或髓袢类利尿药合用具有协同作用。

　　【不良反应】

　　1. 单独使用时高钾血症较常见。

　　2. 本药偶可引起低钠血症，高钙血症，轻度代谢性酸中毒。

　　3. 胃肠道反应可有口干、恶心、呕吐、腹胀等不良反应。

　　4. 还可见到头痛、头晕、胸闷、性功能下降等不良反应。

　　5. 过敏反应主要表现为：皮疹甚至呼吸困难。

　　6. 严重的不良反应有中性粒细胞减少（罕见）、再生障碍性贫血。

　　【药物相互作用】

　　1. 肾上腺皮质激素尤其是具有较强盐皮质激素作用者。促肾上腺皮质激素能减弱本药的利尿作用，而拮抗本药的潴钾作用。

　　2. 雌激素能引起水钠潴留，从而减弱本药的利尿作用。

　　3. 非甾体类消炎镇痛药，尤其是吲哚美辛，能降低本药的利尿作用，且合用时肾毒性增加。

　　4. 拟交感神经药物降低本药的降压作用。

　　5. 多巴胺加强本药的利尿作用。

　　6. 与引起血压下降的药物合用，利尿和降压效果均加强。

　　7. 且不宜与其他保钾利尿药或钾盐合用。与下列药物合用时，发生高钾血症的机会增加，如含钾药物、库存血（含钾 20mmol/L，如库存 10 日以上含钾高达 65mmol/L）、血管紧张素转换酶抑制剂、血管紧张素 Ⅱ 受体拮抗剂和环孢素 A 等。

　　8. 与葡萄糖胰岛素液、碱剂、钠型降钾交换树脂合用，发生高钾血症的机会减少。

　　9. 本药使地高辛半衰期延长。

　　10. 与氯化铵合用易发生代谢性酸中毒。

11. 与肾毒性药物合用，肾毒性增加。

12. 甘珀酸钠、甘草类制剂具有醛固酮样作用，可降低本药的利尿作用。

【注意事项】

1. 可引起高钾血症，如不纠正则可致死。高血钾常在与排钾利尿药合用时发生。肾功能损害、糖尿病患者发生率较高。应仔细监测每一名使用本药的患者。

2. 尚无实验证实本药能否经乳汁分泌。有证据显示该药可改变乳汁的分泌与组成，如果不能改用他药，应监测乳儿的不良反应以及是否摄入足够的乳汁。

3. 老年人应用本药较易出现高钾血症和肾功能损害等，用药期间应密切观察。

4. 对诊断的干扰，可使下列测定值升高：血糖（尤其是糖尿病患者），血肌酐和尿素氮（尤其是老年人和已有肾功能损害者），血钾、血镁及血浆肾素浓度。血钠浓度下降。

5. 下列情况慎用 ①无尿；②肾功能损害；③糖尿病；④糖尿病肾病；⑤电解质失衡和BUN 增加；⑥代谢性或呼吸性酸中毒和低钠血症。

6. 美国 FDA 妊娠期用药安全性分级 口服给药 B；D（如用于妊娠高血压）。

【禁忌证】

1. 对本药过敏者。

2. 肾功能减退（Cr>1.5mg/100ml 或 BUN≥30mg/100ml）者。

3. 高钾血症患者。

4. 留钾治疗（使用留钾药或补充钾）者。

【给药说明】

1. 给药应个体化，从最小有效剂量开始使用，以减少电解质紊乱等不良反应。

2. 如每日给药 1 次，应于早晨给药，以免夜间排尿次数增多。

3. 用药前应了解血钾浓度。但在某些情况下血钾浓度并不能真实反映体内钾含量，如酸中毒时钾从细胞内转移至细胞外而易出现高钾血症，酸中毒纠正后血钾即可下降。

4. 服药期间如发生高钾血症，应立即停药，并进行相应处理。

5. 应于进食时或餐后服药，以减少胃肠道反应，并可能提高本药的生物利用度。

6. 宜逐渐停药，以免发生反跳性钾丢失。

7. 多数患者在服本药期间可出现淡蓝色荧光尿，此为用药后的正常反应。

8. 本药起效快，持续时间长，用药剂量小。

9. 该药用于锂盐诱导的肾性尿崩症时有特异疗效。

【用法与用量】 口服，成人开始一次 2.5～5mg，一日 1 次，以后酌情调整剂量。一日最大剂量为20mg。

【制剂与规格】 盐酸阿米洛利片：2.5mg。

复方盐酸阿米洛利片：每片含盐酸阿米洛利 2.5mg 和氢氯噻嗪25mg。

438 吲哚美辛
Indometacin

吲哚美辛可使尿量减少。但除吲哚美辛以外的该类其他药物疗效不明显。具体参阅第三章"吲哚美辛"。

第十一章 肾上腺皮质病

概 述

肾上腺位于肾脏上方，左、右各一个，分皮质及髓质两部分。由于这两部分的胚胎起源不同，生理作用各异，临床上所发生的疾患也完全不同。因此虽然解剖上两者紧密接壤，结合成一体，而生理及临床上常分两部分阐述。本章主要介绍肾上腺皮质病治疗用药。

肾上腺皮质属于肾上腺的一部分，主要分三种激素：盐皮质激素，醛固酮、糖皮质激素，质醇和性激素。肾上腺皮质疾病是由于肾上腺皮质长期分泌过量皮质醇引起的一组症候群，常见疾病有皮质醇增多症、肾上腺皮质功能减退症、醛固醇症等。

第一节　肾上腺功能减退症

肾上腺皮质功能减退症（adrenalcortical insufficiency）是由于两侧肾上腺绝大部分被破坏，出现种种皮质激素不足的疾病，从病因可分为原发性及继发性两类。原发性慢性肾上腺皮质功能减退症又称 Addison 病，比较少见；继发性可见于下丘脑-垂体功能低下患者，由于 CRF 或 ACTH 的分泌不足，以致肾上腺皮质萎缩。

肾上腺皮质功能减退症，不管是哪种病因，诊断一旦成立，应尽早给予肾上腺皮质激素，替代期间，若遇上感染等，应及时加大肾上腺皮质激素剂量，且禁止擅自停药，以免危及患者生命。治疗药物可分为糖皮质激素和盐皮质激素两类。

439　氟氢可的松
Fludrocortisone

【适应病症】　主要用于肾上腺皮质功能减退症的替代治疗。

【药理作用】　主要为肾上腺盐皮质激素作用，虽有一定的肾上腺糖皮质激素活性，但常用剂量无明显糖皮质激素作用。其抗炎作用为氢化可的松的 15 倍，其水盐代谢作用为氢化可的松的 100～125 倍。口服易吸收。

【注意事项】　美国 FDA 妊娠期用药安全性分级为口服给药 C。

【给药说明】

1. 本品为盐皮质激素，虽有一定的糖皮质激素活性，但常用剂量无明显糖皮质激素作用。多用于口服。

2. 抗炎作用较氢化可的松强 15 倍左右。

3. 因本品的半衰期长，作用时间延长，故剂量可适当减少，以防发生钠潴留过度、水肿、高血压和低钾血症。

【用法与用量】　口服。

1. 成人常用量　①Addison 病：一日 0.1mg；与可的松或氢化可的松合用时，如有高血压发生，减为一日 0.05mg。②失盐型先天性肾上腺皮质增生症：一日 0.1～0.2mg，可与可的松或氢化可的松用。

2. 儿科用量　一日 0.05～0.2mg，分 1～2 次服。

【制剂与规格】　醋酸氟氢可的松片：0.1mg。

440　可　的　松
Cortisone

【适应病症】肾上腺皮质功能减退症及垂体功能减退症的补充或替代治疗及危象时的治疗。

【药理作用】肾上腺皮质激素类药物，能与细胞浆中的特异性糖皮质激素受体结合后产生效应。超生理量的糖皮质激素具有抗炎、抗过敏和抑制免疫等多种药理作用。

【不良反应】 糖皮质激素在应用生理剂量替代治疗时无明显不良反应，不良反应多发生在应用药理剂量时，而且与疗程、剂量、用法及给药途径等有密切关系。常见不良反应有以下几类：

1. 长程使用可引起以下副作用　医源性库欣综合征面容和体态、体重增加、下肢浮肿、紫纹、易出血倾向、创口愈合不良、痤疮、月经紊乱、肱或股骨头缺血性坏死、骨质疏松及骨折（包括脊椎压缩性骨折、长骨病理性骨折）、肌无力、肌萎缩、低血钾综合征、胃肠道刺激（恶心、呕吐）、胰腺炎、消化性溃疡或穿孔，儿童生长受到抑制、青光眼、白内障、良性颅内压升高综合征、糖耐量减退和糖尿病加重。

2. 患者可出现精神症状　欣快感、激动、谵妄、不安、定向力障碍，也可表现为抑制。精神症状尤易发生于患慢性消耗性疾病的人及以往有过精神不正常者。

3. 并发感染为肾上腺皮质激素的主要不良反应。以真菌、结核菌、葡萄球菌、变形杆菌、绿脓杆菌和各种疱疹病毒为主。

4. 糖皮质激素停药综合征。有时患者在停药后出现头晕、昏厥倾向、腹痛或背痛、低热、食欲减退、恶心、呕吐、肌肉或关节疼痛、头疼、乏力、软弱，经仔细检查如能排除肾上腺皮质功能减退和原来疾病的复燃，则可考虑为对糖皮质激素的依赖综合征。

【药物相互作用】

1. 非甾体消炎镇痛药可加强其致溃疡作用。
2. 可增强对乙酰氨基酚的肝毒性。
3. 与两性霉素B或碳酸酐酶抑制剂合用，可加重低钾血症，长期与碳酸酐酶抑制剂合用，易发生低血钙和骨质疏松。
4. 与蛋白质同化激素合用，可增加水肿的发生率，使痤疮加重。
5. 与抗胆碱能药（如阿托品）长期合用，可致眼压增高。
6. 三环类抗抑郁药可使其引起的精神症状加重。
7. 与降糖药如胰岛素合用时，因可使糖尿病患者血糖升高，应适当调整降糖药剂量。
8. 甲状腺激素可使其代谢清除率增加，故甲状腺激素或抗甲状腺药与其合用，应适当调整后者的剂量。
9. 与避孕药或雌激素制剂合用，可加强其治疗作用和不良反应。
10. 与强心苷合用，可增加洋地黄毒性及心律失常的发生。
11. 与排钾利尿药合用，可致严重低血钾，并由于水钠潴留而减弱利尿药的排钠利尿效应。
12. 与麻黄碱合用，可增强其代谢清除。
13. 与免疫抑制剂合用，可增加感染的危险性，并可能诱发淋巴瘤或其他淋巴细胞增生性疾病。
14. 可增加异烟肼在肝脏代谢和排泄，降低异烟肼的血药浓度和疗效。
15. 可促进美西律在体内代谢，降低血药浓度。
16. 与水杨酸盐合用，可减少血浆水杨酸盐的浓度。
17. 与生长激素合用，可抑制后者的促生长作用。

【注意事项】

1. 对某些感染性疾病慎用，必要时应同时用抗感染药，如感染不易控制应停药。

2. 甲状腺功能低下、肝硬化、脂肪肝、糖尿病、重症肌无力患者慎用。

3. 停药时应逐渐减量或同时使用促腺皮质激素类药物。

4. 孕妇及哺乳期妇女用药　一些动物实验表明，妊娠期间服用大剂量皮质类固醇可能引起胎儿畸形。因未做过足够的人类生殖研究，因而当皮质类固醇用于孕妇、哺乳妇女或准备生育的妇女时，应仔细权衡其益处与他对母亲和胚胎或胎儿的潜在威胁之间的关系。只有当确实需要时，皮质类固醇才可用于孕妇。如果在怀孕期间必须停用已长期服用的皮质类固醇（与其他长期疗法相同），停药过程必须逐步进行。然而某些疾病的治疗（如肾上腺皮质功能不全的替代治疗）可能需要继续，甚至增加剂量。因皮质类固醇很容易透过胎盘，对怀孕期间用过大剂量皮质类固醇的母亲生育的婴儿，应仔细观察和评价是否有肾上腺皮质功能减退的迹象。皮质类固醇随乳汁分泌，用药期间停止哺乳。

5. 儿童用药　长期每天分次服用糖皮质激素会抑制儿童的生长，应严密观察，这种治疗方法只可用于非常危重的情况。

6. 老年患者用药　长期服用易诱发感染，糖尿病、高血压、骨质疏松、白内障、青光眼等应慎重。

【禁忌证】　对本品及其他甾体激素过敏者禁用。下列疾病患者一般不宜使用，特殊情况应权衡利弊使用，但应注意病情恶化可能：严重的精神病（过去或现在）和癫痫，活动性消化性溃疡病，新近胃肠吻合手术，骨折，创伤修复期，角膜溃疡，肾上腺皮质功能亢进症，高血压，糖尿病，孕妇，抗菌药物不能控制的感染如水痘、麻疹、霉菌感染、较重的骨质疏松等。肾上腺皮质功能减退症及先天性肾上腺皮质功能增生症患者在妊娠合并糖尿病等情况时都仍然要用。

【给药说明】

1. 同时存在严重醛固酮缺乏者，需合用氟氢可的松和氯化钠。

2. 由于本品潴钠活性较强，一般不作为抗炎、抗过敏的首选药。

3. 本品需经肝脏活化，因此肝功能不全者应采用氢化可的松。

4. 本品皮肤局部外用或关节腔内注射无效。

【用法与用量】

1. 成人　①口服，治疗肾上腺皮质功能减退症，一日剂量 25.0～37.5mg，清晨服 2/3，午后服 1/3。当患者有应激状况时（如发热、感染），应适当加量，可增加到一日 100mg。有严重应激或发生肾上腺危象时，则应改用氢化可的松注射液或注射用氢化可的松琥珀酸钠静脉滴注。②肌内注射，用于成人肾上腺皮质功能减退症，一日 25mg，有应激状况适当加量。严重应激时，应改用氢化可的松注射液或注射用氢化可的松琥珀酸钠静脉滴注。

2. 儿科用量　①口服，一日 2.5～10mg/kg，分 3～4 次。②肌内注射，1/3～1/2 口服量。

【制剂与规格】　醋酸可的松片：①5mg；②25mg。

醋酸可的松注射液：①2ml：50mg；②5ml：125mg；③10ml：250mg。

441　氢化可的松（皮质醇）
Hydrocortisone（Cortisol）

【适应病症】【药理作用】【不良反应】【药物相互作用】【禁忌证】　参阅本章"可的松"。

【注意事项】

1. 美国 FDA 妊娠期用药安全性分级为口服给药、肠道外给药、局部/皮肤外用、眼部给药、耳部给药 C，D（如在妊娠早期给药）。

2. 本品注射剂（醇型）中含有乙醇，已很少应用于静脉注射。静脉滴注改为注射用氢化可的松琥珀酸钠。

【给药说明】

1. 本品为天然短效糖皮质激素，抗炎作用为可的松的 1.25 倍，其潴钠活性较强，且可直接注入静脉而迅速发挥作用。

2. 因本品注射剂（醇型）中含有 50%乙醇，故必须充分稀释至 0.2mg/ml 后静脉滴注；乙醇过敏者禁用。中枢神经系统抑制或肝功能不全者应慎用。需用大剂量时应改用氢化可的松琥珀酸钠。

3. 本品不需经肝药酶活化即可直接发挥药理作用，故现已逐渐替代需经肝药酶活化的可的松，广泛用于临床治疗。本品兼有较强的糖皮质激素及盐皮质激素特性，故较适用于急性或慢性肾上腺皮质功能减退症、垂体前叶功能减退症以及失盐型先天性肾上腺皮质增生症。

【用法与用量】

1. 成人 ①口服，治疗成人肾上腺皮质功能减退症，一日剂量 20～25mg，清晨服 2/3，午后服 1/3。有应激状况时，应适当加量，可增至一日 80mg，分次服用。有严重应激或发生危象时应改用注射用氢化可的松静脉滴注；②静脉注射，用于治疗急性肾上腺皮质功能减退症、肾上腺危象或垂体前叶功能减退症危象、严重过敏反应、哮喘持续状态、休克。每次氢化可的松注射液（醇型）100mg 或氢化可的松琥珀酸钠 135mg，静脉滴注，可用至一日 300～500mg，疗程不超过 3～5 日。

2. 儿科用量 ①口服，一日 10～20mg/m²，分 3～4 次。②静脉滴注，氢化可的松琥珀酸钠一日 4～8mg/kg，于 8 小时内滴入，或分 3～4 次滴入。

【制剂与规格】 氢化可的松片：①4mg；②10mg；③20mg。

醋酸氢化可的松片：20mg。

氢化可的松注射液（醇型）：①2ml：10mg；②5ml：25mg；③10ml：50mg；④20ml：100mg。

注射用氢化可的松琥珀酸钠：①0.05g；②0.1g（以氢化可的松计）。

醋酸氢化可的松注射液：①1ml：25mg；②5ml：125mg（供局部及腔内注射用）。

442 去氧皮质酮
Deoxycortone

【适应病症】 用于原发性肾上腺皮质功能减退症的替代治疗。

【药理作用】 为肾上腺盐皮质激素类药。具有潴钠排钾、增加体液容量作用，无肾上腺糖皮质激素活性。本品对肾上腺皮质功能减退症的治疗仅起辅助作用，只有在患者潴钠功能不足、血压仍偏低并在已应用肾上腺糖皮质激素治疗后加用本品治疗。

【注意事项】 本品为盐皮质激素类药，有潴钠排钾作用，应密切注意血压及水、电解质平衡。

【给药说明】

1. 用药过程中应密切观察血压、体重、有无水肿、肺部有无湿啰音等症状，以免使用过量。如发生药物过量情况，应先停药，待症状恢复后如再有必要时则应减量使用。

2. 肝病、妊娠期、黏液性水肿时，本品半衰期及作用时间延长，故剂量应适当减少，以防钠潴留、水肿、高血压和低钾血症的发生。

【用法与用量】

1. 成人　肌内注射，初始剂量，一日 1～2mg；以后隔天注射 2.5～5mg。

2. 儿科用量　肌内注射，一日 1～5mg，分 1～2 次。

【制剂与规格】 醋酸去氧皮质植入片：①75mg；②100mg；③125mg。

醋酸去氧皮质酮注射液　1ml：5mg。

第二节 皮质醇增多症（库欣综合征）治疗用药

皮质醇增多症（hypercortisolism）又称库欣综合征（Cushingsyndrome，CS），是由于多种原因引起的肾上腺皮质长期分泌过多糖皮质激素所产生的临床症候群,也称为内源性库欣综合征。按其病因可分为促肾上腺皮质激素（ACTH）依赖型和非依赖型两种，主要表现为满月脸、多血质外貌、向心性肥胖、痤疮、紫纹、高血压、继发性糖尿病和骨质疏松等。此外，长期应用大剂量糖皮质激素或长期酗酒也可引起类似库欣综合征的临床表现，称为外源性、药源性或类库欣综合征。

根据病因，治疗药物可以分为以下三种：

1. 抑制糖皮质激素合成的药物，如氨鲁米特、酮康唑等。

2. 糖皮质激素受体拮抗剂，如米非司酮等。

3. 其他类，如依托咪酯，赛庚啶等。在这里只简单介绍其中两种药。

443 氨 鲁 米 特
Aminoglutethimide

【适应病症】 可用于皮质醇增多症。

【药理作用】 本品为肾上腺皮质激素合成抑制药，可在肾上腺皮质和腺体外组织两个不同部位阻断雄激素的生物合成，从而起到药物肾上腺切除作用。在腺体内主要阻止肾上腺中的胆固醇转变为孕烯醇酮，从而抑制肾上腺皮质中自体激素的生物合成。对皮质激素合成和代谢的其他转变过程也有一定抑制作用。垂体后叶分泌的 ACTH 能对抗氨鲁米特抑制肾上腺皮质激素合成的作用，所以使用本品的同时合用氢化可的松，以阻滞 ACTH 的这种作用。

【不良反应】

1. 可出现嗜睡、困倦、乏力、头晕等中枢神经抑制作用，一般4周左右逐渐消失。

2. 可引起发热、皮疹等过敏反应。皮疹常发生在用药后10～15天，多可自行消退。

3. 少数病人有食欲不振、恶心、呕吐和腹泻。偶可出现白细胞减少、血小板减少和甲状腺功能减退。

4. 由于本品有肝酶诱导作用，可加速其自体代谢，因此连续服用2～6周后，不良反应的发生率及严重程度可减轻。

【药物相互作用】

1. 本品影响皮质类激素或香豆素类抗凝药的体内代谢，同时使用时应适当调整剂量。

2. 由于本品可诱导肝微粒体酶，洋地黄及茶碱类药物使此类药物药效降低。

【注意事项】

1. 本品能透过胎盘，妊娠期及哺乳期妇女慎用。

2. 老年人肾功能减退，可使药物在体内积聚而引起神经系统毒性，应慎用。

3. 休克期不宜使用本品。

4. 若出现严重药疹或药疹持续 1 周以上，应予停药并对症治疗。

5. 对诊断的干扰　血浆皮质激素、尿醛固酮值可减少；血清碱性磷酸酶、胆红素、AST、促甲状腺激素有不同程度的增加。

6. 用药期间应定期复查血常规、血电解质、血清碱性磷酸酶、AST。

【禁忌证】　感染、未控制的糖尿病、甲状腺功能严重减退、对本品严重过敏者禁用；儿童禁用。

【用法与用量】　口服，一次 250mg，一日 2～3 次；2～3 周后，剂量逐增至一日 4 次。治疗期间需同时口服氢化可的松，一日 40mg，分 3 次服(早晨及下午 5 时各 10mg，临睡前 20mg)，以防止因肾上腺皮质功能抑制产生氢化可的松减少而引起脑垂体对肾上腺皮质激素反馈性增加。用于皮质醇增多症时，应根据病情增减剂量。

【制剂与规格】　氨鲁米特片：①0.125g；②0.25g。

444　赛　庚　啶
Cyproheptadine

【适应病症】　曾用于库欣综合征、肢端肥大症的辅助治疗，目前已较少使用。

【药理作用】　本品为哌啶类 H_1 受体拮抗药，并有轻、中度的抗 5-羟色胺和抗胆碱作用。本品分子结构与酮替芬相似，可能有一定的保护肥大细胞及嗜碱粒细胞或阻释介质的作用。由于具有抗 5-羟色胺作用，本品一方面能阻断 5-羟色胺对血管、肠道和其他部位平滑肌的效应，从而抑制血管性头痛；另一方面还可能抑制下丘脑的"饱食"中枢，从而刺激食欲，使服用本品后食欲增加，体重增加。

【不良反应】

1. 可有药疹、光敏性皮炎、低血压、心动过速、期前收缩、过敏性休克；溶血性贫血、白细胞减少、血小板减少；嗜睡、乏力、头痛、失眠、感觉异常、惊厥等其他神经精神症状，罕见消化功能紊乱。

2. 本品还可引起口干、口苦、痰液黏稠、便秘、泪腺分泌下降、支气管分泌物黏稠、尿潴留等不良反应。

3. 长期服用本品可致食欲增加而增加体重，药物使用剂量过大还可发生精神错乱和共济失调。

【药物相互作用】

1. 与单胺氧化酶抑制药和具有单胺氧化酶抑制作用的药物合用时，可导致本品的作用和毒性增强，故不宜合用。

2. 与促甲状腺激素释放激素合用时，有可能使血清淀粉酶和催乳素水平增高而影响诊断。

3. 与中枢神经系统抑制药合用，可增强中枢抑制作用。

4. 缬草可增强本品作用。

5. 与抗胆碱药合用时可使阿托品样不良反应增加。

6. 与舒托必利合用，会增加室性心律失常，尤其是增加尖端扭转型室速的危险。

7. 本品可降低吗啡的镇痛作用。

8. 乙醇可增强本品的中枢抑制作用，故服药期间应避免饮酒或饮用含乙醇类饮料。

【注意事项】

1. 消化道溃疡、幽门梗阻及尿潴留者慎用。

2. 美国 FDA 妊娠期药物安全性分级为口服给药 C。

3. 哺乳期妇女慎用。

4. 2 岁以下儿童不宜使用，<6 岁儿童一次剂量不超过 1mg。

5. 机动车驾驶员、高空作业人员等不宜使用。

6. 用药期间应避免长时间暴露于阳光下或日光灯下。

【禁忌证】 闭角型青光眼患者禁用；对本品及辅料过敏者禁用。

【给药说明】 老年人对成年人常规剂量较敏感，可酌情减量。

【用法与用量】 口服。

1. 成人用量 一次 2～4mg，一日 2～3 次。

2. 儿科用量 一次 0.1mg/kg，一日 3 次；极量：一次 0.2mg/kg。

【制剂与规格】 盐酸赛庚啶片：2mg。

第三节　原发性醛固酮增多症治疗用药

原发性醛固酮增多症（原醛症）指肾上腺皮质分泌过量醛固酮，导致体内潴钠、排钾、血容量增多、肾素-血管紧张素系统活性受抑。研究发现，醛固酮过多是导致心肌肥厚、心力衰竭和肾功能受损的重要危险因素。与原发性高血压患者相比，原醛症患者心脏、肾脏等高血压靶器官损害更为严重。因此，早期诊断、早期治疗就显得至关重要。

针对病因进行药物治疗时，建议螺内酯作为一线用药，依普利酮为二线药物。

445　氨苯蝶啶
Triamterene

【适应病症】　水肿性疾病，包括充血性心力衰竭、肝硬化腹水、肾病综合征等，以及肾上腺糖皮质激素治疗过程中发生的水钠潴留，主要目的在于纠正上述情况时的继发性醛固酮分泌增多，并拮抗其他利尿药的排钾作用。也可用于治疗特发性水肿。

【药理作用】　本药直接抑制肾脏远端小管和集合管的 Na^+-K^+ 交换，从而使 Na^+、Cl^-、水排泄增多，而 K^+ 排泄减少。本药利尿作用较弱但迅速，留钾作用弱于螺内酯。与噻嗪类利尿药合用可显著增强利尿作用。

【不良反应】
1. 常见　主要是高钾血症。
2. 少见　胃肠道反应，如恶心、呕吐、胃痉挛和腹泻等；低钠血症；头晕、头痛；光敏感。
3. 罕见　①过敏，如皮疹、呼吸困难。②血液系统损害，如粒细胞减少症甚至粒细胞缺乏症、血小板减少性紫癜、巨红细胞性贫血（干扰叶酸代谢）。③肾结石，有报道长期服用本药者肾结石的发生率为 1/1500。其机理可能是由于本药及其代谢产物在尿中浓度过饱和，析出结晶并与蛋白基质结合，从而形成肾结石。

【药物相互作用】
1. 肾上腺皮质激素尤其是具有较强盐皮质激素作用者，促肾上腺皮质激素能减弱本药的利尿作用，而拮抗本药的潴钾作用。
2. 雌激素能引起水钠潴留，从而减弱本药的利尿作用。
3. 非甾体类消炎镇痛药，尤其是吲哚美辛，能降低本药的利尿作用，且合用时肾毒性增加。
4. 拟交感神经药物降低本药的降压作用。
5. 多巴胺加强本药的利尿作用。
6. 与引起血压下降的药物合用，利尿和降压效果均加强。
7. 与下列药物合用时，发生高钾血症的机会增加，如含钾药物、库存血（含钾 30mmol/L，库存 10 日以上含钾高达 65mmol/L）、血管紧张素转换酶抑制剂，血管紧张素 Ⅱ 受体拮抗剂和环孢素 A 等。

8. 与葡萄糖胰岛素液、碱剂、钠型降钾交换树脂合用，发生高钾血症的机会减少。

9. 本药使地高辛半衰期延长。

10. 与氯化铵合用易发生代谢性酸中毒。

11. 与肾毒性药物合用，肾毒性增加。

12. 甘珀酸钠、甘草类制剂具有醛固酮样作用，可降低本药的利尿作用。

13. 因可使血尿酸升高，与噻嗪类和袢利尿剂合用时可使血尿酸进一步升高，故应与治疗痛风的药物合用。

14. 可使血糖升高，与降糖药合用时，后者剂量应适当加大。

【注意事项】

1. 下列情况慎用　无尿、肾功能不全、糖尿病、肝功能不全、低钠血症、酸中毒、高尿酸血症或有痛风病史者、肾结石或有此病史者。

2. 对诊断的干扰　①干扰荧光法测定血奎尼丁浓度的结果。②使下列测定值升高，血糖（尤其是糖尿病）、血肌酐和尿素氮（尤其是有肾功能损害时）、血浆肾素、血钾、血镁、血尿酸及尿尿酸排泄量。③使血钠下降。

3. 运动员慎用

4. 孕妇及哺乳期妇女用药　动物实验显示本药能透过胎盘，但在人类的情况尚不清楚；在母牛的实验显示本药可由乳汁分泌，在人类的情况不清楚。

5. 儿童用药　尚不明确。

6. 老年用药　老年人应用本药较易发生高钾血症和肾损害。

7. 药物过量　尚不明确。

【禁忌证】

1. 对本药过敏者。

2. 高钾血症患者。

3. 严重肝脏疾病患者。

4. 无尿的严重肾功能不全者。

5. 留钾治疗或补钾者。

6. 美国 FDA 妊娠期用药安全性分级为口服给药 C，D（如用于妊娠高血压）。

【给药说明】

1. 给药应个体化，从最小有效剂量开始使用，以减少电解质紊乱等副作用。如每日给药一次，应于早晨给药，以免夜间排尿次数增多。

2. 用药前应了解血钾浓度。但在某些情况下血钾浓度并不能真正反映体内钾潴量，如酸中毒时钾从细胞内转移至细胞外而易出现高钾血症，酸中毒纠正后血钾浓度即可下降。

3. 服药期间如发生高钾血症，应立即停药，并作相应处理。

4. 应于进食时或餐后服药，以减少胃肠道反应，并可能提高本药的生物利用度。

5. 宜逐渐停药，以免发生反跳性钾丢失。

6. 多数患者在服本药期间可出现淡蓝色荧光尿，此为用药后的正常反应。

【用法与用量】　口服。

1. 成人用量　开始一日 25～100mg，分 2 次服用，与其他利尿药合用时剂量可酌情减少。

维持阶段可改为隔日疗法。一日最大剂量不超过 300mg。

2. 儿科用量　一日 2～4mg/kg，分 1～2 次服。

【制剂与规格】　氨苯蝶啶片：50mg。

446　螺　内　酯
Spironolactone

【适应病症】　可用于原发性醛固酮增多症螺内酯的诊断和治疗。

【药理作用】　本药结构与醛固酮相似，为醛固酮的竞争性抑制剂。作用于远曲小管和集合管，阻断 Na^+-K^+ 和 Na^+-H^+ 交换，结果 Na^+-Cl^- 和水排泄增多，K^+、Mg^{2+} 和 H^+ 排泄减少，对 Ca^{2+} 和 PO_4^{3-} 的作用不定。由于本药仅作用于远曲小管和集合管，对肾小管其他各段无作用，故利尿作用较弱。另外，本药对肾小管以外的醛固酮靶器官也有作用。

【不良反应】

1. 常见的有　①高钾血症，最为常见，尤其是单独用药、进食高钾饮食、与钾剂或含钾药物如青霉素钾等合用以及存在肾功能损害、少尿、无尿时。即使与噻嗪类利尿药合用，高钾血症的发生率仍可达 8.6%～26%，且常以心律失常为首发表现，故用药期间必须密切随访血钾和心电图。②胃肠道反应，如恶心、呕吐、胃痉挛和腹泻；尚有报道可致消化性溃疡。

2. 少见的有　①低钠血症，单独应用时少见，与其他利尿药合用时发生率增高。②抗雄激素样作用或对其他内分泌系统的影响，长期服用本药在男性可致男性乳房发育、阳痿、性功能低下，在女性可致乳房胀痛、声音变粗、毛发增多、月经失调、性功能下降。③中枢神经系统表现，长期或大剂量服用本药可发生行走不协调、头痛等。

3. 罕见的有　①过敏反应，出现皮疹甚至呼吸困难。②暂时性血浆肌酐、尿素氮升高，主要与过度利尿、有效血容量不足、引起肾小球滤过率下降有关。③轻度高氯性酸中毒。④肿瘤，个别患者长期服用本药和氢氯噻嗪后发生乳腺癌。

【药物相互作用】

1. 肾上腺皮质激素（尤其是具有较强盐皮质激素作用者）、促肾上腺皮质激素能减弱本药的利尿作用，并拮抗本药的留钾作用。

2. 雌激素可引起水钠潴留，从而减弱本药的利尿作用。

3. 非甾体抗炎药，尤其是吲哚美辛，能降低本药的利尿作用，且合用时肾毒性增加。

4. 与激动 α 受体的拟肾上腺素药合用可降低本药的降压作用。

5. 治疗剂量的多巴胺可加强本药的利尿作用。

6. 与引起血压下降的药物合用，利尿和降压作用均加强。

7. 与依普利酮或氨苯蝶啶等其他留钾利尿药合用，留钾的作用相加，引起高钾血症的风险增加，属禁忌。

8. 与下列药物合用时，发生高钾血症的概率增高，如含钾药物、库存血（含钾 30mmol/L，如库存 10 日以上含钾高达 65mmol/L）、血管紧张素转换酶抑制药、血管紧张素 Ⅱ 受体拮抗药、精氨酸、他克莫司和环孢素等。有报道与卡托普利、依那普利或精氨酸合用引起致死性心脏事件。

9. 与三氧化二砷、氟哌利多、左醋美沙多、索他洛尔合用，如患者发生低血钾或低血镁，则增加 Q-T 间期延长的风险。

10. 与葡萄糖胰岛素注射液、碱剂、钠型降钾交换树脂合用，可减少发生高钾血症的机会。

11. 本药使地高辛半衰期延长而导致中毒。

12. 与氯化铵、考来烯胺合用易发生代谢性酸中毒。

13. 甘珀酸钠、甘草类制剂具有醛固酮样作用，合用可降低本药的利尿作用；而本药可减弱甘胆酸钠对溃疡的愈合作用。

14. 与锂盐合用，锂排出减少，血锂浓度增高。

15. 与噻嗪类利尿药或氯磺丙脲合用，可引起低钠血症。

16. 与华法林合用，抗凝作用减弱。

【注意事项】

1. 本品在动物的慢性毒性试验中可致瘤，因此应避免扩大适应证使用。

2. 可引发严重的高钾血症，宜监测之。一旦出现，须暂停或停止使用并可能需医学处理。

3. 避免补钾、应用富钾的食物或应用钾盐类替代物。

4. 肾功能损害者可发生高钾血症。

5. 严重心衰患者使用本品可引起严重或致死性的高钾血症，须监测。

6. 可引发或加重稀释性低钠血症，尤其对于合用利尿药治疗或高温气候下的水肿性患者。

7. 失代偿性肝硬化患者使用本品，即使肾功能正常，也可发生高氯性代谢性酸中毒，但可逆转。

8. 严重呕吐或接受输液的患者，出现水和电解质不平衡的风险增加。

9. 本药的代谢物坎利酮可从乳汁分泌，哺乳期妇女应慎用。

10. 老年人用药较易发生高钾血症和利尿过度。

11. 对诊断的干扰 ①使荧光法测定血浆皮质醇浓度升高，故取血前 4～7 日应停用本药或改用其他测定方法；②使血肌酐和尿素氮（尤其在原有肾功能损害时）、血浆肾素、血镁、血钾测定值升高，尿钙排泄可能增多，而尿钠排泄减少。

12. 下列情况慎用 ①乳房增大或月经失调者；②肝功能不全，因本药引起电解质紊乱可诱发肝昏迷；③低钠血症；④酸中毒，可加重酸中毒或促发本药所致高钾血症。

【禁忌证】

1. 对本药或其他磺酰脲类药物过敏者。

2. 高钾血症患者。

3. 无尿者。

4. 急性肾功能不全者。

5. 美国 FDA 妊娠期用药安全性分级为口服给药 C，D（如用于妊娠高血压）。

【给药说明】

1. 给药应个体化，从最小有效剂量开始使用，根据电解质变化逐渐增至有效剂量，以减少电解质紊乱等不良反应的发生。

2. 如每日服药一次，应于早晨服药，以免夜间排尿次数增多。

3. 用药前应了解患者血钾浓度，但在某些情况下血钾浓度并不能代表机体内钾含量，如酸中毒时钾从细胞内转移至细胞外而易出现高钾血症，酸中毒纠正后血钾即可下降。

4. 本药起效较慢，而维持时间较长，故首日剂量可增加至常规剂量的 2～3 倍，以后酌情调整剂量。与其他利尿药合用时，可先于其他利尿药 2～3 日服用。在已应用其他利尿药再加用本药时，其他利尿药剂量在最初 2～3 日可减量 50%，以后酌情调整剂量。在停药时，本药应先于其他利尿药 2～3 日停药。

5. 应于进食时或餐后服药，以减少胃肠道反应，并可能提高本药的生物利用度。

【用法与用量】 口服。

1. 成人用量 ①治疗水肿性疾病：一日 40～120mg，分 2～4 次服用，至少连服 5 日，以后酌情调整剂量。②治疗高血压：开始一日 40～80mg，分次服用，至少 2 周，以后酌情调整剂量,不宜与血管紧张素转换酶抑制药合用，以免发生高钾血症。③治疗原发性醛固酮增多症：手术前患者，一日用量 80～240mg，分 2～4 次服用；不宜手术的患者，则选用较小剂量维持用药。④用于心功能不全：一次 20mg，一日 1 次。老年人对本药较敏感，开始用量宜偏小。

2. 儿科用量 一日 1～3mg/kg，分 2～4 次服。

【制剂与规格】 螺内酯胶囊：20mg。

螺内酯片：①4mg；②12mg；③20mg。

447 依 普 利 酮
Eplerenone

【适应病症】 高血压、心力衰竭、心肌梗死。

【药理作用】 本药是选择性醛固酮受体拮抗药。醛固酮是人体内肾素-血管紧张素醛固酮系统（RAAS）中的重要成分，在心血管系统的生理和病理调节中起重要作用。在病理条件下 RAAS 被激活，使醛固酮合成和释放增加，可引起：①电解质紊乱，水钠潴留、镁和钾排泄增加；②儿茶酚胺增加，大量醛固酮可阻断心肌对儿茶酚胺的摄取，从而使细胞外儿茶酚胺增多；③增加去甲肾上腺素的摄取；④心肌重构。故体内长期醛固酮增多可导致高血压、心力衰竭、心肌缺血、心律失常、水肿、蛋白尿和肾血管损伤的发生和发展。因此，阻滞醛固酮与其受体结合，可拮抗醛固酮对血管、心、脑、肾等靶器官的损伤而产生保护作用。本药抗肾上腺盐皮质激素受体的活性是螺内酯的 2 倍，而对雄激素和黄体受体的亲和力比螺内酯低，故对性激素的影响较螺内酯小。

【不良反应】 较常见的有高钾血症、腹泻、血清氨基转移酶升高、眩晕、肌酐轻度升高、咳嗽、乏力及流感样症状等。偶见男性乳房发育、乳房疼痛等。

【药物相互作用】

1. 与血管紧张素转换酶抑制药（ACEI）、血管紧张素 II 受体拮抗药（ARB）、β 受体拮抗药联用，可增强降压作用且对治疗心力衰竭有协同作用。与 ACEI 联用可致血钾升高，应注意血钾监测或加用排钾利尿药。

2. 禁止与强效 CYP3A4 酶抑制药（如克拉霉素、伊曲康唑、酮康唑、奈法唑酮、奈非那韦、利托那韦等）合用。

3. 与中效 CYP3A4 酶抑制药（如氟康唑、维拉帕米、红霉素、沙奎那韦等）合用时，本药剂量应减半，并应加强对血钾和肌酐的监测。

4. 禁止与补钾药或其他留钾利尿药合用，如钾盐、阿米洛利、螺内酯、氨苯蝶啶等。

【注意事项】

1. 应用本品期间应注意电解质尤其是血钾的监测。肾功能减退者、伴肾功能损害的心梗后心衰患者或糖尿病患者（尤其是有蛋白尿者）出现高钾血症的风险增高。如出现高钾血症，宜停药或减量。

2. 美国 FDA 妊娠期用药安全性分级为 B 级。

3. 哺乳期应用本药不能排除对乳儿造成危险。

4. 目前尚未确定本药在儿童中使用的安全性和有效性。

【禁忌证】

1. 对本药过敏者。

2. 严重肾功能损害者。

3. 高钾血症（＞5.5mmol/L）者。

4. 伴有微量蛋白尿的 2 型糖尿病和（或）高血压患者。

【给药说明】

1. 轻、中度肝功能损害者无需调整起始剂量。

2. 应定期监测血钾，尤其是用药前、用药第 1 周、用药 1 个月或调整剂量后。

3. 糖尿病尤其是伴有蛋白尿的患者易发生高钾血症，应慎用本药并密切监测血钾。

【用法与用量】 口服，成人：①高血压：开始每天顿服 50mg，一般 4 周达最佳降压效果；根据需要可增至一日 100mg，分 2 次服用。②心力衰竭和心肌梗死：起始剂量为 25mg/d，4 周内逐渐加至 50mg/d。

【制剂与规格】 依普利酮片：①25mg；②50mg。

中文药名拼音索引